Visual NAVI！
整形外科学

岡田恭司
秋田大学大学院医学系研究科保健学専攻理学療法学講座教授

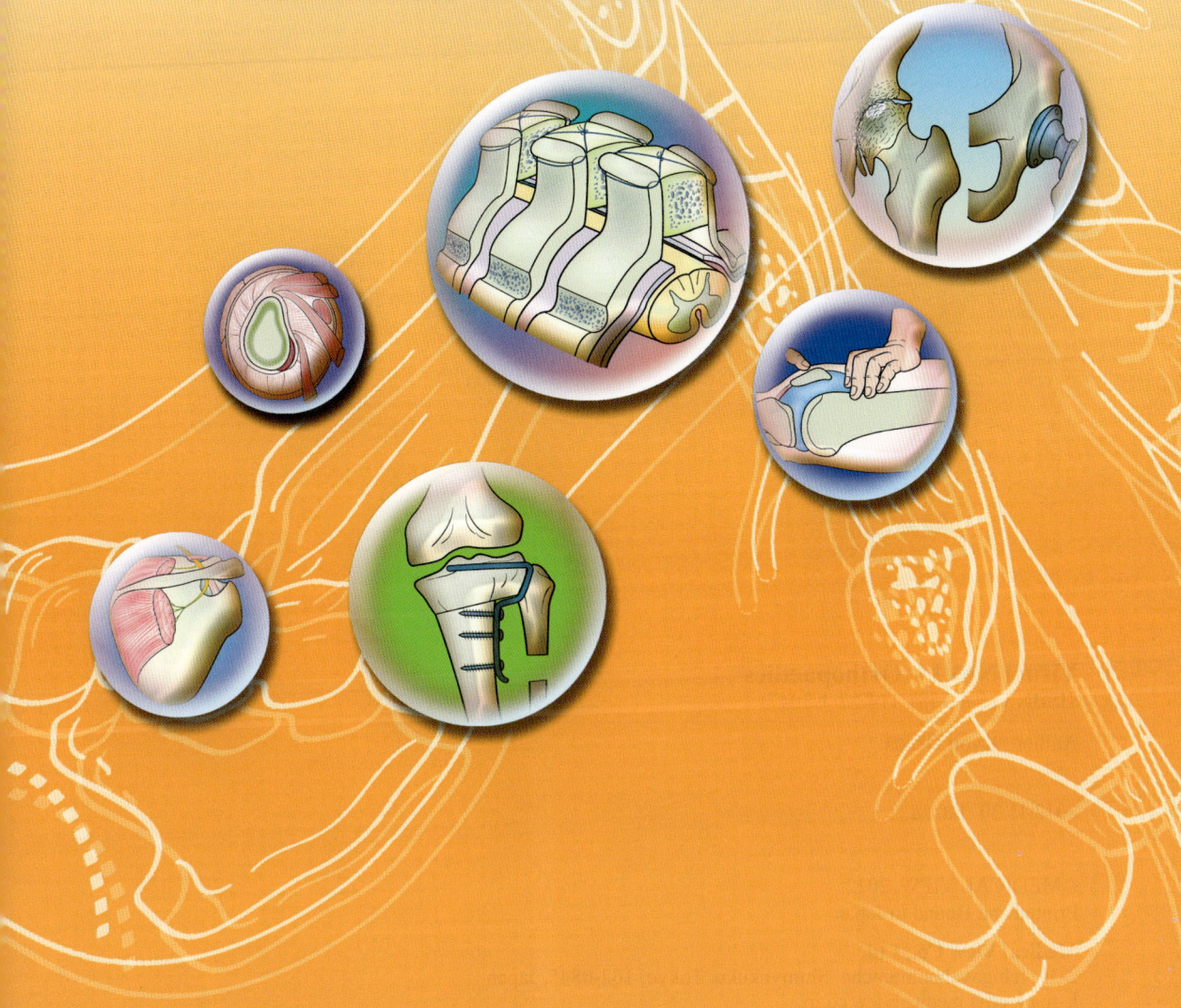

MEDICAL VIEW

To my family,
Hiroko, Chika, Shuhei, and Haruka

Visual NAVI！ Orthopaedics
(ISBN 978-4-7583-1142-7　C3047)

Author : Kyoji Okada

2012.11.30　1st　ed

©MEDICAL VIEW, 2012
Printed and Bound in Japan

Medical View Co., Ltd.
2-30　Ichigayahonmuracho, Shinjyukuku, Tokyo, 162-0845, Japan
E-mail　ed@medicalview.co.jp

序文

　2009年4月から理学療法専攻と作業療法専攻課程の学生に整形外科全般を教えることとなった際，学生向けの整形外科の教科書をすべて開いて読んでみた．しっかりと記載され，学生だけでなく，整形外科医師にとっても役立つ教科書は多かったのだが，年間約30回の講義に即して1回の講義ではここまで，という目標を明記した教科書はみつけられなかった．また長い文章がページの大部分を占め，図表は小さく数も少ない類書が多く，初学者である学生にとって理解しやすい形式とは思えなかった．その一方で，文章よりも図表が主体の教科書もみられたが，逆に系統だった記載が不十分に感じられ，教科書としては採用できなかった．

　本書では理学療法士，作業療法士は勿論，医師の国家試験の必須項目をすべて網羅して，それを28回のステップに分け，1ステップが1回の講義分量となるような形式とした．理解を助けるためのイラストや表を満載し，文章は系統だった記載を基本としつつ字数を極力減らしてレジュメ形式とした．レジュメである分，内容が誤解を招かないよう十分な配慮をした．さらに講義の際に学生から実際に出た疑問点を「リアル質問箱」としてステップごとにまとめ，講義の臨場感が感じ取れるよう，生じやすい疑問が解決しやすいよう工夫した．また重要な疾患ではリハビリのポイントを示し，理学療法士，作業療法士のみならず，いずれリハビリのオーダーをすることとなる医学生の指標とした．

　本書の形式は教科書としてはかなりアウトロー的と思われるが，この企画を持ち込んだメジカルビュー社が本書の趣旨を理解してくれ，実現に至ることができた．私を叱咤激励していただき，本書を作り上げてくれたメジカルビュー社の伊藤　彩さん，北條智美さんにお礼を申し上げたい．

　本書が理学療法士，作業療法士，さらには医学生が整形外科を興味深く学ぶよき道標となることを願っている．

2012年10月

秋田大学大学院医学系研究科保健学専攻理学療法学講座

岡田恭司

目次

Stage 1
骨関節の構造と機能　2

- 関節とは
- 滑膜関節の基本構造
- 関節の特殊構造
- 可動(滑膜)関節の形態的分類
- 関節液
- 関節軟骨
- 主な骨の機能
- 骨の形からみた分類
- 長管骨の部位の名称
- 骨の硬い外側の部分＝骨皮質(皮質骨)
- 骨の内側の部分＝(骨)髄腔
- 骨の細胞
- 骨の生化学的成分
- 骨の成長のパターン
- Wolffの法則
- カルシウム代謝

リアル質問箱　8

Stage 2
四肢の診察法　10

- 視診で何がわかるか？
- 触診で何がわかるか？
- 四肢の計測：左右差，腫脹，萎縮を定量的に評価
- 関節可動域
- 徒手筋力テスト
- 深部腱反射
- 知覚検査の表現

- 疼痛の評価

リアル質問箱　16

Stage 3
脊椎の診察法　18

- 脊椎全体の視診によるチェック
- 頸椎の診察
- 腰椎の診察

リアル質問箱　24

Stage 4
変形性関節症　26

- 変形性関節症
- Heberden(ヘバーデン)結節
- 変形性股関節症
- 変形性膝関節症

リアル質問箱　32

Stage 5
関節リウマチ　34

- 疫学，発生機序，発生頻度
- 診断基準
- 症状
- 分類
- 治療
- 特殊な関節リウマチ

リアル質問箱　40

Stage 6
感染性骨関節疾患 42

- 骨髄炎とは
- 急性化膿性骨髄炎
- 慢性化膿性骨髄炎
- 最初から慢性の経過を辿る慢性化膿性骨髄炎
- 化膿性関節炎
- リアル質問箱 48

Stage 7
末梢神経障害① 50

- 末梢神経障害のパターン
- 神経障害の分類
- 神経損傷の分類
- 神経損傷の原因
- 末梢神経障害の診断
- 腕神経叢損傷
- 胸郭出口症候群
- 正中神経麻痺
- 手根管症候群
- リアル質問箱 56

Stage 8
末梢神経障害② 58

- 橈骨神経麻痺
- 尺骨神経麻痺
- 肩甲上神経麻痺
- 外側大腿皮神経麻痺
- 総腓骨神経麻痺
- 足根管症候群
- Morton病
- リアル質問箱 64

Stage 9
骨粗鬆症 66

- 骨粗鬆症の理解のために
- 骨粗鬆症の定義
- 原発性骨粗鬆症の原因，病態
- 骨代謝からみた分類
- 原因別にみた分類
- 症状
- 診断基準
- 骨粗鬆症で生じやすい骨折（脆弱性骨折）
- 骨折のリスクファクター
- 大腿骨近位部骨折
- 治療
- リアル質問箱 72

Stage 10
代謝性骨疾患 74

くる病，骨軟化症
- 病態
- 原因
- 症状
- 単純X線像所見
- 治療

副甲状腺機能亢進症，低下症
- 原発性副甲状腺機能亢進症
- 続発性副甲状腺機能亢進症
- 副甲状腺機能低下症
- 偽性副甲状腺機能低下症

結晶沈着性関節炎
- 痛風
- 偽痛風

- リアル質問箱 80

Stage 11
良性骨腫瘍　　82

- 知っておきたい骨の基礎知識
- 骨腫瘍の定義
- 骨腫瘍頻度
- 分化能に基づいた分類
- 四肢の腫瘍の切除方法
- 骨軟骨腫
- 軟骨芽細胞腫
- 内軟骨腫
- 類骨骨腫
- 骨組織球症
- 非骨化性線維腫
- 骨巨細胞腫

リアル質問箱　　88

Stage 12
悪性骨腫瘍　　90

- 骨肉腫
- 軟骨肉腫
- Ewing肉腫（ユーイング）
- 骨悪性線維性組織球腫
- 脊索腫
- 多発性骨髄腫

リアル質問箱　　96

Stage 13
転移性骨腫瘍・軟部腫瘍　　98

転移性骨腫瘍
- 血行性転移の成立まで
- 原発腫瘍で多いもの
- 転移が多い骨
- 血行性転移の2つの転移経路
- 症状
- 画像所見

良性軟部腫瘍
- 治療
- デスモイド：類腱腫
- 脂肪腫
- 血管腫
- グロムス腫瘍
- 神経鞘腫
- 神経線維腫

悪性軟部腫瘍
- 悪性線維性組織球腫
- 脂肪肉腫
- 滑膜肉腫
- 横紋筋肉腫
- 悪性末梢神経鞘腫瘍
- その他の悪性軟部腫瘍

リアル質問箱　　104

Stage 14
骨腫瘍類似疾患・骨系統疾患　　106

骨腫瘍類似疾患
- 単発性骨嚢腫
- 動脈瘤様骨嚢腫
- 線維性骨異形成

骨・関節系統疾患
- 理解のための基礎知識
- 軟骨無形成症
- 骨形成不全症
- 大理石骨病
- 脊椎骨端異形成症
- 先天性多発性関節拘縮症
- Paget病（パジェット）

リアル質問箱　　112

Stage 15
骨壊死・骨端症　114

- 骨端症とは
- ペルテス病
- 踵骨骨端症（Sever 病）
- 第 1 Köhler 病
- Freiberg 病（第 2 Köhler 病）
- 月状骨軟化症（Kienböck 病）
- 大腿骨頭壊死
- リアル質問箱　120

Stage 16
外傷のプライマリ・ケア　122

- 初期治療の基本
- 致死的となりやすい運動器の外傷
- 緊急性の高い外傷
- 骨折
- リアル質問箱　128

Stage 17
上肢の骨折と脱臼　130

- 肩関節脱臼
- 反復性肩関節脱臼
- 上腕骨頸部骨折
- 上腕骨骨幹部骨折
- 上腕骨顆上骨折
- 上腕骨外顆骨折
- 肘頭骨折
- 前腕骨骨幹部骨折
- 橈骨遠位端骨折
- 舟状骨骨折
- リアル質問箱　136

Stage 18
骨盤・下肢の骨折　138

- 骨盤骨折
- 股関節脱臼骨折
- 大腿骨近位部骨折
- 大腿骨骨幹部骨折
- 大腿骨顆上骨折
- 膝蓋骨骨折
- 脛骨骨幹部骨折
- 足関節果部骨折
- 踵骨骨折
- 距骨骨折
- リアル質問箱　144

Stage 19
頸椎・胸椎疾患　146

- 頸椎椎間板ヘルニア
- 頸椎症
- 後縦靱帯骨化症
- 黄色靱帯骨化症
- リアル質問箱　152

Stage 20
腰椎疾患　154

- 愁訴の多様性
- 腰椎椎間板ヘルニア
- 脊椎分離症，分離すべり症
- 腰部脊柱管狭窄症
- 変性すべり症
- ぎっくり腰
- リアル質問箱　160

Stage 21
脊髄腫瘍・脊椎の炎症と変形　162

- 脊髄腫瘍
  - 症状
  - 画像
  - 硬膜内髄外腫瘍
  - 髄内腫瘍
  - 硬膜外腫瘍
  - 脊髄腫瘍全般に対する治療
- 脊椎の炎症性疾患
  - 化膿性脊椎炎
  - 結核性脊椎炎（脊椎カリエス）
  - 強直性脊椎炎
- 脊椎変形
  - 側弯症
  - 後弯症

リアル質問箱　168

Stage 22
脊椎の外傷・脊髄損傷　170

- 脊椎損傷
  - 上位頸椎損傷
  - 中・下位頸椎損傷
  - 胸椎と胸腰椎移行部の損傷
- 脊髄損傷
  - 脊髄損傷の基礎
  - 脊髄ショック
  - 麻痺の評価法
  - 脊髄損傷の合併症

リアル質問箱　176

Stage 23
小児股関節疾患　178

- 先天性股関節脱臼 ⇒ 発育性股関節脱臼
- 大腿骨頭すべり症
- 化膿性股関節炎
- 単純性股関節炎
- 結核性股関節炎

リアル質問箱　184

Stage 24
膝関節疾患　186

- 内反膝・外反膝
- Blount 病（ブラント）
- 先天性膝関節脱臼
- Osgood Schlatter 病（オスグッド シュラッター）
- 半月板損傷
- 離断性骨軟骨炎
- 内側側副靱帯（MCL）損傷
- 前十字靱帯（ACL）損傷
- 後十字靱帯（PCL）損傷
- 膝蓋骨不安定症

リアル質問箱　192

Stage 25
足の疾患　194

- アキレス腱断裂
- 下腿偽関節症
- 先天性内反足
- 扁平足
- 尖足
- 外反母趾
- 疲労骨折
- 有痛性外脛骨
- Morton 病

リアル質問箱　200

Stage 26
肩・肘関節疾患　202

Sprengel 変形
腱板断裂
肩関節周囲炎
肘の変形
肘内障
離断性骨軟骨炎

- リアル質問箱　208

Stage 27
手の疾患　210

Dupuytren 拘縮
手の先天奇形
手指の変形
化膿性屈筋腱腱鞘炎
伸筋腱損傷
屈筋腱損傷

- リアル質問箱　216

Stage 28
軟部疾患・その他の特殊な疾患　218

上腕骨外側上顆炎（テニス肘）
de Quervain 病
弾発指（ばね指）
滑液包炎
骨化性筋炎
ガングリオン
painful heel
肉離れ
神経病性関節症
足趾の壊死性疾患

- リアル質問箱　224

付録

関節可動域表示ならびに測定方法　228
文献　234
索引　236

Visual NAVI！整形外科学

Stage 1　　骨関節の構造と機能
Stage 2　　四肢の診察法
Stage 3　　脊椎の診察法
Stage 4　　変形性関節症
Stage 5　　関節リウマチ
Stage 6　　感染性骨関節疾患
Stage 7　　末梢神経障害①
Stage 8　　末梢神経障害②
Stage 9　　骨粗鬆症
Stage 10　　代謝性骨疾患
Stage 11　　良性骨腫瘍
Stage 12　　悪性骨腫瘍
Stage 13　　転移性骨腫瘍・軟部腫瘍
Stage 14　　骨腫瘍類似疾患・骨系統疾患
Stage 15　　骨壊死・骨端症
Stage 16　　外傷のプライマリ・ケア
Stage 17　　上肢の骨折と脱臼
Stage 18　　骨盤・下肢の骨折
Stage 19　　頸椎・胸椎疾患
Stage 20　　腰椎疾患
Stage 21　　脊髄腫瘍・脊椎の炎症と変形
Stage 22　　脊椎の外傷・脊髄損傷
Stage 23　　小児股関節疾患
Stage 24　　膝関節疾患
Stage 25　　足の疾患
Stage 26　　肩・肘関節疾患
Stage 27　　手の疾患
Stage 28　　軟部疾患・その他の特殊な疾患

Stage 1 骨関節の構造と機能

+αガイド

関節はすべて動くわけではありません。動かない関節もあるのです。

関節とは

- 2つ以上の骨を連結する構造
  - ①不動関節(頭蓋骨縫合など)
  - ②半関節(椎間板, 恥骨結合など)
  - ③可動関節(滑膜関節)

ここでは線維性の関節包と滑膜を別々に示してあります。線維性部分とその内面を覆う滑膜を合わせて関節包とするよび方もあります。

滑膜関節の基本構造(図1)

- ①関節腔　②関節包
- ③滑膜　　④関節軟骨

関節の特殊構造(図2)

- ①半月板(例:膝関節)
- ②関節円板(例:肩鎖関節)
- ③関節唇(例:肩関節, 股関節)
- ④関節内靱帯(例:膝の前十字靱帯, 後十字靱帯)

可動(滑膜)関節の形態的分類(図3)

- ①球関節(例:肩関節, 股関節)
- ②蝶番関節(例:肘関節の腕尺関節)
- ③車軸関節(例:肘関節の上橈尺関節)
- ④鞍関節(例:第1手根中手骨間関節)

肘関節は蝶番関節と車軸関節が組み合わさってできています。このように異なった形態のものが組み合わされている関節を複合関節とよびます。

関節液

- 通常は黄色透明
- 主成分はヒアルロン酸
- 滑膜のB細胞(線維芽細胞系)から産生
- 関節液の働き
  - ①軟骨への栄養補給　　②潤滑作用
  - ③粘性による関節の安定化　　④老廃物の排除

関節液は通常は黄色透明ですが、病的になると濁ってきたり、赤色になったりします。

軟骨中のコラーゲンはⅡ型が主で、骨中のコラーゲンはⅠ型が主です。

関節軟骨

- 4層構造が特徴的(図4)
- 構成成分
  - ①80%が水分　　②Ⅱ型コラーゲン
  - ③プロテオグリカン　　など
- 関節の摩擦係数:0.005以下

氷上スケートで摩擦係数は0.03です。いかに関節の摩擦係数が低いかがわかります。

骨関節の構造と機能

図1 滑膜関節
- 関節包
- 滑膜
- 関節軟骨
- 関節腔

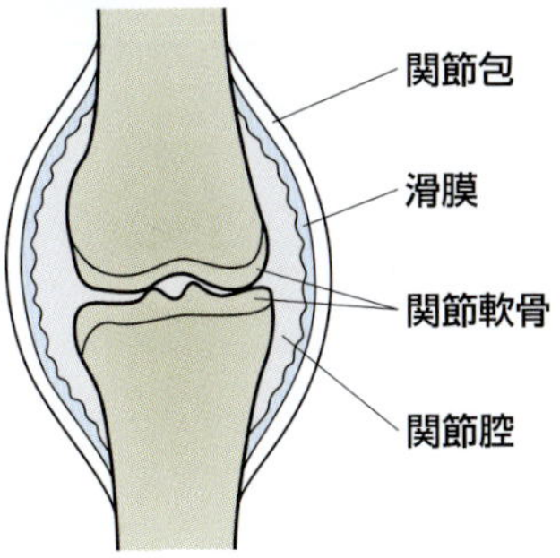

図2 関節の特殊構造
- 半月板と関節内靱帯
- 関節内靱帯
- 関節円板
- 関節唇

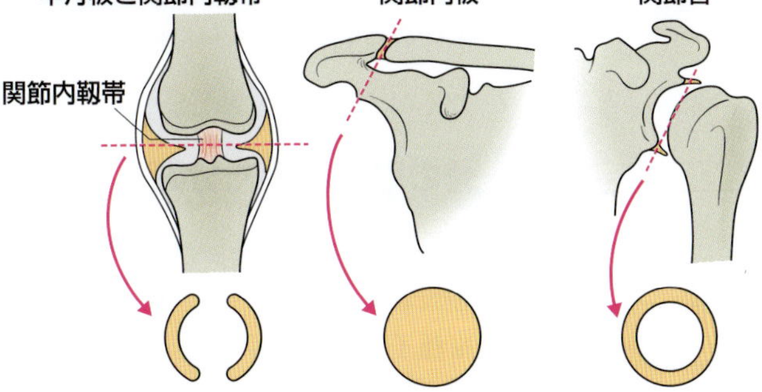

半月板，関節内靱帯，関節唇ともに関節の安定性を高めている。特に関節唇は関節凹側を深くし，脱臼防止に働いている

図3 可動（滑膜）関節の種類

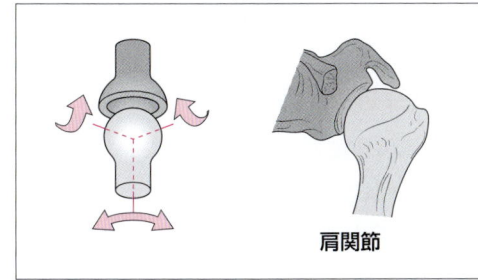

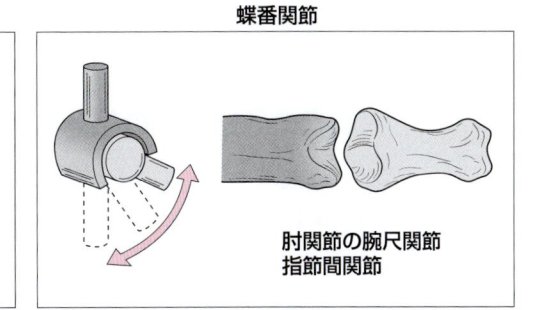

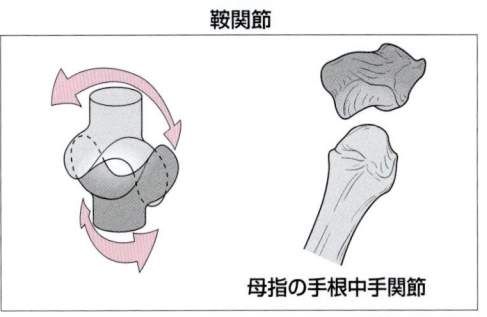

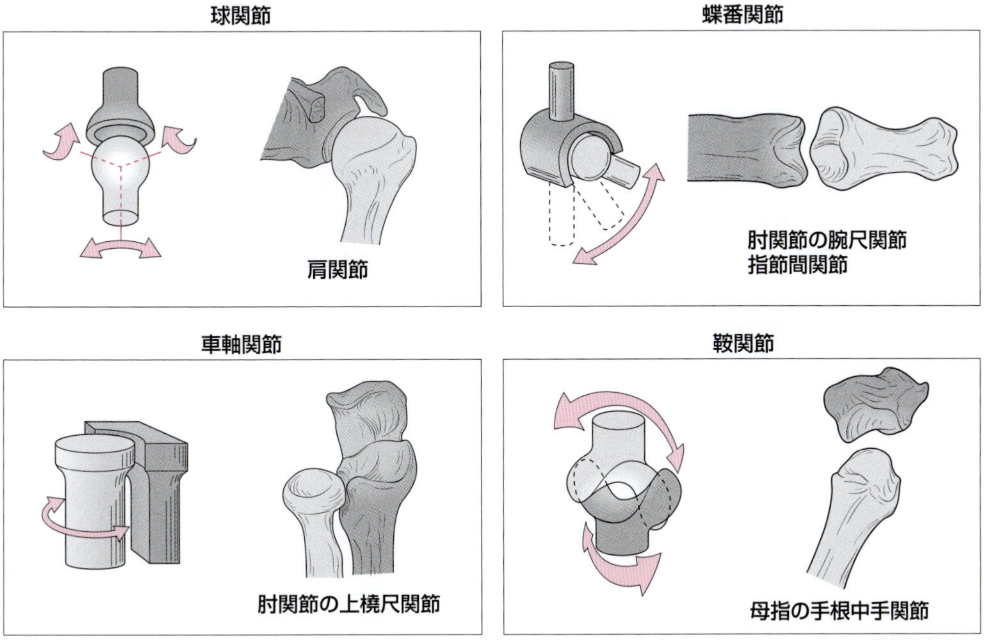

- 球関節 — 肩関節
- 蝶番関節 — 肘関節の腕尺関節、指節間関節
- 車軸関節 — 肘関節の上橈尺関節
- 鞍関節 — 母指の手根中手関節

文献1）より引用

図4 関節軟骨の4層構造
- 軟骨基質
- 軟骨細胞
- 接線層
- 移行層
- 放射状層
- 石灰化層
- 軟骨下骨

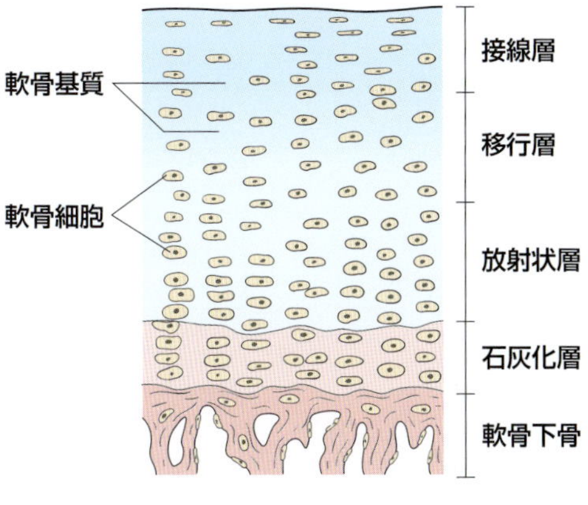

主な骨の機能

① 体の支持　　② 筋の起始，停止
③ 造血臓器　　④ Caの貯蔵庫

骨の形からみた分類

① 長管骨　　　② 扁平骨(頭蓋骨)
③ 短管骨(手足)　④ 混合骨(肩甲骨，脊椎)

※種子骨：腱の中の骨

+αガイド

種子骨には膝蓋骨，母趾の種子骨などがあります。腱を介した力が伝わりやすくしています。

長管骨の部位の名称(図5)

① 骨端
② 骨幹端
③ 骨幹

※成長軟骨板(別名 骨端線)：成人では骨になり閉鎖する

骨の硬い外側の部分＝骨皮質(皮質骨)(図6)

骨にも血管が通る管があり，非常に血流が豊富です。

● 構成単位はオステオンとよばれる同心円状構造
 ・ Havers管(ハバース)：オステオンの中心にあり血管が通る
 ・ Volkmann管(フォルクマン)：Havers管に直交し血管が通る

骨の内側の部分＝(骨)髄腔(図7)

髄腔には網目状の海綿骨がありますが，その間隙はほとんどが脂肪組織で，わずかに骨髄細胞が混じっています。

● 海綿骨(網目状の骨)が存在
● 脂肪組織が介在し，骨髄細胞も少量存在する

骨の細胞(図8, 9)

骨芽細胞は類骨を作り，やがてハイドロキシアパタイトが沈着して骨になります。

① 骨芽細胞：類骨や骨を形成
　　　　　　破骨細胞を刺激／抑制している
② 骨細胞：圧受容体，骨芽細胞と結合している
③ 破骨細胞：活性化されると波状縁を形成し
　　　　　　⇒ 酵素や水素イオンを分泌し骨吸収する
　　　　　　⇒ Howship窩(ハウシップ)が形成

骨細胞が圧受容体として刺激を受けるとそれが骨芽細胞に伝えられ，骨芽細胞はOPG（osteoprotegerin）や破骨細胞分化因子(別名RANKL)を分泌して，破骨細胞の機能を調整します。

図5　長管骨の部位の名称

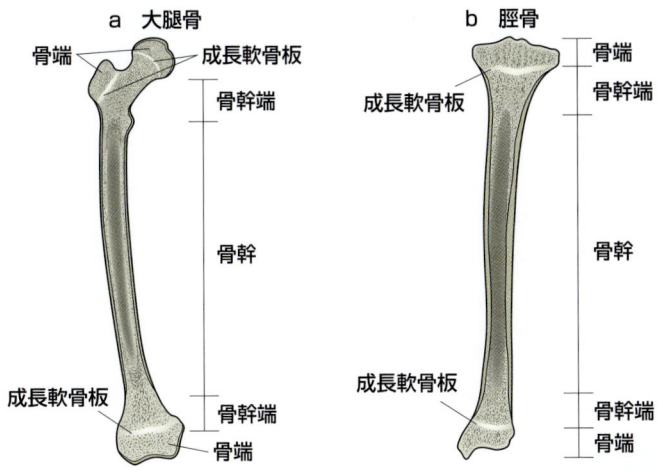

a　大腿骨
- 骨端
- 成長軟骨板
- 骨幹端
- 骨幹
- 成長軟骨板
- 骨幹端
- 骨端

b　脛骨
- 骨端
- 骨幹端
- 成長軟骨板
- 骨幹
- 成長軟骨板
- 骨幹端
- 骨端

図6　骨皮質の構造

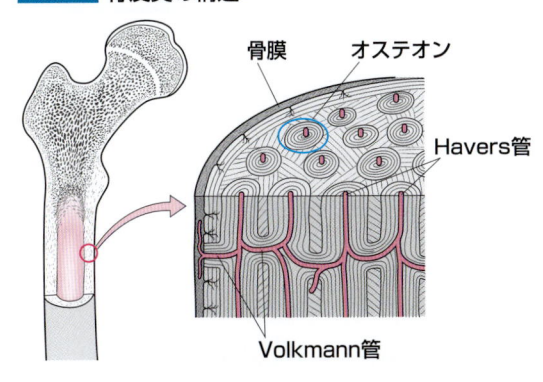

- 骨膜
- オステオン
- Havers管
- Volkmann管

図7　(骨)髄腔の構造

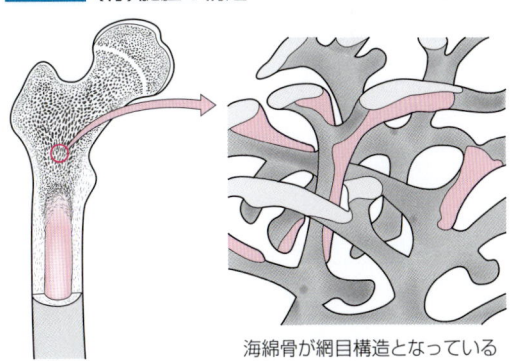

海綿骨が網目構造となっている

図8　骨の細胞(全体像)

- 破骨細胞
- Howship窩
- 骨細胞
- 骨芽細胞
- 類骨

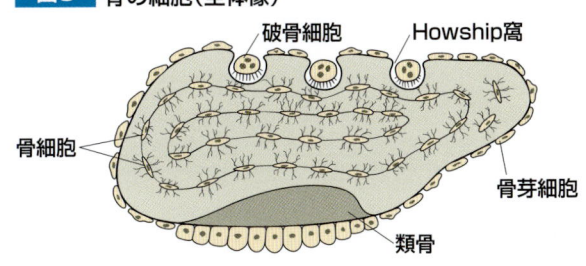

図9　骨の細胞(拡大像)

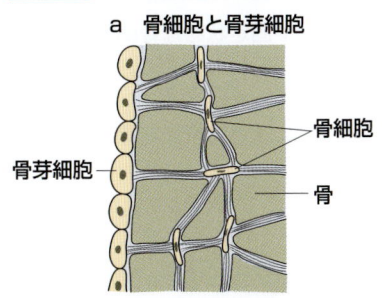

a　骨細胞と骨芽細胞
- 骨細胞
- 骨芽細胞
- 骨

骨表面の骨芽細胞は骨内の骨細胞と密に連結している

b　破骨細胞の活性化
- 破骨細胞
- 酵素
- 水素イオン
- 波状縁
- Howship窩

活性化された破骨細胞は酵素や水素イオンを分泌して骨を吸収する

骨の生化学的成分(図10)

①ハイドロキシアパタイト：$Ca_{10}(PO_4)_6(OH)_2$
②支持蛋白：Ⅰ型コラーゲン
③機能性蛋白：オステオカルシン，IGF-1など

骨の成長のパターン(図11)

①軟骨内骨化：骨を長軸方向へ成長させる
　　　　　　主に成長軟骨板付近で行われる
②膜性骨化：骨を短軸方向へ成長させる
　　　　　主に骨を太くする，扁平骨ではこちらが主

Wolffの法則(図12)

●骨に加わった機械的刺激に対応して骨の改変(remodeling)が生じること
●骨には常に小さな改変が生じている

カルシウム代謝(図13)

●生体は血中 Ca^{2+} 濃度を一定に保とうとしている
　①もし，血中の Ca^{2+} 濃度が低下すると
　②副甲状腺ホルモンが分泌され
　③骨に対し：破骨細胞の活性化 ⇒ 骨の吸収
　④腎に対し：尿からの Ca^{2+} 再吸収増加
　　　　　　：ビタミンDの活性化 ⇒ 腸管からの Ca^{2+} 再吸収増加
　⑤血中の Ca^{2+} 濃度が正常化

+αガイド

軟骨内骨化は軟骨を介して，膜性骨化は軟骨を介さないで骨を作ります。

Wolffの法則の図12は骨折などで変形治癒した場合でも荷重して歩いているうちに元の合理的な形に戻ってくる，すなわち remodeling が生じることを表しています。

✎ リハビリのポイント ―骨関節の原則―

☑ 骨にはカルシウムと蛋白質が栄養として不可欠である。
☑ 刺激(重力)や血流が骨の成長や remodeling に必要で，非荷重状態や固定状態は骨関節にとって非生理的状態であることを理解する。
☑ 関節には種々の特殊構造があり，それぞれ構造も異なるので，個別に構造と機能を覚えないとリハビリ現場では使えない。

1 骨関節の構造と機能

図10 骨の生化学的成分
- 機能性蛋白，細胞など（約10％）
- I型コラーゲン（約20％）
- ハイドロキシアパタイト（約70％）

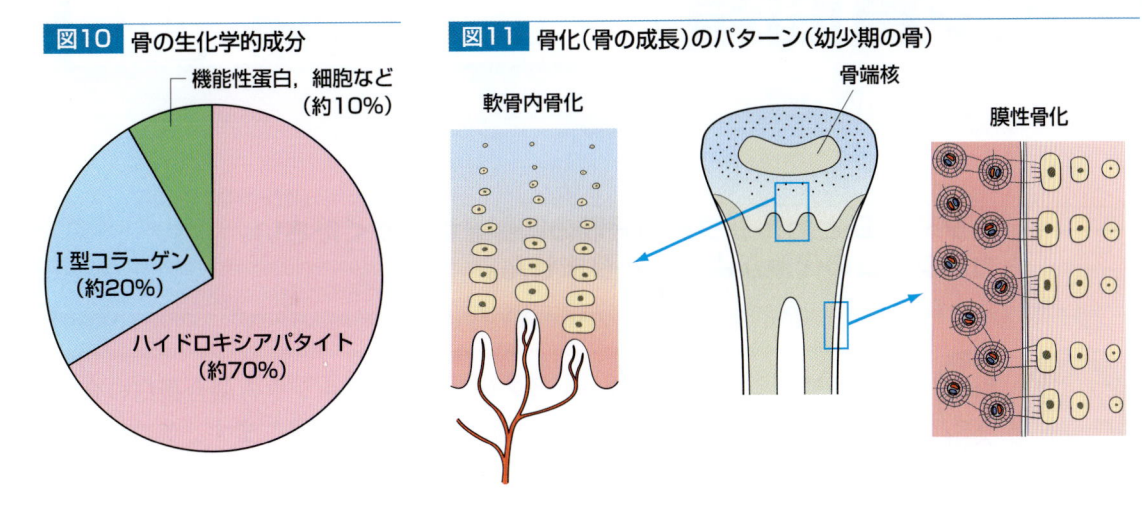

図11 骨化（骨の成長）のパターン（幼少期の骨）
- 軟骨内骨化
- 骨端核
- 膜性骨化

図12 Wolff の法則
- 荷重 → 変形治癒した部分
- 荷重 → 圧迫力を支えるようにできた新しい骨
- 荷重 → まっすぐに改変
- → 張力
- → 圧迫力

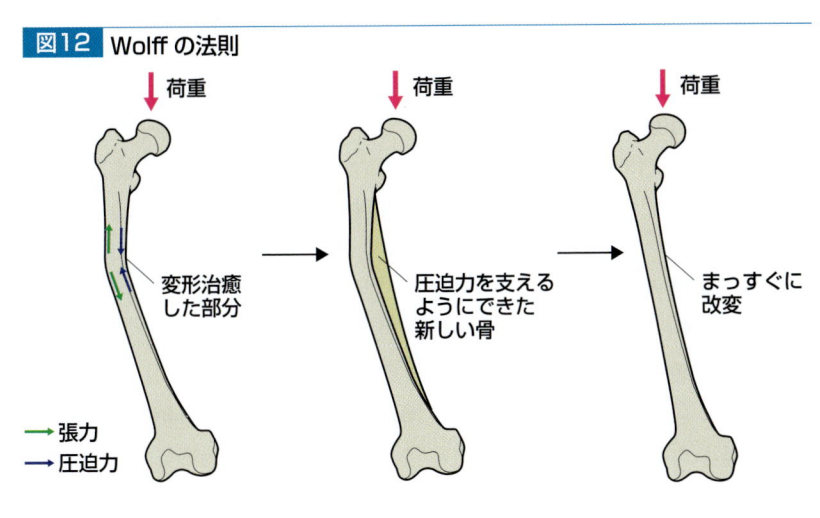

図13 カルシウム代謝
- 副甲状腺
- ①血中 Ca^{2+} 不足
- ②副甲状腺ホルモン分泌
- ③破骨細胞活性化，骨吸収↑
- ④ビタミンD活性化と尿からの Ca^{2+} 再吸収増加
- 腎臓
- 血管
- 骨
- ⑤血中 Ca^{2+} 正常化
- ④ Ca^{2+} 再吸収↑
- 小腸

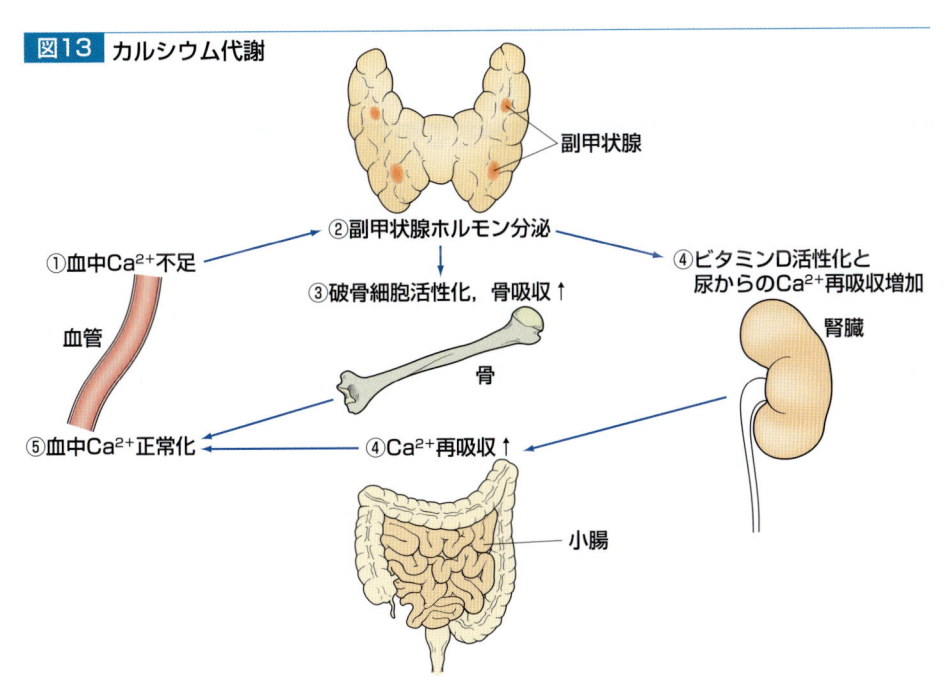

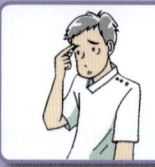

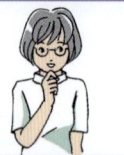

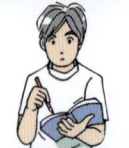

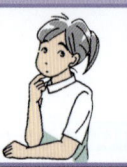

リアル質問箱
〜学生さんから実際にあった質問をまとめました〜

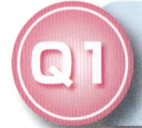

Q1 ビタミン D とカルシウムの吸収の関係を教えてください。カルシウムの代謝がよくわかりません。

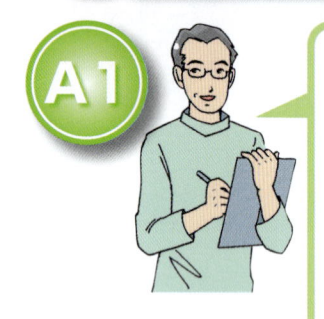

A1 ビタミン D は腸のカルビンジンというカルシウム結合蛋白の合成を促進し，カルシウムの腸からの吸収を促進します。このビタミン D は肝臓と腎臓で水酸化され働きの強い活性型ビタミン D となりますが，この腎での水酸化を促進するのが副甲状腺ホルモンです。

カルシウム代謝の理解に重要なのが恒常性保持機構（homeostasis）と総称される働きです。これは体内のいろいろな状況を一定に保とうとする働きで，一例が血中の Ca^{2+} 濃度です。Ca^{2+} 濃度が低下したときの恒常性保持機構を具体的に示します。

① Ca^{2+} 濃度が低下
② 副甲状腺ホルモンが分泌
　⇒ 骨：破骨細胞の活性化 ⇒ 骨の吸収
　⇒ 腎：尿からの Ca^{2+} の再吸収増加，ビタミン D の活性化促進
　⇒ 腸からの Ca^{2+} 再吸収増加
③ 血中の Ca^{2+} 濃度が正常化

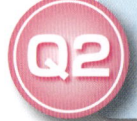

Q2 ヒアルロン酸を外から塗るのは効果があるのでしょうか？

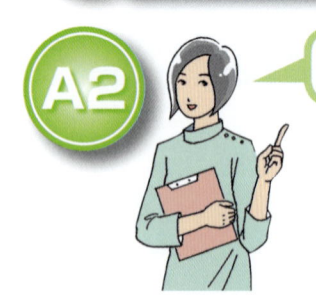

A2 ありません。

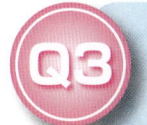

Q3 図1（p.3）では関節包と滑膜は別々ですが，関節包は線維膜と滑膜の2層構造と習いました。

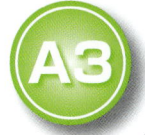

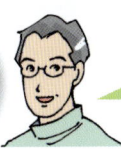

A3 いくつかの教科書をみると関節包を線維性のみの単独とする記述と，線維性部分と滑膜との2層構造とする記述と2種類あります。どちらでも構いません。

Q4 鞍関節とはどのようなものですか？

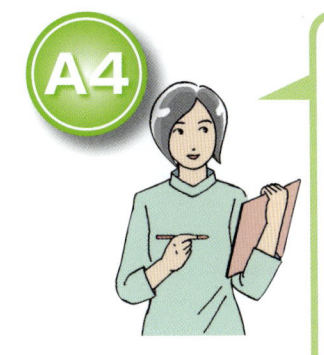

A4 関節面がともに鞍のような形をしており，両関節面が互いに直交しているものをいいます。第1手根中手（骨間）関節（第1CM関節）が代表的です。図14のように2軸があり，別名 直角関節ともよばれます。

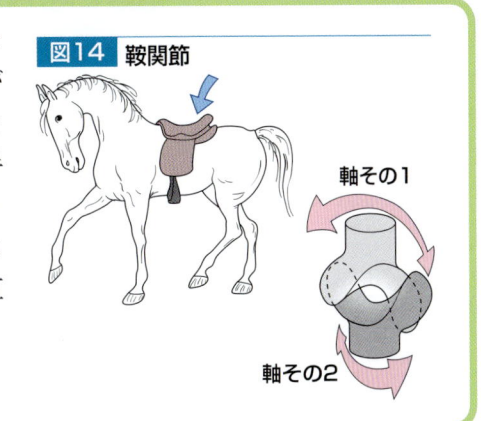

図14 鞍関節

軸その1
軸その2

Q5 破骨細胞はなぜ多核なのでしょうか？

A5 破骨細胞の前駆細胞は単核のマクロファージ系の細胞ということがわかっています。分化するに従い細胞癒合して多核になっていきます。多核となる目的は不明です。

Stage 2 四肢の診察法

◇**運動器診察の標準的順序**

病歴を聞く ⇒ 視診 ⇒ 触診 ⇒ 検査

+αガイド

視診では健側との比較が重要です。

視診で何がわかるか（図1）？

- 発赤，腫脹，変形，腫瘤
- 色素沈着，異常発毛，チアノーゼ
- 発疹，歩容異常，姿勢異常　　　など

触診で何がわかるか？

- 局所熱感，腫脹，圧痛
  ※膝関節の関節液貯留 ⇒ 膝蓋跳動（ballottement）（図2）
- 関節の安定性（動揺性），動き

膝関節内に関節液が大量に溜まると視診ですぐにわかりますが，少量のときにはわかりません。この場合，膝関節包の最も大きな部分である膝蓋上部を手で押さえ，ここの関節液を膝蓋骨と大腿骨間に集め，もう一方の手で膝蓋骨を押すと膝蓋骨が浮き沈みするような感触が得られます。これが膝蓋跳動です（図2）。

◇**具体的には何をチェックするのか？**

① 四肢の計測　② 関節可動域　③ 徒手筋力検査
④ 深部腱反射　⑤ 知覚検査　　⑥ 疼痛の評価

四肢の計測：左右差，腫脹，萎縮を定量的に評価

- 上肢（図3）
  - 上肢長：肩峰〜橈骨茎状突起
  ※全上肢長 = 上肢長 + 手長
  - 上腕周径：最も太いところ
  - 前腕周径：最も太いところ

下肢の脚長差は股関節疾患でしばしば認められます。

- 下肢（図4）
  - 下肢長：上前腸骨棘〜脛骨内果（別名：棘果長）
  - 転子果長：大腿骨大転子〜腓骨外果
  - 大腿周径：膝蓋骨上縁より10cm近位
  - 下腿周径：最も太いところ

片側の膝の痛みがあると大腿四頭筋が萎縮しやすく，大腿周径に左右差がみられるようになります（図5）。

✏️ **リハビリのポイント ―四肢診察の意義―**

☑ さまざまな疾患でリハビリテーションを適切に行うには，患者さんの愁訴やこれまでの経過を把握したうえで，客観的な指標で評価することが第1歩である。評価なくしてリハビリは始まらない。

☑ このステップで挙げた項目はすべて必須であるが，なかでも関節可動域，筋力，神経学的所見は重要である。

| 図1 | 視診で診断できる疾患例 |

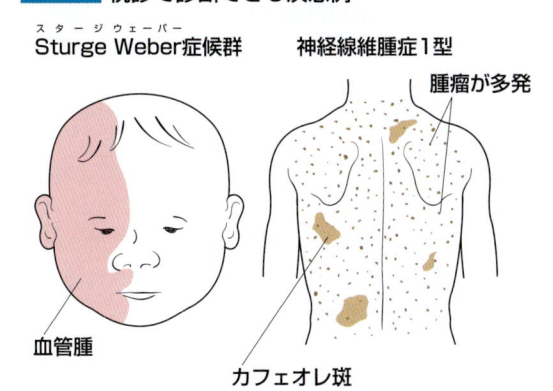

Sturge Weber症候群　　神経線維腫症1型

腫瘍が多発

血管腫　　カフェオレ斑

| 図2 | 膝蓋跳動 |

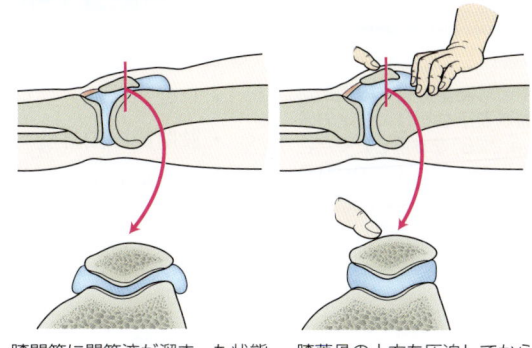

膝関節に関節液が溜まった状態　　膝蓋骨の上方を圧迫してから指で膝蓋骨を押す

2 四肢の診察法

| 図3 | 上肢の計測 |

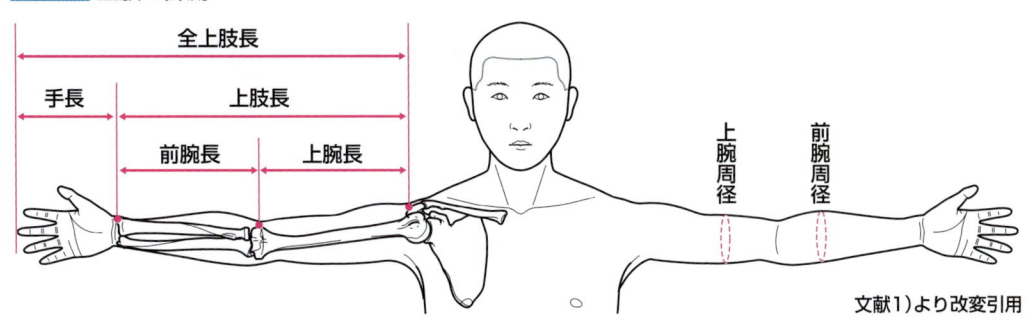

全上肢長
手長　上肢長
前腕長　上腕長
上腕周径　前腕周径

文献1）より改変引用

| 図4 | 下肢の計測 |

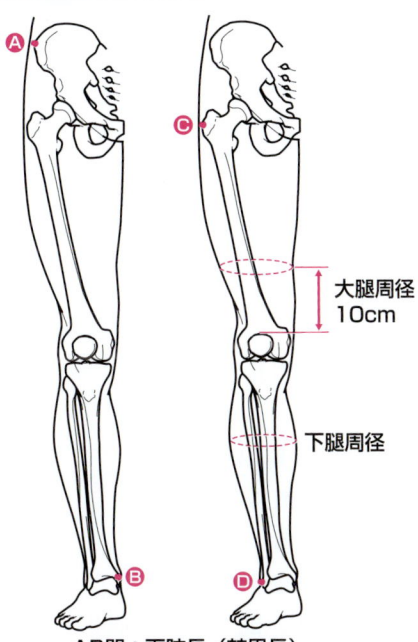

Ⓐ
Ⓒ
大腿周径10cm
下腿周径
Ⓑ
Ⓓ

AB間：下肢長（棘果長）
CD間：転子果長

文献1）より改変引用

| 図5 | 脚長差 |

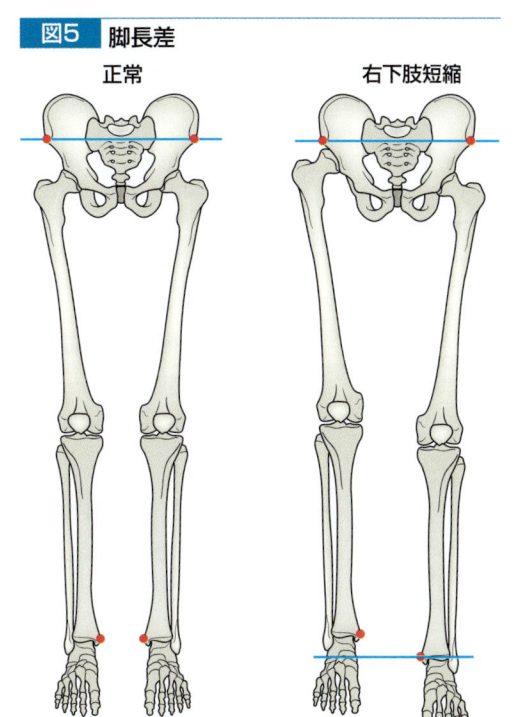

正常　　右下肢短縮

11

関節可動域（ROM；range of motion）

+αガイド：関節可動域は巻末の関節可動域表示ならびに測定方法（p.228）を参照してください。すべて覚えなければなりません。

- ●日本リハビリテーション医学会の関節可動域で評価
  - 自動的と他動的可動域に分類される
  - 股関節の内外旋，前腕の回内外を間違えやすいので注意（図6）
- ●関節の可動域制限の表現
  - 拘縮：関節包，靱帯などが原因
  - 強直：骨，軟骨が原因 ＝ 骨性強直
  　　　　滑膜が原因 ＝ 線維性強直
- ●関節弛緩
  - 関節が先天的に正常より可動域が大きい状態
  - 関節弛緩性テストを行う（図7）
  - Marfan症候群，Ehlers Danlos症候群など

Marfan症候群，Ehlers Danlos症候群など，全身性疾患で著しい関節弛緩性がみられます。

徒手筋力テスト（MMT；manual muscle testing）（図8）

徒手筋力テストは大変重要なポイントです。完璧に覚えましょう。

- ●検者の力と重力を使い，6段階評価する
  - 5　Normal　　強い抵抗に抗する
  - 4　Good　　　抵抗に打ち勝ち全可動域動かせる
  - 3　Fair　　　重力に打ち勝ち全可動域動かせる
  - 2　Poor　　　重力を除けば全可動域動かせる
  - 1　Trace　　 筋収縮あり
  - 0　Zero　　　筋収縮なし
  - ※握力は握力計で計測する

深部腱反射（図9）

- ●別名 伸張反射
- ●筋停止部の腱性部を叩くと筋が伸張し
  - ⇒ 筋紡錘も伸長
  - ⇒ Ⅰa群とⅡ群求心性線維を介して指令が出て
  - ⇒ α，γ運動ニューロンが興奮し
  - ⇒ α運動線維を介して筋が収縮
  - ⇒ γ運動線維を介して筋紡錘が元の長さに戻る
  - ※普段は上位の脊髄や脳により伸張反射は抑制されている

筋の伸張を検知した筋紡錘は，その情報を伝達してα運動ニューロンを興奮させ筋を収縮させます。一方ではγ運動ニューロンも興奮させ，伸長していた筋紡錘は元の長さに戻ります。この共同作用はα-γ連関とよばれています。

- 消失(低下)：末梢神経か，反射中枢(脊髄)障害が疑われる
- 正常：上位の脳，脊髄，支配する末梢神経に異常なし
- 亢進：上位の脊髄，または脳の障害が疑われる

普段もし伸張反射が抑制されていないと，通常の随意運動に伴い反射が出すぎてしまいます。

- ●深部腱反射ではそれぞれ支配する脊髄高位が決まっている
  - BTR（biceps tendon reflex；上腕二頭筋反射）（図10）⇒ C5，6に中枢
  - TTR（triceps tendon reflex；上腕三頭筋反射）⇒ C7に中枢
  - PTR（patella tendon reflex；膝蓋腱反射）（図11）⇒ L4に中枢
  - ATR（achilles tendon reflex；アキレス腱反射）⇒ S1に中枢

| 図6 | 間違えやすい関節可動域（ROM） |

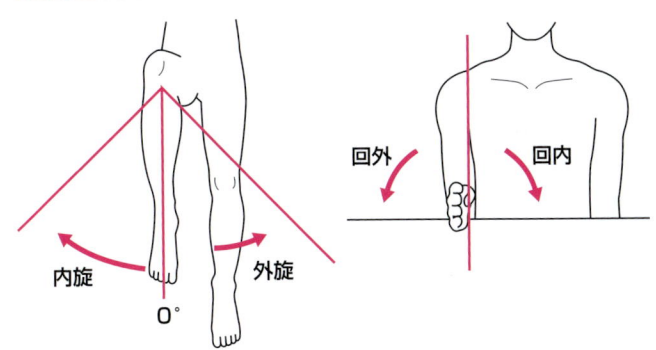

内旋　0°　外旋　　回外　回内

| 図7 | 関節弛緩性テストの例 |

肘が15°以上過伸展　　手掌が床につく
母指が前腕につく

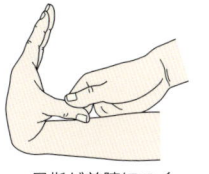

| 図8 | 徒手筋力テスト（MMT）股関節の外転筋力測定の例 |

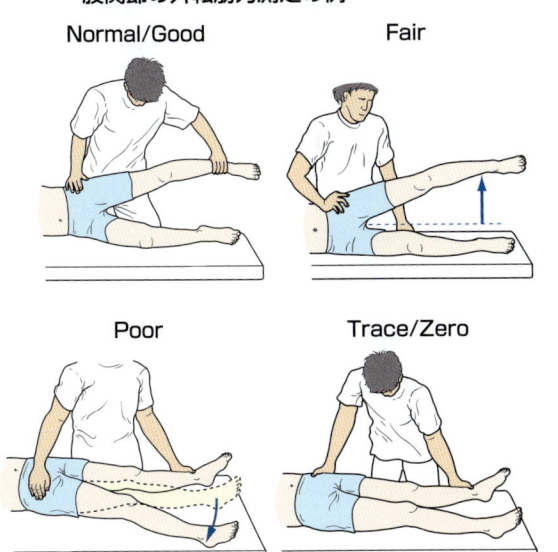

Normal/Good　Fair　Poor　Trace/Zero

| 図9 | 深部腱反射 |

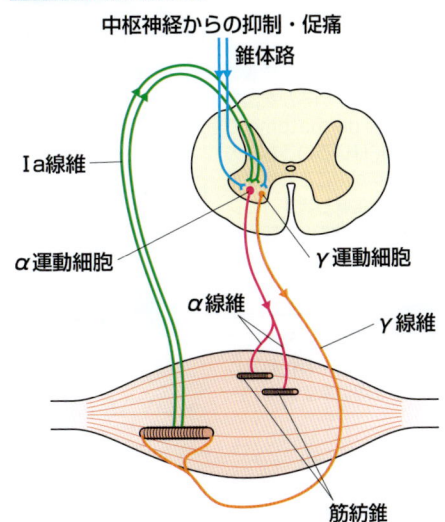

中枢神経からの抑制・促痛
錐体路
Ia線維
α運動細胞
γ運動細胞
α線維
γ線維
筋紡錘

γ線維：筋紡錘を弛緩させる
α線維：筋を収縮させる
筋紡錘：長さの変化に反応する受容器とIa群，Ⅱ群求心性線維を出す

| 図10 | 上肢の深部腱反射 |

BTR　TTR

文献2）より引用

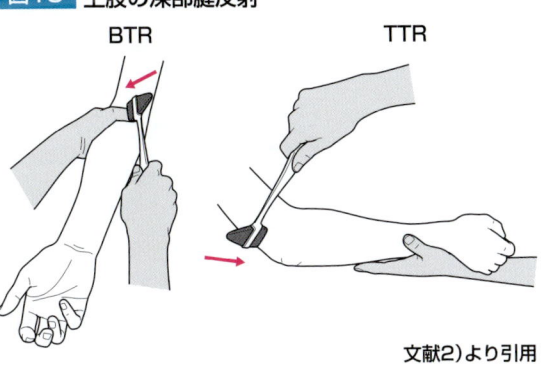

| 図11 | 下肢の深部腱反射 |

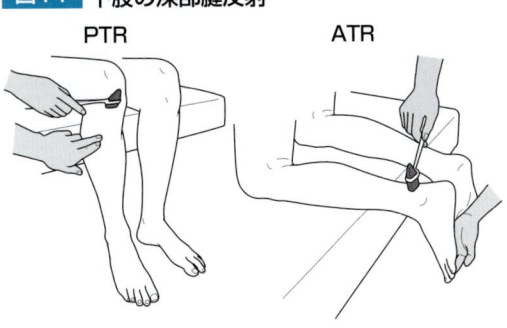

PTR　ATR

文献2）より引用

2　四肢の診察法

+αガイド

膝クローヌスは大腿四頭筋を急に伸長させたとき，足クローヌスは下腿三頭筋を急に伸長させたときに，それぞれの筋の収縮が連続的に生じる現象です。

● 異常な反射とは？（図12）
- 病的反射：皮膚を刺激することで生じるもの
  例）Babinski（バビンスキー）反射など
- 通常はみられず，高度の亢進状態で出現する
  例）Hoffmann（ホフマン）反射（母指屈曲反射），膝クローヌス，足クローヌスなど

知覚検査の表現

● 左右差，上下差から評価
- 鈍麻　hypoesthesia
- 脱失　anesthesia
- 錯感覚　paresthesia（筆で触れたときに痛みとして感じるなど）
- 自発性異常感覚　dysesthesia（触れていないのに自発的に経験する感覚）

● 表在感覚

Semmes-Weinstein法は太さの異なるモノフィラメントを用いて触覚を定量評価する方法です。

- 触覚と温痛覚
  触覚の定量的検査：Semmes-Weinstein（セムス ワインスタイン）法（図13）
  dermatome（デルマトーム）（皮膚知覚帯）を覚える（図14）

どの脊髄高位がどこの皮膚の知覚を支配しているかを図で表したのがdermatomeです。これにはいろいろなものがありますが，ここでは標準的なものを掲載します。ピンク色の部分がkeyとなる領域です。

● 深部感覚
- 位置覚と振動覚　①位置覚（図15a）
  　　　　　　　　②振動覚（図15b）

● 複合感覚
- 二点識別覚など（図16）

位置覚の検査では，母指（趾）などが屈曲しているか伸展しているかを問います。

疼痛の評価

● 定量評価が難しい
● VAS：Visual analogue scale などが使われている（図17）

Visual analogue scaleは患者さん自身に痛みの程度を選んでもらう方法です。一見非科学的方法に思えますが，再現性，有用性に優れており，広く用いられています。

図12　異常な反射

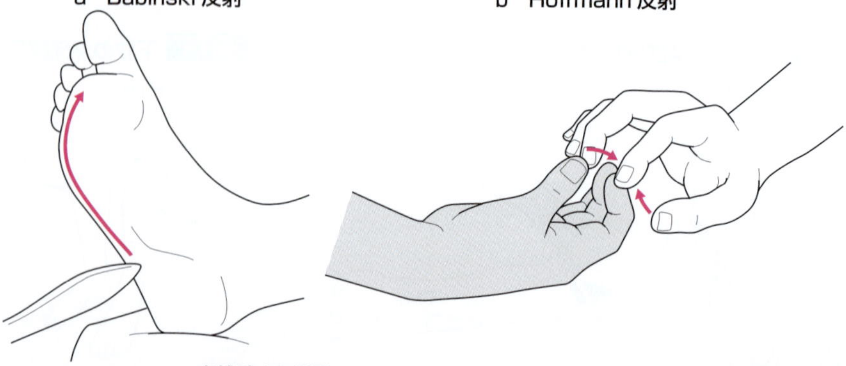

a　Babinski（バビンスキー）反射　　　b　Hoffmann（ホフマン）反射

文献3）より引用　　　　　　　　　　文献4）より引用
母趾が背屈し，ほかの趾が開扇する反射　　中指先端をはじくと母指が屈曲する反射

図13 Semmes-Weinstein法

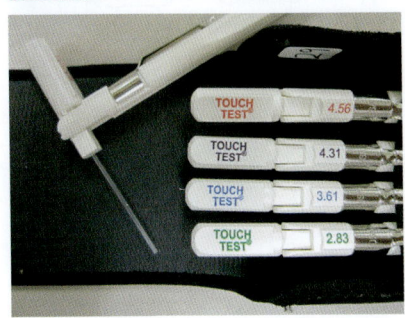

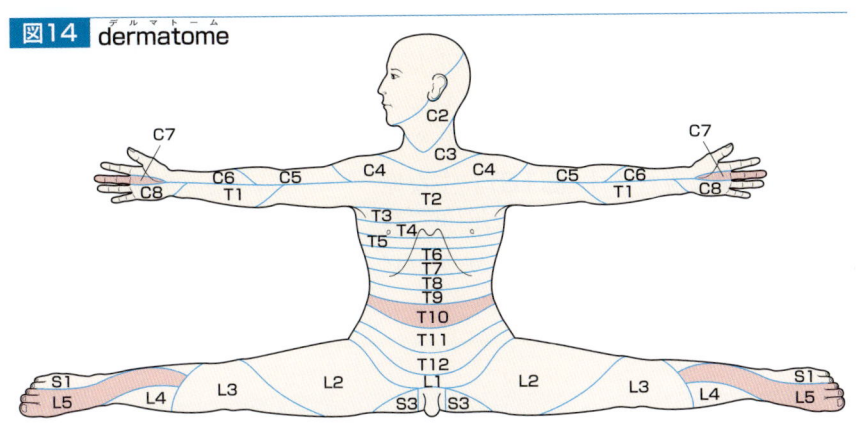

図14 dermatome

ピンク色の部分がkeyとなる領域

図15 位置覚・振動覚

a 位置覚テスト(母指と母趾の例)

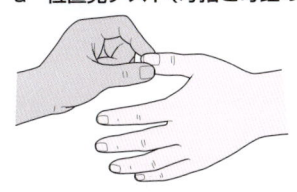

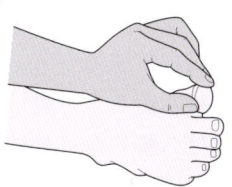

文献5)より改変引用

b 振動覚テスト

音叉

文献6)より引用

図16 二点識別覚

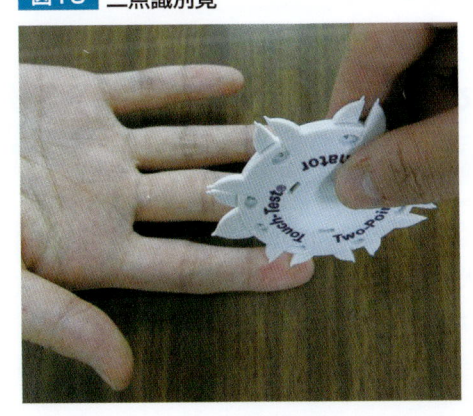

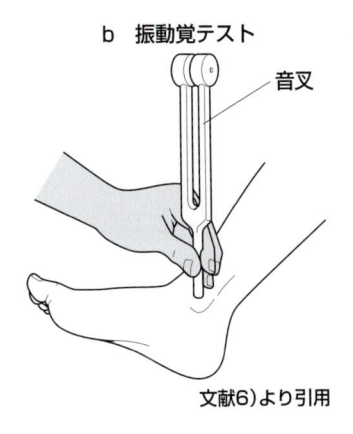

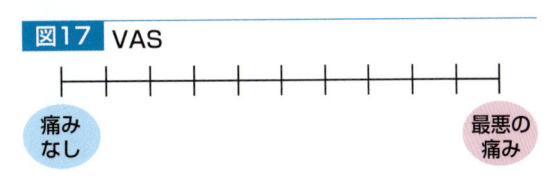

図17 VAS

痛みなし　　　　最悪の痛み

測定時は患者さんに「10cmの直線の左端を"痛みなし"，右端を"最悪の痛み"とすると，現在の痛みの程度はどのあたりですか？」とたずね，その位置を指で示してもらう

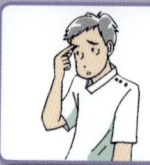

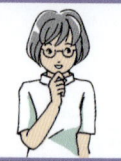

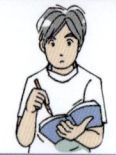

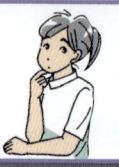

リアル質問箱
～学生さんから実際にあった質問をまとめました～

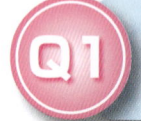

Q1 チアノーゼがわかりません。

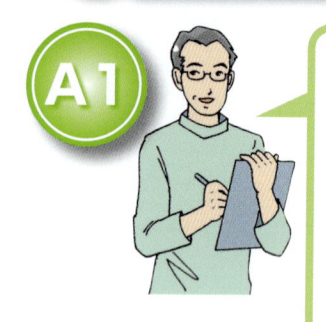

A1 チアノーゼ（cyanosis）とは皮膚や粘膜が青紫色である状態をいいます。一般に血液中の酸素濃度が低下し，毛細血管血液中の還元ヘモグロビンが，5g/dl 以上となり，爪床（そうしょう）や口唇周囲に現れます（図18）。主な原因は呼吸器または循環器の疾患，静脈血の動脈血への流入，ヘモグロビンの異常です。

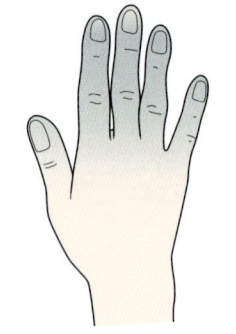

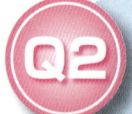

図18 チアノーゼ

Q2 MMT は覚えなければいけないのですか？

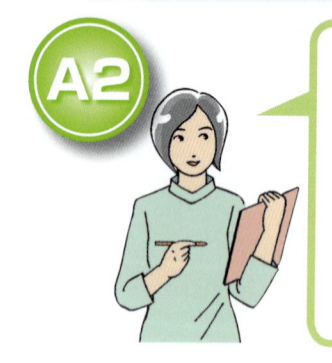

A2 はい，覚えなければなりません。
- 5　Normal　強い抵抗に抗する
- 4　Good　　抵抗に打ち勝ち全可動域動かせる
- 3　Fair　　重力に打ち勝ち全可動域動かせる
- 2　Poor　　重力を除けば全可動域動かせる
- 1　Trace　 筋収縮あり
- 0　Zero　　筋収縮なし

Q3 大腿周径は膝蓋骨上縁から5cm 近位で測るのでは？

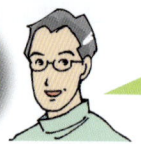

A3 実際には膝蓋骨上縁の高さ，5cm 近位，10cm 近位，15cm 近位などで測られています。成人で最も多く用いられているのは10cm 近位ですが，どこを測ったのかを明記して記録することが重要です。

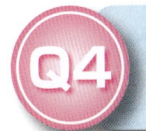

Q4 下肢長の測定点は内果ではなく外果では？

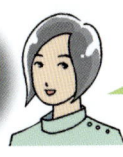

A4 下肢長は内果で測定することが決まりです。下肢長は別名棘果長といいます。大転子と外果間の長さを転子果長とよびます。

Q5 触覚，温痛覚，振動覚の調べ方の違いは？
錯感覚と知覚過敏は同じ意味でしょうか？

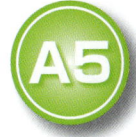

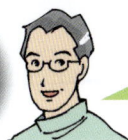

A5 触覚は筆で，温痛覚のうち温覚は酒精綿で，温痛覚のうちの痛覚は注射針や先が鋭利でない専用の器具で調べます。振動覚は音叉を骨の突出部にあてて調べます。錯感覚（paresthesia）とは，筆で触っているのに痛みとして感じるような本来と異なる感覚をいいます。知覚過敏は歯科の領域で用いられますが，知覚検査で用いる用語ではありません。

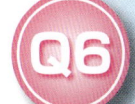

Q6 異常な反射と病的反射は区別されるということですか？

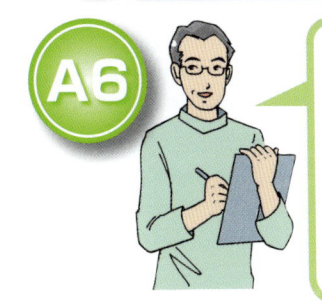

A6 病的反射は皮膚刺激によって生じる異常な反射と定義されています。Hoffman（ホフマン）反射（指屈曲反射）やクローヌスのように亢進した状態でだけ出現する反射も異常な反射です。すなわち，異常な反射には病的反射と亢進状態でみられる反射の2つがあるわけです。「病的反射＝異常な反射」と記載している書籍などもありますが，これは病的反射の定義からいうと間違いです。

Q7 筋緊張も触診でわかるのでは？

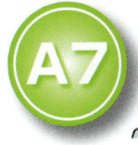

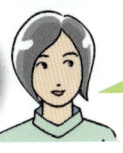

A7 その通りですが，触診でわかることは波動，crepitus（クレピータス）（捻髪音）など他にも多数あります。おそらく無数にあると思います。本書では代表的なもののみ挙げました。

Stage 3 脊椎の診察法

脊椎全体の視診によるチェック

●側弯のチェックポイント（図1）：特に20歳以下の女性
　①肩の高さはどうか？
　②肩甲骨の突出はないか？
　③脇線の形態に左右差がないか？
　④rib hump（リブ ハンプ）（肋骨隆起）がないか？

●C7棘突起からの重心線がどこを通るかで前額面でのバランスをみる（図2）
　• C7棘突起（隆椎）は触れやすい

●矢状面の姿勢（sagittal balance）をみる（図3）
　• 基準線は外耳道からの垂線で肩峰，大転子，膝蓋骨後方，外果の4～5 cm前方を通る
　• 生理的弯曲に異常がないかをチェックする
　※前弯（頸椎），後弯（胸椎），前弯（腰椎）があるはず
　　①正常
　　②扁平背
　　③凹背
　　④円背
　　⑤凹円背

●斜頸はないか？　特に乳幼児の筋性斜頸に注意（図4）
　• 片側性の胸鎖乳突筋の短縮，過緊張が原因
　　①患側への側屈
　　②健側への回旋
　　③胸鎖乳突筋の短縮や硬結
　　④年長児になると顔面非対称がみられる
　※脊髄はどこまであるのか知っておきたい（図5）
　　• 通常は第1/2腰椎椎間板の高さ
　　• 脊髄下端部は円錐部とよばれる（ここまで中枢神経）
　　• 円錐部以下は馬尾とよばれる（ここから末梢神経）

+αガイド

腰部の側面と上肢で囲まれた空間を脇線といいます。側弯があると左右差が認められます。

手をそろえて前屈させたときに，片側の肋骨が突出してみえる状態をrib humpといいます。

扁平背では胸椎の後弯，腰椎の前弯が減少して，凹背では腰椎の前弯が増強しています。円背では腰椎が後弯となり，胸～腰椎全体が強い後弯となります。

リハビリのポイント　―脊椎の診察の意義―

☑ 脊椎には骨，筋，関節のほかに脊髄と脊髄神経がある。これを認識し，構造を機能と結び付けて評価できるようにすることが必須である。

☑ 神経の障害の程度を把握し，ADLに支障がないか評価し，リハビリ中も神経障害が進行性でないか注意する。

図1　側弯のチェックポイント

① 肩の高さはどうか？
② 肩甲骨の突出はないか？
③ 脇線の形態に左右差がないか？
④ rib hump がないか？

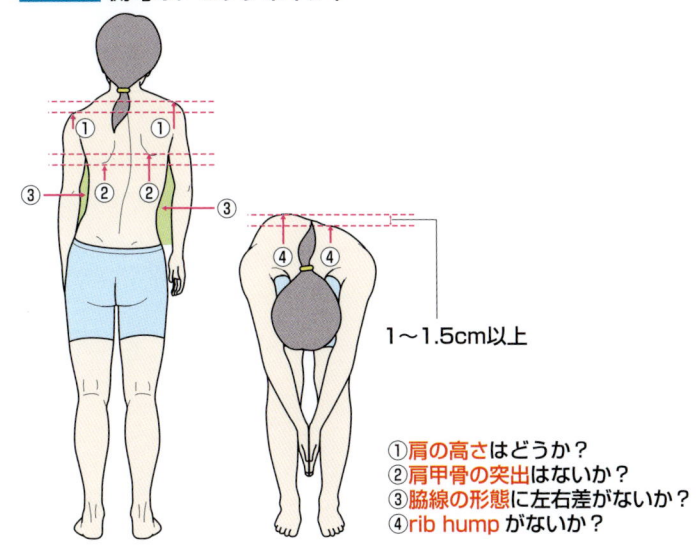

1～1.5cm以上

図2　C7からの重心線のチェック

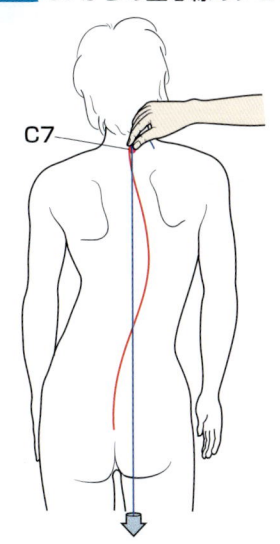

C7

重心線が殿部中央からずれていることがわかる

図3　矢状面の姿勢（sagittal balance）

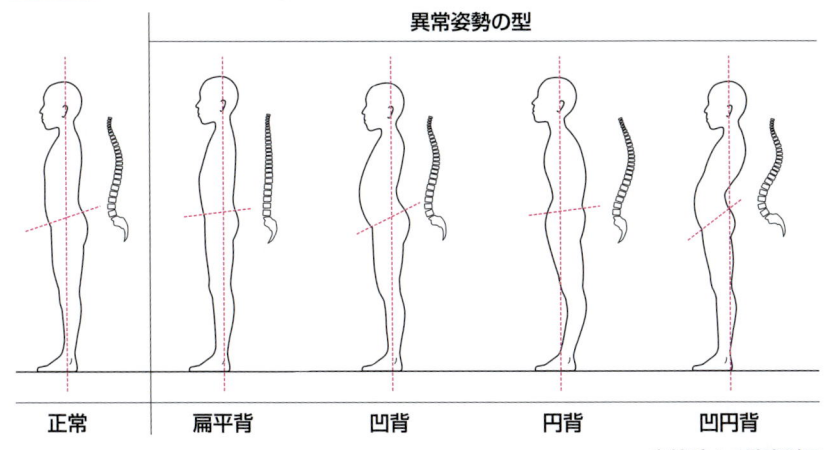

異常姿勢の型

| 正常 | 扁平背 | 凹背 | 円背 | 凹円背 |

文献1）より改変引用

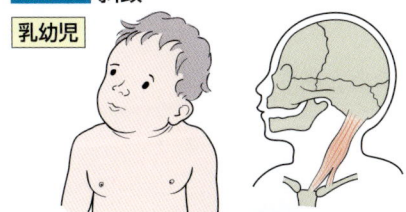

図4　斜頸

乳幼児

左胸鎖乳突筋に短縮や硬結があると，左への頭部の側屈と，右（健側）への回旋が生じる

年長児

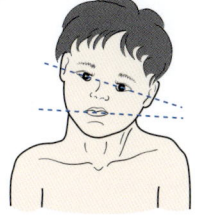

年長まで斜頸が続くと顔面に非対称が生じる

図5　脊髄円錐部と馬尾

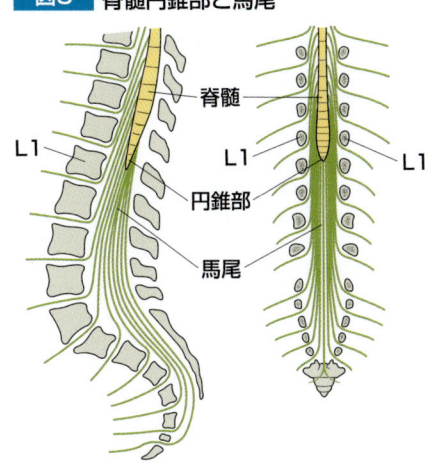

L1
脊髄
L1
円錐部
L1
馬尾

3　脊椎の診察法

頸椎の診察

● 頸椎の構造(図6)
- 脊髄の前方に椎間板と椎体がある
- 上下のつながり：椎間板と椎間関節による
- 椎間板：線維輪と髄核からなる

● 頸髄内の大事な経路(図7)
① 外側皮質脊髄路(錐体路)
- 遠心性線維が通る
- 上肢の線維が内側を通る

② 外側脊髄視床路
- 求心性線維が通る
- 温痛覚に関与

③ 後索
- 振動覚，位置覚，触覚に関与

● 疼痛誘発テスト
① Jackson test（ジャクソン テスト）(図8)
- 脊髄への圧迫病変(脊髄症：myelopathy)があると陽性
- 頸椎の後屈(伸展)で頸部から背部にかけての放散痛が生じる
  例)頸椎椎間板ヘルニア

② Spurling test（スパーリング テスト）(図9)
- 神経根への圧迫病変(神経根症：radiculopathy)で陽性
- 頸椎を斜め後方へ伸展させると頸部から片側上肢への放散痛が生じる
  例)頸椎椎間板ヘルニア

● 知覚検査
- 上肢のdermatome(デルマトーム，皮膚知覚帯)を知る ⇒ 特にC7がどこか？
- dermatomeを理解していれば，知覚異常の部位から脊髄の障害部位を推定できる
- 頸髄と胸髄支配の接する線 = Cervical line（サービカル ライン）(図10)

● Romberg test（ロンベルグ テスト）(図11)
- 平衡機能の検査
- 開眼時は安定で，閉眼時に不安定となると陽性
  ⇒ 脊髄の後索障害

+αガイド

大脳からの指令を脊髄に伝える神経経路(遠心性線維)は大脳に始まり脊髄へとつながるので「○○脊髄路」という名称になります。逆に脊髄から脳へ情報を伝える神経経路(求心性線維)は「脊髄○○路」となります。

同じ感覚の伝導路でも外側脊髄視床路は温痛覚，後索は振動覚，位置覚，触覚に関与していることを把握しておこう。

両手を広げたとき，頸髄支配と胸髄支配の皮膚領域が直線状(図10)に接していることがわかります。

後索障害では開眼時には安定していても，目をつぶると不安定になります。これがRomberg test陽性です。小脳障害では目を開いているときから不安定です。

図6　頸椎の構造

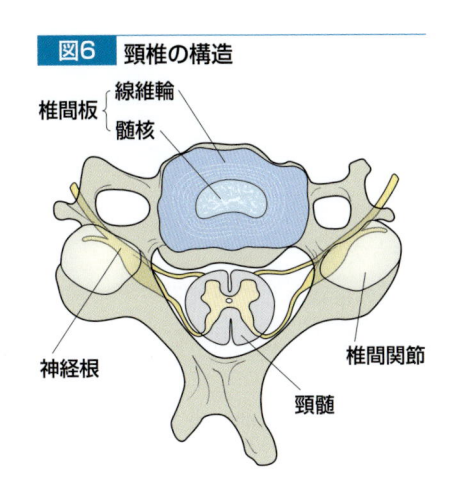

椎間板 { 線維輪, 髄核 }
神経根
椎間関節
頸髄

図7　頸髄内の大事な経路

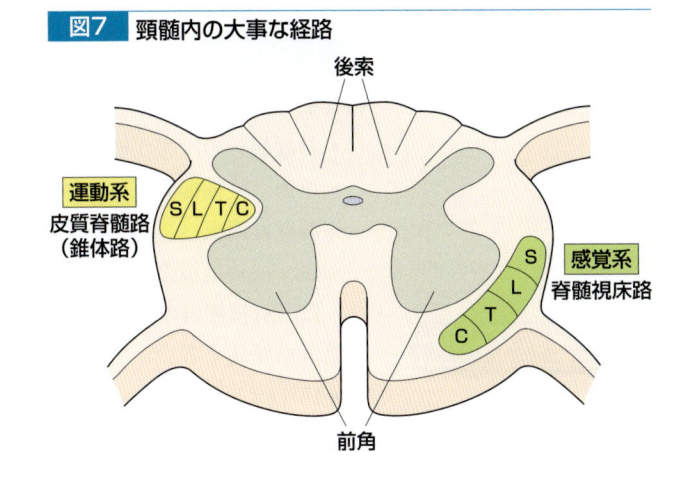

後索
運動系 皮質脊髄路（錐体路）　S / L / T / C
感覚系 脊髄視床路　S / L / T / C
前角

3　脊椎の診察法

図8　Jackson test

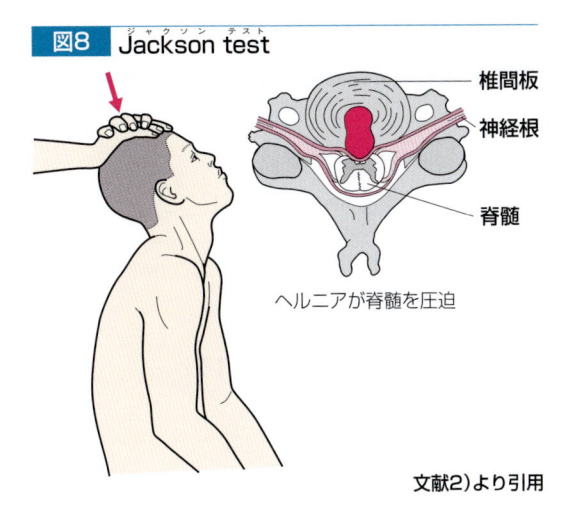

椎間板
神経根
脊髄

ヘルニアが脊髄を圧迫

図9　Spurling test

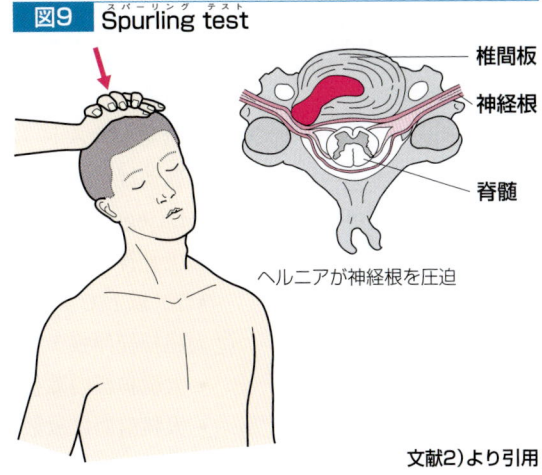

椎間板
神経根
脊髄

ヘルニアが神経根を圧迫

文献2）より引用

図10　Cervical line

C7　C6　C5　C4　C2　C5　C6　C7
　　　　　　　　C3
C8　T1　T2　　T3　　T1　C8

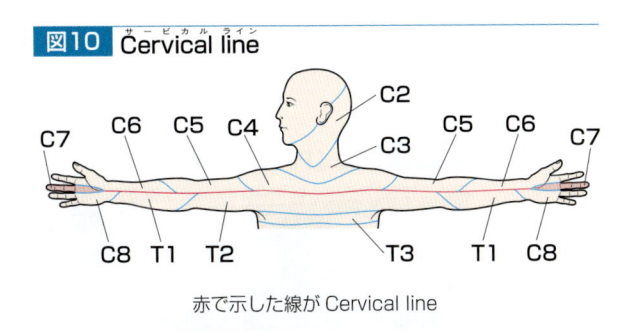

赤で示した線が Cervical line

図11　Romberg test

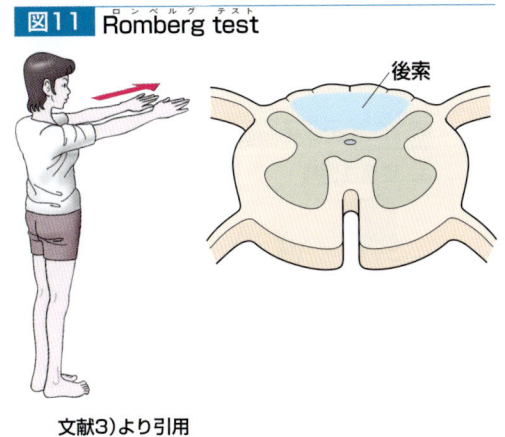

後索

文献3）より引用

21

腰椎の診察

●疼痛性側弯がないか(図12)
- 神経根への障害が緩和されるほうに側弯する
- 原因：腰椎椎間板ヘルニアが最も多い
※腰椎椎間板ヘルニア：椎間板組織の後方突出
  L3，L4神経根の障害のとき ⇒ 大腿神経の症状として現れる
  L5，S1神経根の障害のとき ⇒ 坐骨神経の症状として現れる

●動きを評価する
- FFD（Finger Floor Distance）で腰椎の動きを定量的に表す(図13)

●圧痛点を調べる(図14)
- 痛みを感じる部位を探す
  例）骨，筋肉，仙腸関節など

●下肢の脈拍から血流を調べる(図15)
- 腰部脊柱管狭窄症と閉塞性動脈硬化症ではともに間欠跛行が認められる。要鑑別

●疼痛誘発のテスト
①下肢伸展挙上テスト（straight leg raising test）(図16)
- Lasegue test とほぼ同義
- 坐骨神経の障害をみる
- 70°以下で下腿以下に放散痛が出ると陽性

②大腿神経伸張テスト（femoral nerve stretch test）(図17)
- 大腿神経の障害をみる
- 大腿前面に放散痛が出ると陽性

③Kemp test（図18）
- 椎間孔圧迫試験
- 立位で行い，下肢後面への放散痛の有無をみる
- 腰椎椎間板ヘルニアで陽性となりやすい

+αガイド

間欠跛行とは，しばらく歩くと腰部，下肢にしびれや痛みなどが生じ，休憩を要するようになる現象をいいます。腰椎疾患である腰部脊柱管狭窄症と血管の疾患である閉塞性動脈硬化症で認められます。閉塞性動脈硬化症では足部の脈拍が減弱または消失しています。

SLR test, FNS test, Kemp test は必須事項です。いずれのテストでも陽性を示す代表的疾患は腰椎椎間板ヘルニアです。

図12 疼痛性側弯
a 疼痛性側弯
b 痛みが増強する側弯

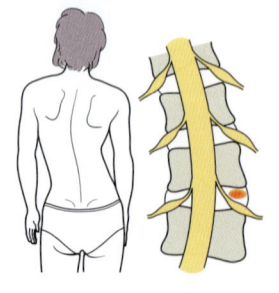

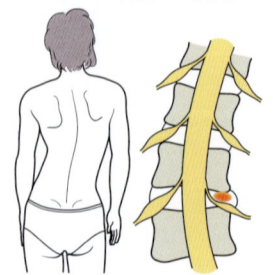

図13 FFD（Finger Floor Distance）

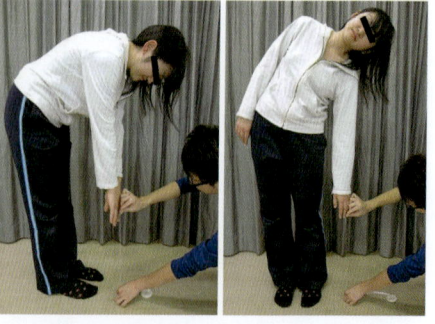

FFDは通常前屈位（左）として指尖と床の間の長さを測る。同様に側屈位（右）で測定することも有用である

図14 背部の圧痛点のチェックポイント

- 棘突起
- 傍脊柱部
- 上殿部
- 仙腸関節
- 仙骨
- 後上腸骨棘
- 坐骨神経

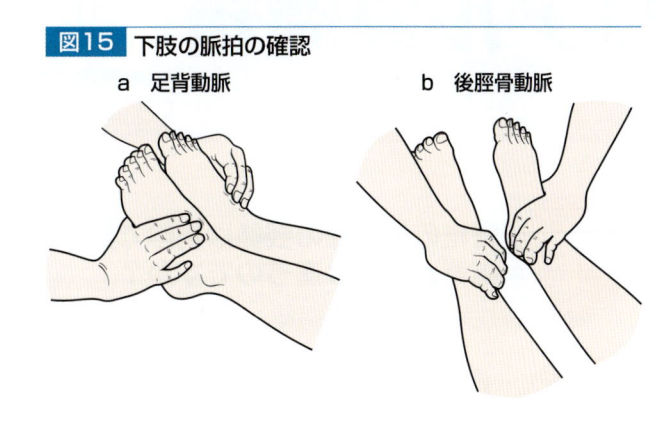

図15 下肢の脈拍の確認
a　足背動脈
b　後脛骨動脈

図16 下肢伸展挙上テスト

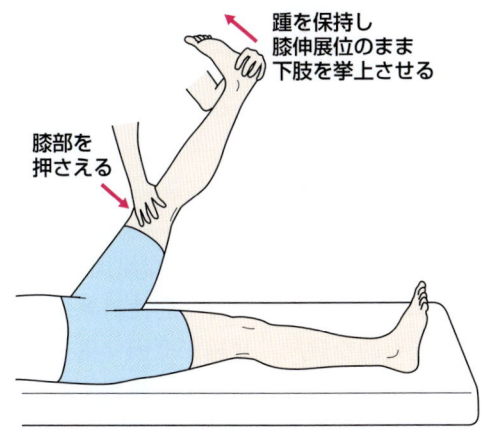

踵を保持し膝伸展位のまま下肢を挙上させる

膝部を押さえる

下腿以下に放散痛が生じたときの角度を陽性を生じたときの角度として記載する

図17 大腿神経伸張テスト

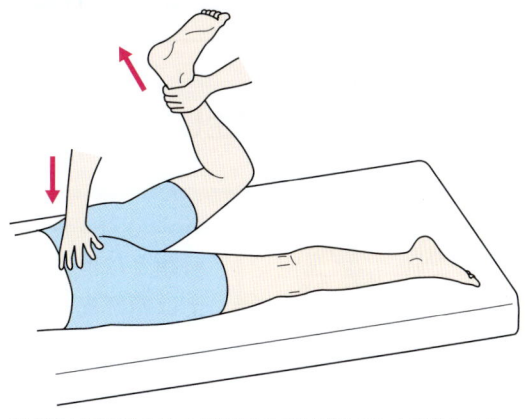

股関節を過伸展させて大腿前面に疼痛が生じたら陽性とする

図18 Kemp test（ケンプ テスト）

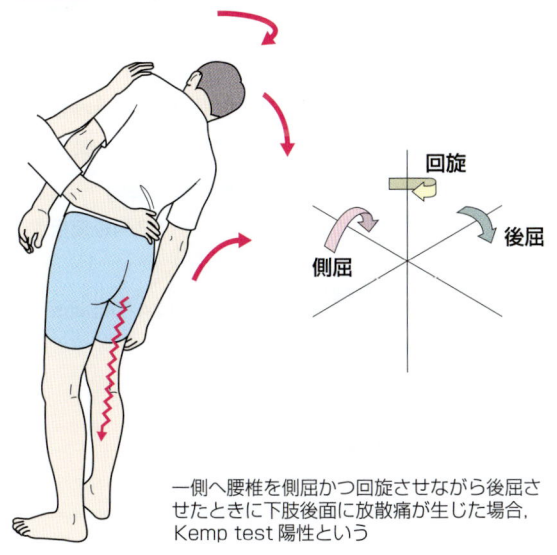

回旋
側屈
後屈

一側へ腰椎を側屈かつ回旋させながら後屈させたときに下肢後面に放散痛が生じた場合，Kemp test 陽性という

3 脊椎の診察法

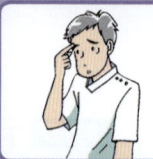

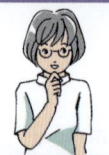

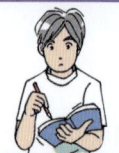

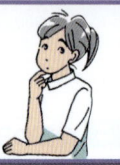

リアル質問箱
~学生さんから実際にあった質問をまとめました~

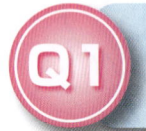

Q1 脊椎の矢状面の姿勢は視診で見ることができますか？猫背と円背は違うのですか？

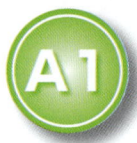

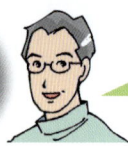

A1 姿勢は肉眼的に判断することが重要です。ときには全脊柱の単純X線像を参考に判断します。猫背は円背か凹円背か，またそのような姿勢をとりやすい人に用いられている用語と思いますが，医学用語ではありません。

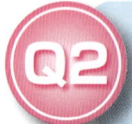

Q2 斜頸はなぜ生じるのですか？　頸椎の異常でしょうか？

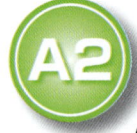

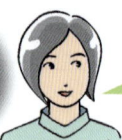

A2 斜頸とは前額面で認められる頸部の変形で，いろいろな原因（例えば頸部痛）で，すべての年代でみられます。一方，筋性斜頸は原因不明の片側の胸鎖乳突筋の先天的な硬結，短縮が原因で生じます。ほとんどが自然治癒しますが，ときに改善せず，放置すると顔面の非対称にまで発展することがあります。

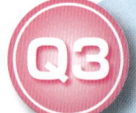

Q3 どの神経根が障害されやすいのでしょうか？

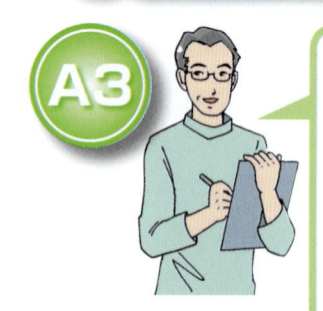

A3 腰椎椎間板ヘルニアでは通常，L3/4椎間板のヘルニアではL4神経根，L4/5のヘルニアではL5，L5/SのヘルニアではS1神経根が障害されます。腰椎椎間板ヘルニアはL4/5に多いので，L5神経根が障害されやすいことになります。腰部脊柱管狭窄症という高齢者に多い腰椎疾患でもL4/5の部位の狭窄が大変多く，L5神経根が最も障害されやすいのです。

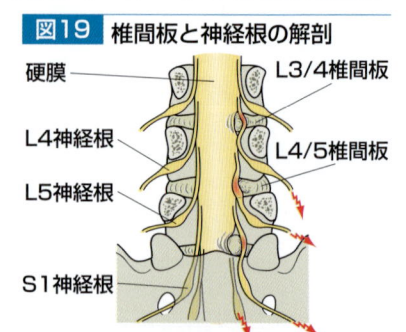

図19 椎間板と神経根の解剖

硬膜／L3/4椎間板／L4神経根／L4/5椎間板／L5神経根／S1神経根

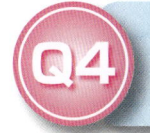

Q4 放散痛とはどのようなものですか？

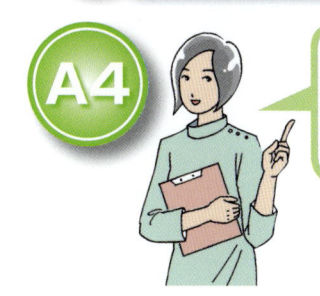

A4 四肢のある地点から遠位に向かう，長軸方向に沿った痛みのことをいいます。例えば坐骨神経に障害があると殿部から大腿後面，下腿外側へ放散痛が生じやすくなります。

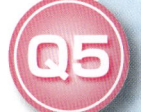

Q5 「L1より下の末梢神経の集まりが馬尾」で正しいでしょうか？

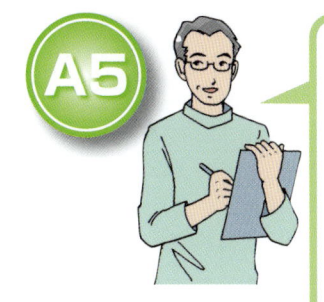

A5 多くは第1腰椎椎体の高さに脊髄円錐部の下端があります。第1腰髄から出たL1神経根は円錐部周囲を下降し，第1腰椎椎弓根の下を通り脊椎外に出ます。一方，L2神経根以下は第1腰椎椎体以下では純粋な神経根の集まりとなり，その形から通称「馬尾」とよばれます。円錐部の高さは個人差がありますが，通常は第1腰椎の高さにあります。

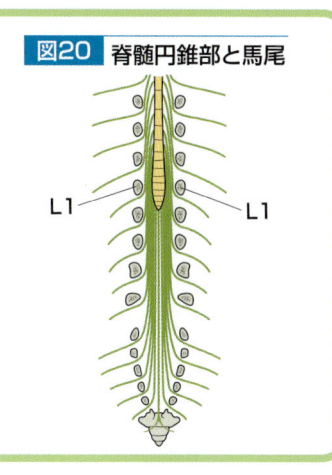

図20 脊髄円錐部と馬尾

3 脊椎の診察法

Stage 4 変形性関節症

+αガイド

変形性関節症(osteoarthritis)はしばしば"OA"と略してよばれます。"-tis"は炎症を意味しますが，OAは変性が主体で炎症は2次的なものです。

変形性関節症（osteoarthritis；OA）

- 関節軟骨の変性＋2次的な変化（図1）により生じる
- 関節疾患のなかで最多
- 関節別に変形性○○関節症とよぶ
- 別名 degenerative joint disease
- 部位：荷重を受ける下肢に多い
  - 40歳以上の5人に1人が膝関節にOAあり
- 原因による分類
  - 一次性：原因不明，膝関節，DIP関節などのOA
  - 二次性：臼蓋形成不全による変形性股関節症が代表的
    外傷後などのOA
- 病理：徐々に進行するのが特徴（図2）
  - 関節軟骨の磨耗，亀裂，剥脱
  - 軟骨下骨の硬化，骨嚢胞，骨棘（骨の増生）
- 単純X線像での変化（図3）
  ①関節裂隙の狭小化
  ②骨硬化
  ③骨嚢胞の形成
  ④骨棘の形成

DIP関節とは遠位指節関節（distal interphalangeal joint）のことです。

Heberden（ヘバーデン）結節（図4）

- DIP関節の一次性変形性関節症
- 中年以上の女性に多い
- 痛みと腫脹がみられる
- 進行すると屈曲，側屈する
- いずれ疼痛は消失する
- 屈曲，側屈しても機能障害は軽度

※他の頻度が多い手のOA

母指CM（carpometacarpal）関節症（図5）
PIP関節のOA ＝ Bouchard（ブシャール）結節（図6）

Heberden結節やBouchard結節はほとんどが保存的に対症的に治療されます。最近では人工関節による治療も行われています。

PIP関節とは近位指節関節（proximal interphalangeal joint）のことです。

| 図1 | 変形性膝関節症の大腿骨面 |

| 図2 | 変形性関節症の進行 |

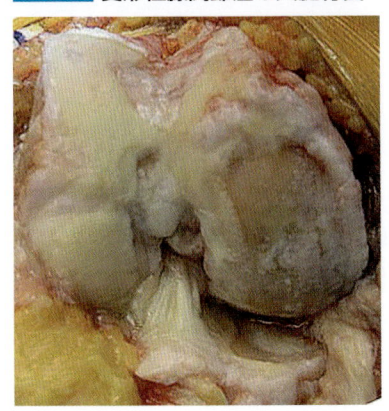

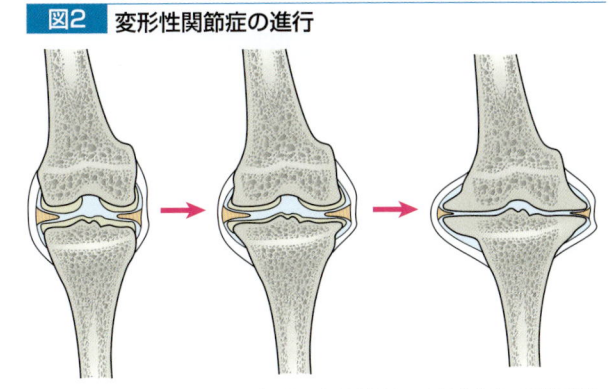

変形性関節症の進行に伴い軟骨の摩耗が生じ，骨棘形成，関節裂隙の狭小化へと進行する

| 図3 | 変形性関節症の単純X線像での変化 |

正常 / OA
骨硬化
骨棘の形成
関節裂隙の狭小化
骨囊胞の形成
軟骨

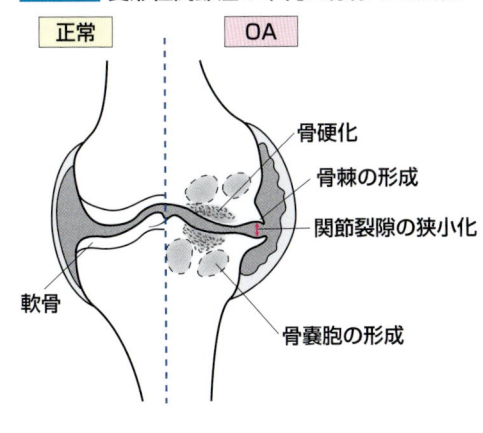

| 図4 | Heberden 結節 |

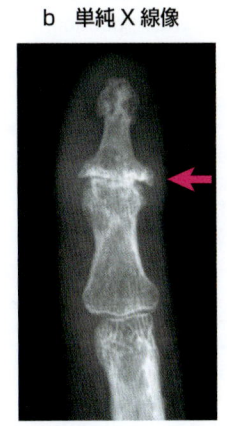

a 外観　　b 単純X線像

| 図5 | 母指CM関節症 |

| 図6 | Bouchard 結節 |

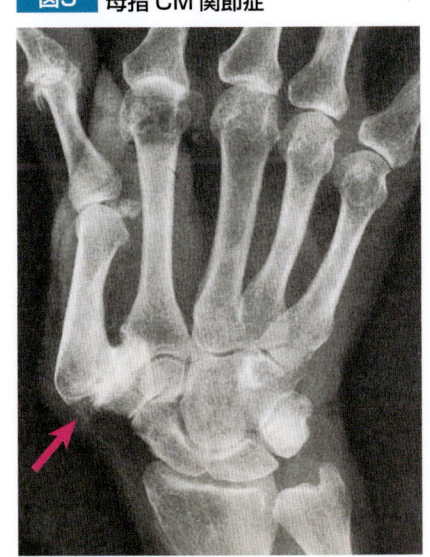

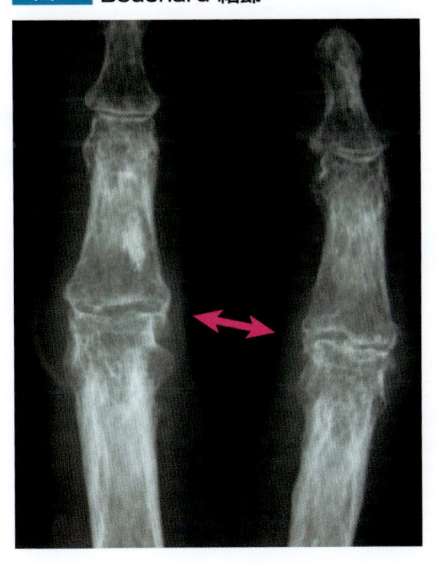

4 変形性関節症

変形性股関節症

- 股関節は人最大の球関節
  ⇒ 片脚立位で体重の約4倍の合力がかかる
- 原因
  - 日本では二次性が80％以上（欧米は一次性が多い）
    ①発育性股関節脱臼の未治療または治療後からの発症
    ②臼蓋形成不全（CE角が25°以下）からの発症（図7）
- 症状：痛み，跛行
- 理学所見
  - 運動時痛
  - 可動域制限
  - 屈曲拘縮
- 外転筋の筋力低下
- Patrick test（図8）
  - 図8のような肢位をとると股関節部に痛みが誘発される
- scarpa 三角の圧痛（図9）
- Trendelenburg 徴候（図10）と Trendelenburg 歩行
- Thomas test（＋）（図11）
- 単純X線像での変化
  ①関節裂隙の狭小化
  ②骨硬化
  ③骨囊胞の形成
  ④骨棘の形成
  骨棘の進行したものが capital drop，double floor（図12）
- 保存的治療
  ①減量，重いものや長歩きを避ける，杖の使用
  ②筋力訓練：特に中殿筋と大腿四頭筋
  ③薬物治療：NSAIDs など
- 観血的治療（手術）
  ①骨切り術（骨盤側，大腿骨側）（図13）
  ②人工関節置換術（図14）
  ある年齢以上に行う
  ※合併症
  - 緩み
  - 感染
  - 深部静脈血栓症
  - 脱臼

＋αガイド

発育性股関節脱臼，臼蓋形成不全については Stage 23「小児股関節疾患」(p.178)で詳しく述べます。

屈曲拘縮とは完全伸展できないという意味です。間違いやすいので注意！

Patrick test は股関節を屈曲 Flextion，外転 Abduction，外旋 External Rotation するので，別名 FAbER テストともよばれます。

scarpa 三角には大腿骨頭が触れるはずです。どんなもので囲まれた領域であるのかが重要です！

Trendelenburg 徴候，Thomas test はリアル質問箱（p.32, 33）で解説します。

NSAIDs は Non Steroidal Anti-Inflammatory Drugs の略です。非ステロイド性抗炎症薬のことです。いろいろな疼痛に対して使われます。

深部静脈血栓症が人工関節の術後に生じやすいことが知られています。対策としては抗凝固剤，術後早期からの四肢の運動が重要とされています。

図7 臼蓋形成不全

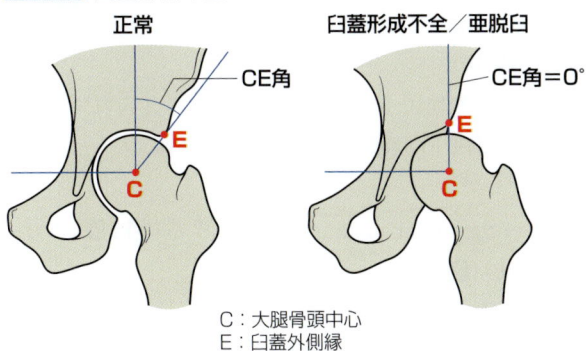

正常 / 臼蓋形成不全・亜脱臼

CE角 / CE角＝0°

C：大腿骨頭中心
E：臼蓋外側縁

図8 Patrick test

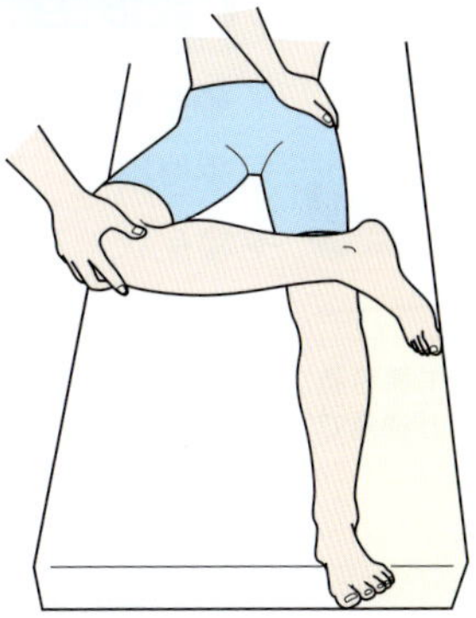

図9 scarpa 三角の圧痛

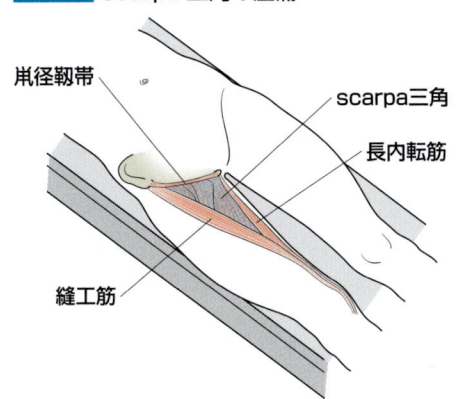

鼠径靱帯
scarpa三角
長内転筋
縫工筋

図10 Trendelenburg 徴候

正常 / Trendelenburg徴候（＋）

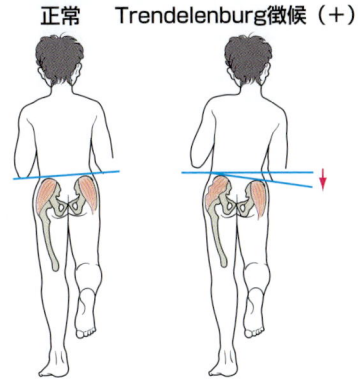

正常では骨盤はほぼ水平であるのに対し，Trendelenburg 徴候（＋）では遊脚側の骨盤が下がっている

図11 Thomas test（＋）

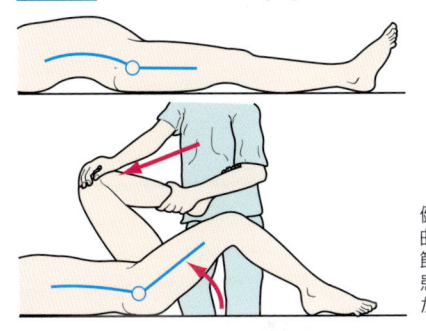

健側の股関節を深屈曲したときに，股関節に屈曲拘縮のある患側の大腿が持ち上がる

図12 capital drop, double floor

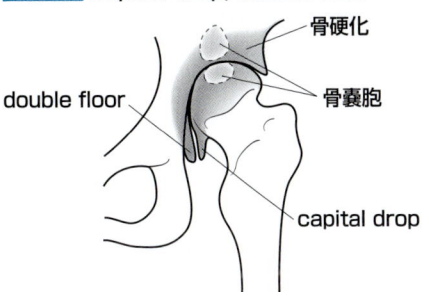

骨硬化
骨嚢胞
double floor
capital drop

図13 骨切り術

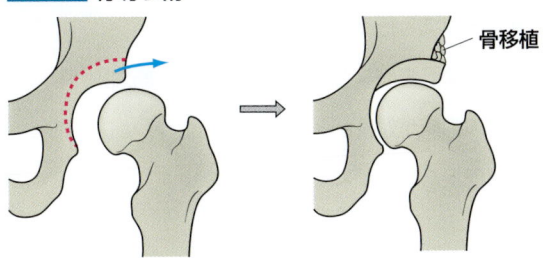

骨移植

図14 人工関節置換術

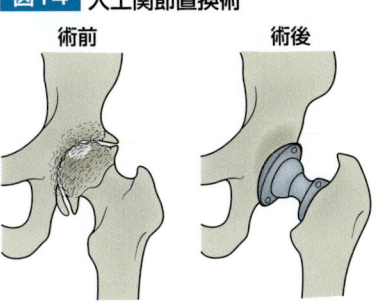

術前 / 術後

4 変形性関節症

変形性膝関節症

- ●整形外科外来患者で最も多い疾患
- ●原因:一次性が多い(肥満などの他因子が関与していると考えられている)
- ●症状:運動時痛(動き始めや階段下降時に生じやすい),腫脹

> +αガイド
> 階段を登るときよりも降りるときに痛みが強いのが通常です。

- ●理学所見
  - 内反膝 ⇒ 顆間距離(interchondylar distance)が増大する(図15)
  - 側方動揺性(lateral thrust)(図16)
  - 内側関節裂隙の圧痛(図17)
  - 関節水腫 ⇒ 膝蓋跳動(ballottement)が陽性になる(図18)
  - 可動域の減少,屈曲拘縮
- ●単純X線像での変化:「単純X線像での変化」(p.26)に同じ
  - 大腿脛骨角の増加(正常では175°)(図19)
  - Mikulicz線(ミクリッツ)の内方移動(正常では膝中央を通る)(図19,20)

> 大腿脛骨角の正常値を覚えておきましょう。

- ●保存的治療
  - ①減量,杖
  - ②大腿四頭筋の強化
  - ③楔形足底板,中殿筋強化 ⇒ Mikulicz線の補正につながる(図20)
  - ④ストレッチ(屈曲拘縮に対して)
  - ⑤装具(側方安定性に対して)
  - ⑥薬剤:NSAIDsの内服薬や外用薬
    ヒアルロン酸,ステロイド剤の関節内注入

> 正常な関節液の主成分であるヒアルロン酸を合成した注射薬の関節内注入が広く行われています。

- ●観血的治療
  - 高位脛骨骨切り術(図21)
  - 人工膝関節置換術(図22)
    ※合併症として感染,緩み,深部静脈血栓症

✎ リハビリのポイント —変形性膝関節症—

- ☑ 日常生活で正座,しゃがみ動作,過度の階段昇降や荷物の運搬などを避けるように指導する。
- ☑ 肥満の合併があれば,食生活の見直しを栄養士と連携し行うと良い。
- ☑ 可動域訓練では屈曲拘縮に対するハムストリングや腓腹筋などのストレッチが,筋力訓練では大腿四頭筋,股関節周囲筋,特に外転筋の訓練が効果がある。
- ☑ 装具としては外側不安定性に対する装具や外側楔状足底板がよく用いられている。

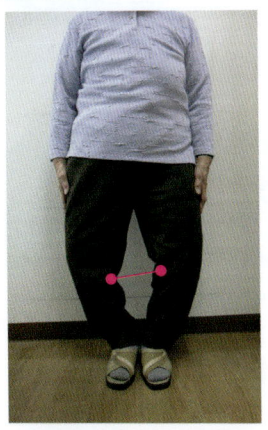

図15 内反膝
顆間距離の増大がみられる

図16 側方動揺性
文献1)より引用

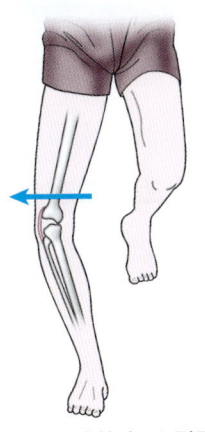

図17 内側関節裂隙の圧痛

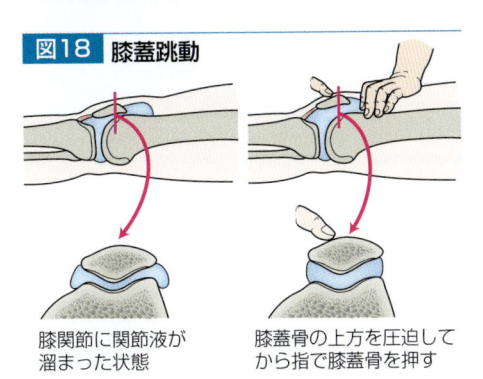

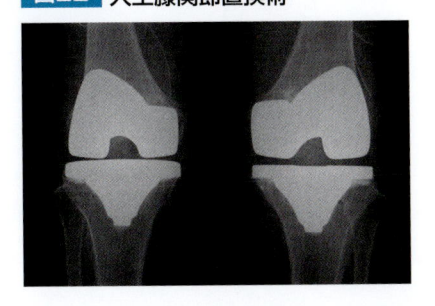

図18 膝蓋跳動
膝関節に関節液が溜まった状態
膝蓋骨の上方を圧迫してから指で膝蓋骨を押す

図19 正常な大腿脛骨角（FTA）と Mikulicz 線
大腿脛骨角（FTA）
大腿骨軸
大腿脛骨角（FTA）175°
脛骨骨軸
Mikulicz線（下肢機能軸）
大腿骨中心
膝関節中央を通る
足関節中心

図20 Mikulicz 線の補正
変形性膝関節症　楔形足底板の使用　中殿筋の強化

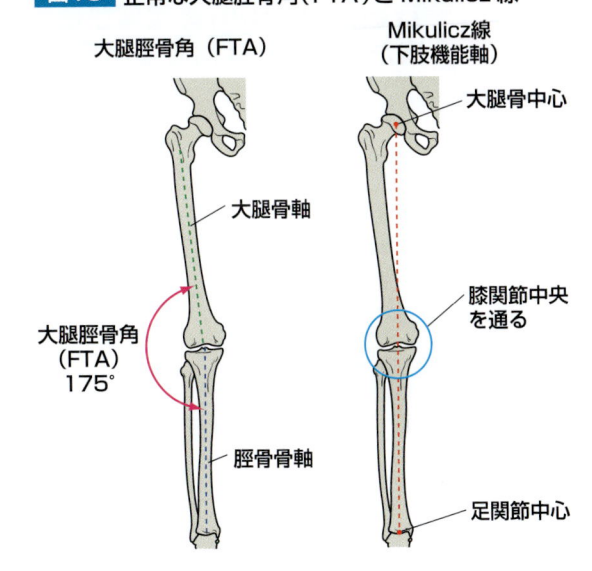

図21 高位脛骨骨切術

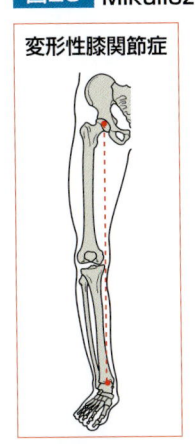

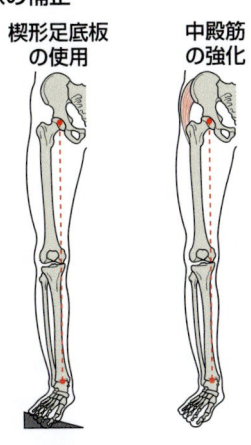

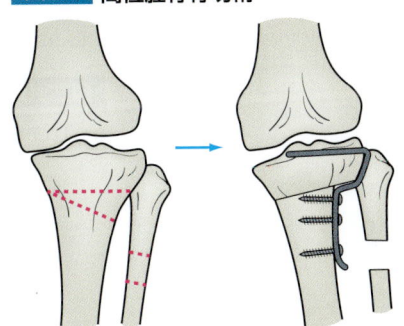

図22 人工膝関節置換術

4 変形性関節症

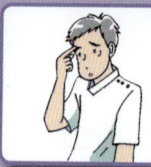

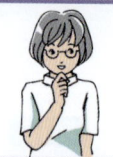

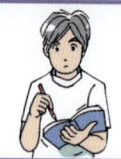

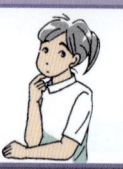

リアル質問箱
～学生さんから実際にあった質問をまとめました～

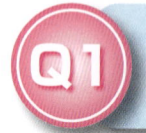

Q1 OAは生活指導や薬剤で進行を止めることができるのでしょうか？

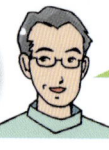

A1 進行を緩やかにすることはできますが，現状では完治させることはできません。これからの研究が期待されます。

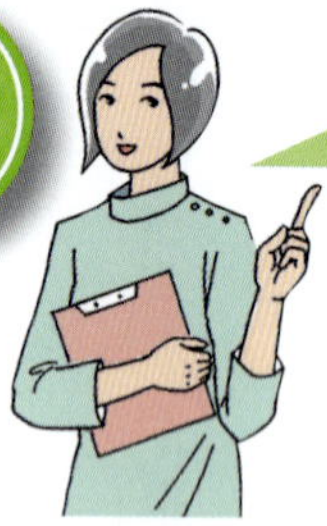

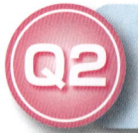

Q2 Trendelenburg(トレンデレンブルグ)徴候が理解できません。
また，跛行とは何ですか？

A2 歩容の異常を総称して跛行といいます。いろいろな種類の歩容異常があります。変形性股関節症や臼蓋形成不全では疼痛性跛行のほかに，Trendelenburg徴候が観察されるTrendelenburg跛行がみられます。股関節の障害では中殿筋などの股関節外転筋の筋力が低下します。正常(p.29, 図10の左)では左下肢で立つと左の中殿筋が骨盤と大腿骨間が開かないように収縮し，骨盤を水平に保ちます。しかし，左の変形性股関節症があると左下肢で立ったときに(p.29, 図10の右)，中殿筋が弱いため骨盤と大腿骨間が十分に寄せられず，骨盤が右側に下がります。これがTrendelenburg徴候です。もう一度この徴候の模式図を図23aに示します。この際，患者さんが骨盤の下降を代償しようとして体幹を大きく左に傾ける様子が同時にみられるのがDuchenne(デュシェンヌ)歩行です(図23b)。Duchenne歩行では重心の揺れが大きくなります。

図23 Trendelenburg徴候とDuchenne歩行
a Trendelenburg徴候　　b Duchenne歩行

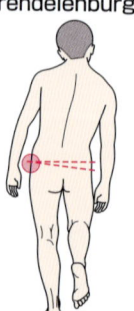

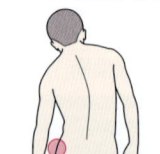

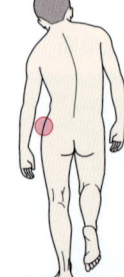

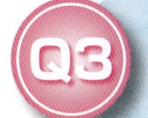

Q3 Bouchard結節とRAの見分け方を教えてください。

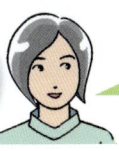

A3 PIP関節に病変がある場合，DIP関節にHeberden結節があればPIP関節はOA，すなわちBouchard結節の可能性が高いです。一方，PIP関節に病変があり，DIP関節には変化がなく，MCP関節に変化があったり，対称性に関節腫脹がある場合にはRAを考えます。ほかの臨床所見や血液検査所見も鑑別診断に役立ちます。

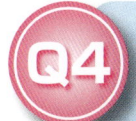

Q4 Thomas testが理解できません。

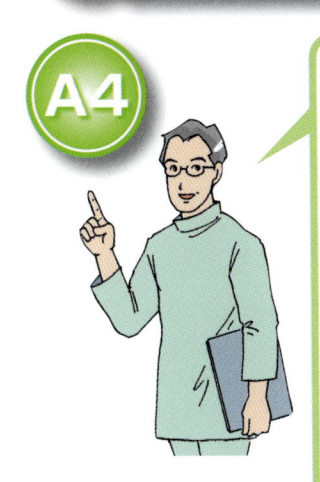

A4 模式図（図24）で解説します。股関節疾患ではしばしば股関節に屈曲拘縮が認められます。しかし，背臥位にすると一見股関節は完全に伸びているように見えることがほとんどです。これは腰椎の前弯を増強させ，股関節の近位成分である骨盤を前方へ回旋させ，大腿部が床面から離れないようにしているためです。その状態のときに健側の股関節を最大屈曲させると，骨盤が後方へ回旋し，この骨盤の回旋が仙腸関節を通じて腰椎に伝わり，その腰椎前弯が減少します。腰椎の前弯が減少すると患側の屈曲拘縮が明らかになります。

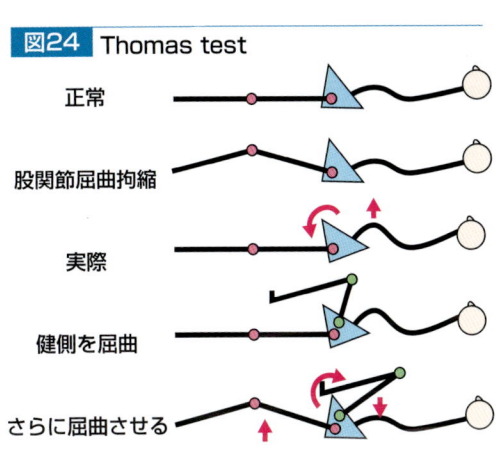

図24 Thomas test
- 正常
- 股関節屈曲拘縮
- 実際
- 健側を屈曲
- さらに屈曲させる

Q5 変形性関節症は女性に多いのですか？

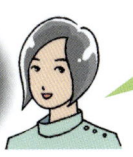

A5 変形性関節症全体での発生頻度に性差はありませんが，Heberden結節や変形性股関節症に限ると女性に多いです。

Stage 5 関節リウマチ（RA；rheumatoid arthritis）

+αガイド

以前は慢性関節リウマチやリウマチ様関節炎という名称が用いられていましたが、現在は関節リウマチで統一されています。

疫学，発生機序，発生頻度

- 自己免疫疾患の１つ
- 可動性関節の滑膜に炎症が生じる
- 発症機序
  T細胞活性化（原因不明）
  ⇒ サイトカイン（IL-6, TNFα）産生
  ⇒ 破骨細胞の活性化
  ⇒ 軟骨や骨の破壊
- 発生頻度：全人口の0.5％
  - 女性に多い，30〜60歳に多い（高齢発症が増加している）
  - 白人 > 黒人，平均寿命が約10年短い

診断基準

診断基準は1987年のアメリカリウマチ学会のものが長く用いられていました。しかしこれは発症して時間の経過した関節リウマチの診断はできても、早期診断には不向きということで、アメリカリウマチ学会と欧州リウマチ学会議が共同で2010年に改訂版を出しました。

- アメリカリウマチ学会（ACR；American College of Rheumatology）診断基準（1987年）
  - ７項目中，４項目以上陽性の場合，RAと診断できる
    ①朝のこわばり，１時間以上，６週以上
    ②３関節以上の腫脹，６週以上
    ③手関節またはMCP関節またはPIP関節の腫脹，６週以上
    ④対称性腫脹
    ⑤手の単純X線像所見
    ⑥皮下結節
    ⑦リウマトイド因子
- ACR/EULAR（欧州リウマチ学会議）診断基準（2010年）（表1）
  - 早期診断を目的に改訂
  - ６点以上でRAと確定

症状

関節リウマチではDIPが侵されるのはまれであるのが特徴です。DIP, PIP, MPそれぞれどこかわかるようにしておきたいものです。リアル質問箱（p.40）を参照してください。

リウマチの手指の変形は特徴的です。覚えておきたい項目です。スワンネック、ボタン穴変形などが生じる機序はStage 27「手の疾患」（p.210）で詳しく述べます。

- 罹患しやすい関節（図1）
  MCP関節，PIP関節，手関節，足趾，環軸関節，膝関節
- 特徴的な手指の変形
  - スワンネック変形（図2）：DIP屈曲，PIP過伸展
  - ボタン穴変形（図3）：DIP過伸展，PIP屈曲
  - 尺側変位（図4）：MP部で尺側に曲がる
  - Z字状変形（図5）：母指IP過伸展，MP屈曲

表1　ACR/EULAR 診断基準（2010年）

腫脹関節数	大関節　1カ所	0点
	2〜10	1
	小関節　1〜3	2
	4〜10	3
	10以上（1つ以上の小関節含む）	5
抗体	RF（−），CCP（−）	0
	RFかCCPが陽性で低値	2
	RFかCCPが陽性で高値	3
炎症	CRP，ESRとも正常	0
	CRPかESRが異常	1
罹病期間	6週未満	0
	6週以上	1

RF：リウマチ因子，CCP：抗CCP抗体（p.36参照）

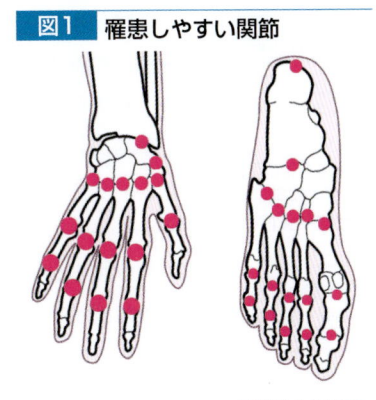

図1　罹患しやすい関節

文献1)より引用

図2　スワンネック変形

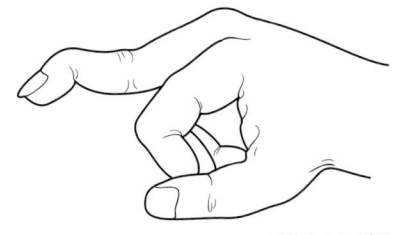

文献2)より引用

図3　ボタン穴変形

文献2)より引用

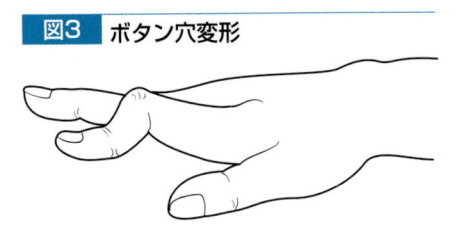

図4　尺側変位

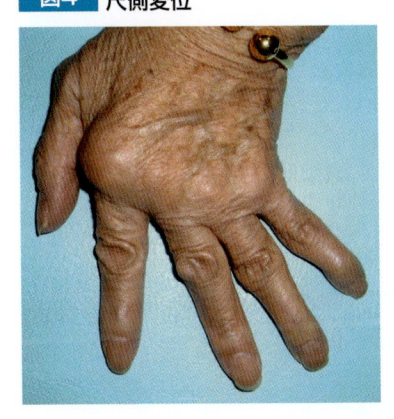

図5　母指のZ字状変形

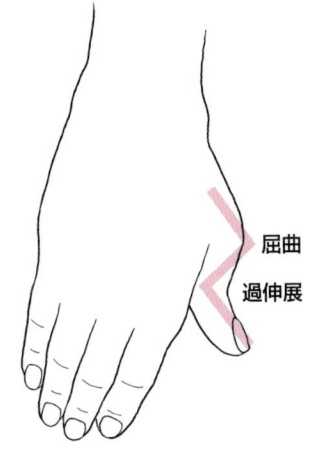

屈曲
過伸展

文献3)より引用

5　関節リウマチ

＋αガイド

頸椎の疾患では一般に後屈すると症状が出やすいのですが，関節リウマチの環軸椎亜脱臼では前屈したときに亜脱臼が悪化するのがポイントです。

リウマトイド結節がよくみられるのが肘伸側です。前腕にも手にも生じますが，いずれも伸側です。

手の伸筋腱は小指と環指がしばしば自然断裂します。機能障害が大きく，手術による再建が必要です。

血液検査では炎症反応やリウマトイド因子，抗CCP抗体の結果が重視されます。新診断基準（p.35）を見直ししておきましょう。

SteinbröckerのStage分類は運動療法の処方内容を決めるときにしばしば使われています。

- 前足部～アーチ：扁平三角状変形＋胼胝（図6）
- 環軸椎亜脱臼（図7）：歯突起や環軸関節の破壊が原因
  - 亜脱臼は頸椎前屈位で強くなる ⇒ 急死の原因ともなる
- 関節外症状
  - リウマトイド結節（前腕，肘伸側の皮下）（図8）
  - 伸筋腱の皮下断裂（図9）
  - 眼の強膜炎，鉄欠乏性貧血，肺線維症
- 血液学的所見：現時点では抗CCP抗体が特異性が高い
  - 炎症反応（血沈 ESR，CRP）↑
  - RF（リウマトイド因子）：これまで広く用いられていたが，特異性が低い
  - 抗CCP（cyclic citrullinated peptide）抗体

分類

- Class 分類（Steinbröcker）
  Ⅰ 身体機能に不自由なし
  Ⅱ 症状があっても，普通の活動なら何とかできる
  Ⅲ 普通の仕事や身の回りのことがわずかにできる
  Ⅳ 寝たきり，または身の回りのことがまったくできない
  ※ Class ⅢとⅣでは藤林の細分類が用いられている（表2）
- Stage 分類（Steinbröcker）（表3，図10）
  - 関節破壊の程度による分類

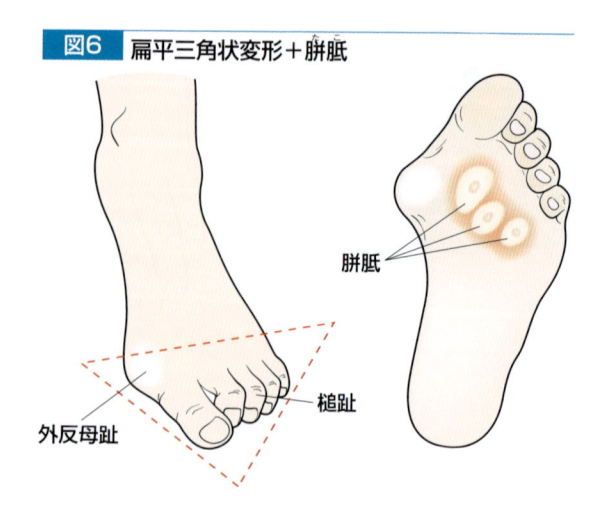

図6 扁平三角状変形＋胼胝

胼胝
外反母趾
槌趾

図7 環軸椎亜脱臼

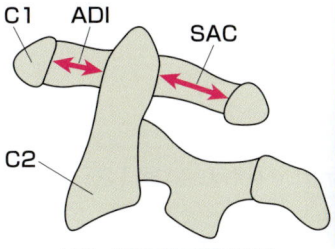

ADI：環椎歯突起間距離
SAC：脊髄余裕空間

RA で環軸椎亜脱臼が生じると，ADI が増加し，SAC が小さくなる

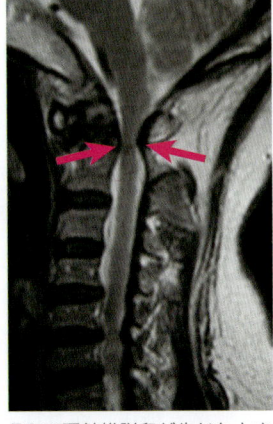

RA で環軸椎脱臼が生じたときの MRI 像である。脊髄が矢印部分で圧迫されている

図8 リウマトイド結節

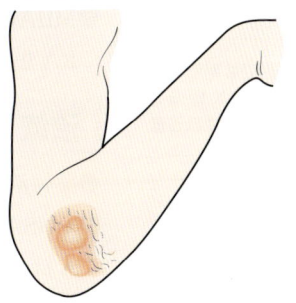

前腕や肘伸側の皮下に生じやすい

図9 伸筋腱の皮下断裂

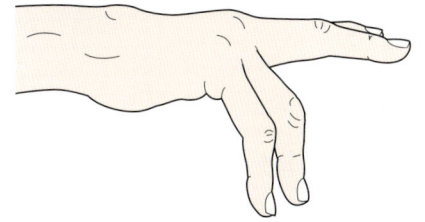

環指と小指に皮下断裂が生じやすい

表2 Class ⅢとⅣにおける藤林の細分類

Ⅲ	3a	実用性歩行可，500m 以上
	3b	歩行介助器具などで3a が可
	3c	実用性のある室外歩行可
	3d	実用性のある室内歩行可
Ⅳ	4a	実用性のない歩行
	4b	実用性のある車椅子動作
	4c	実用性のない車椅子歩行
	4d	寝たきり

表3 Stage 分類（Steinbröcker）

Stage Ⅰ（初期）	1. 骨破壊なし 2. 骨粗鬆症はあってもよい
Stage Ⅱ（中期）	1. 軽度の軟骨下骨の破壊 and/or 骨粗鬆症 2. 関節変形なし 3. 関節周囲の筋萎縮 4. 関節外病変はあってもよい
Stage Ⅲ（高度進行期）	1. 骨軟骨の破壊 and 骨粗鬆症 2. 関節変形あり 3. 強度の筋萎縮 4. 関節外病変はあってもよい
Stage Ⅳ（末期）	1. 強直 2. Stage Ⅲの基準を満たす

※ピンク色で示した項目が必須

図10 Stage 分類（Steinbröcker）

Stage Ⅰ　正常
Stage Ⅱ　Pannus，滑膜が増殖
Stage Ⅲ　骨軟骨破壊，関節変形
Stage Ⅳ　強直

5 関節リウマチ

※特殊形：ムチランス変形(図11) ⇒ 著しい骨破壊がみられる
- MHAQ（modified health assessment questionnaire）
  RA患者の日常生活機能評価によく用いられる(表4)

治療

- 薬物治療：昔はピラミッド療法，今は逆の流れで行われる(図12)
  - NSAIDs：痛みには効果があるが，関節破壊は防止できない
  - 抗リウマチ薬
    代表：メソトレキセート(1週間に2～3錠)
  - 副腎皮質ステロイド剤
    抗炎症効果が高い
    副作用(易感染性，潰瘍，糖尿，満月様顔貌)に要注意
  - 生物学的製剤
    抗TNFα抗体，抗IL-6抗体など
- 理学療法
  - 炎症の非活動期に温熱療法を行う
  - 発症初期から関節可動域の改善，筋力の維持，ADL訓練を行う
  - 必要に応じて装具，自助具の処方(図13)
  - 関節保護を重視したADLの指導を行う
- 手術的治療
  - 滑膜切除：膝など，関節鏡視下に行う手技が主体
  - 関節固定術：手関節，足関節など
  - 切除関節形成術：足趾など(図14)
  - 人工関節置換術：膝，肘，股関節など

特殊な関節リウマチ

- 悪性関節リウマチ(図15)
  - 血管炎を伴ったRA
  - 皮膚や指趾の壊死，心外膜炎などを伴う
- 16歳以下で発症する関節リウマチ
  - 旧名称は若年性関節リウマチ（juvenile rheumatoid arthritis；JRA）
  - 現名称は若年性特発性関節炎（juvenile idiopathic arthritis；JIA）
  - 全身型(Still病)が多い
  - 弛張熱，リンパ節腫脹など

+αガイド

ムチランス変形では関節の破壊が著しく，単純X線像でpencil-in capとよばれる像がみられます。

治療は薬物療法に運動療法と装具療法を組み合わせて行われます。日常生活動作の指導も重要で関節保護を基本に指導します。関節保護の概念はリアル質問箱(p.40)で解説します。

悪性関節リウマチの梗塞は，初期には手足先端に点状に出現します。

図11　ムチランス変形

著しい短縮

pencil-in cap

表4　MHAQ

1. 身支度	ボタン掛けなど一人で身支度できますか
2. 起立	就寝，起床の動作ができますか
3. 食事	水一杯のコップを口元まで運べますか
4. 歩行	戸外で平坦な道を歩けますか
5. 衛生	体全体を洗いタオルで拭けますか
6. 伸展	腰を曲げ床にある衣類を拾えますか
7. 握力	蛇口の開閉ができますか
8. 活動	車の乗り降りができますか

おのおのの項目で困難なし：0点
いくらか困難：1点　かなり困難：2点　できない：3点

図12　薬物治療

過去

強　効果・副作用　弱

生物学的製剤
MTX
ステロイド
Bu, SASP
安静，鎮痛薬

治療の流れ

現在

安静，鎮痛薬
ステロイド
Bu, SASP
生物学的製剤
MTX

治療の流れ

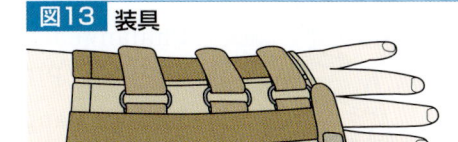

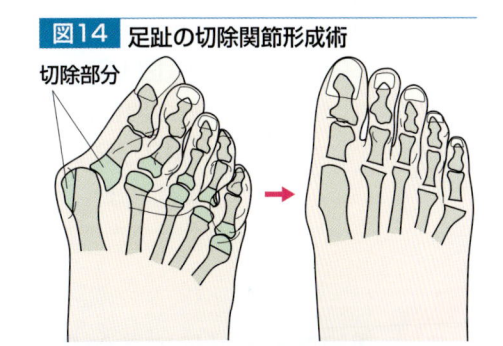

図13　装具

図14　足趾の切除関節形成術

切除部分

図15　悪性関節リウマチ

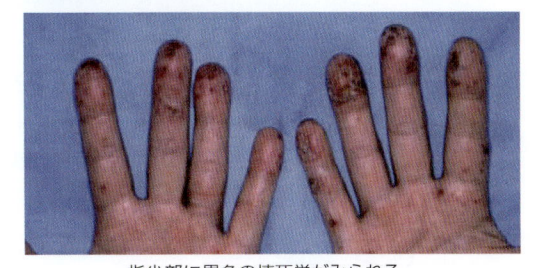

指尖部に黒色の壊死巣がみられる

リハビリのポイント　—関節リウマチ—

- ☑ Steinbröcker の Stage に従い，リハビリを行う。
- ☑ Stage 1 では関節可動域訓練，筋力増強訓練とも積極的に行うが，Stage 2 では痛みの軽いときは等張性運動，痛みが強いときは等尺性運動を，Stage 3 になると等尺性運動を主に行わせる。Stage 4 では障害されている日常生活動作についての指導が中心となる。
- ☑ 関節保護の考え方に基づく ADL 指導が重要である。

5　関節リウマチ

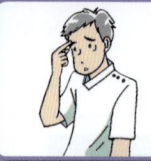

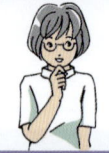

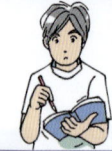

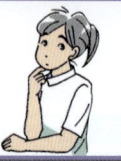

リアル質問箱
〜学生さんから実際にあった質問をまとめました〜

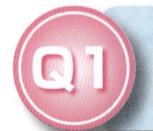

Q1 MCP, PIP, DIP の日本語名を教えてください。

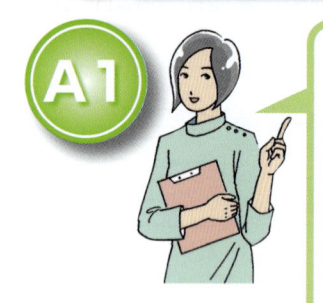

A1
MCP：MetaCarpo-Phalangeal joint＝中手指節関節，PIP：Proximal InterPhalangeal joint＝近位指節間関節，DIP：Distal InterPhalangeal joint＝遠位指節間関節です（図16）。臨床ではこれらの関節はほとんど MCP（MP），PIP, DIP のようによばれます。

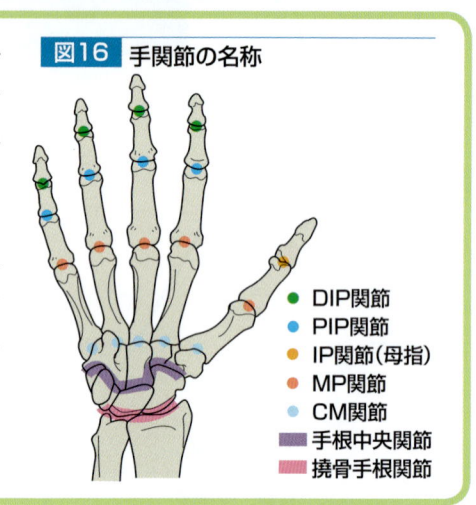

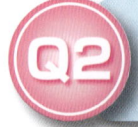

図16 手関節の名称
- DIP関節
- PIP関節
- IP関節（母指）
- MP関節
- CM関節
- 手根中央関節
- 橈骨手根関節

Q2 関節保護とは何ですか？

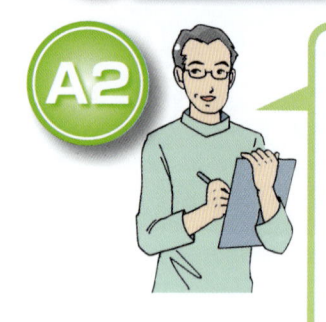

A2
部分的に破壊された関節に日常生活でできるだけ負担をかけないようにするが関節保護で，具体的にたくさんの方法がありますが，いくつか例を挙げます。図17a はコップの取っ手を握らず，手掌で押さえ片手はコップの底に置く，図17b は鍵は柄の太いもののほうが回しやすい，図17c はふたを回す際，指で握らず手掌の摩擦で開けると負担が軽いことを示しています。

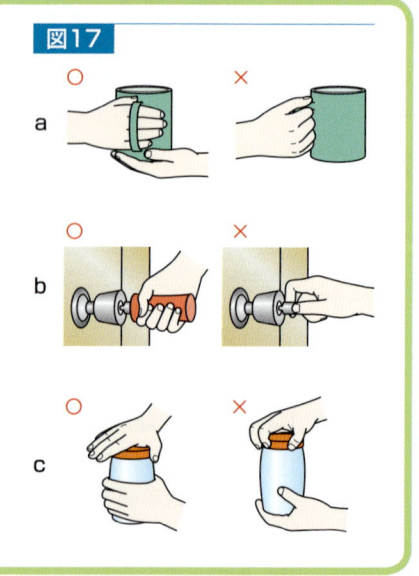

図17

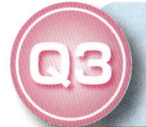

Q3 なぜ胼胝ができるのでしょうか？

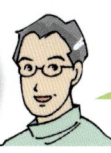

A3 胼胝は皮膚の角化層が厚くなった状態です。RAでは足の関節の変形により特に足底へ中足骨頭部が突出し，相当する部の皮膚に胼胝ができます。

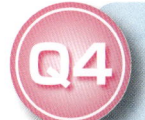

Q4 抗○○抗体とは「○○という物質を阻害するものを阻害するもの」という意味でしょうか？

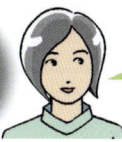

A4 違います。「○○を抗原とし，これに結合することで○○の働きを阻害するもの」を抗○○抗体といいます。

Q5 滑膜切除をすると関節機能が悪くなるのでは？

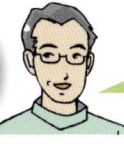

A5 従来の滑膜切除では術後に可動域が減少します。最近は関節鏡視下に行うので，術後の関節機能は比較的よく保たれます。また滑膜切除を行った部分の滑膜は通常瘢痕組織で置換されますが，まれに滑膜が再増殖します。

Q6 弛張熱とは何ですか？

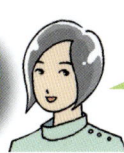

A6 1日のうちの体温変動の差が1℃を超えるというパターンを毎日繰り返す熱型のことです。敗血症・腎盂炎などでみられます。

Stage 6 感染性骨関節疾患

骨髄炎とは

- 骨組織に感染巣が生じた状態
- 感染の原因
  ① 他の感染巣から血行性に感染（図1）
  ② 隣接した炎症から波及（図2）
  ③ 開放骨折（図3）のあと
  ④ 医原性（図4）
- 年代による好発部位
  - 若年者：長管骨骨幹端の類洞周辺（図1）に初期病変が多い
  - 成人：長管骨骨幹，特に脛骨に多い
- 起炎菌
  - 黄色ブドウ球菌（*Staphylococcus aureus*：SA）が多い
  - MRSA（methicillin resistant SA）が増加している（図5）
  - 免疫能低下があると弱毒菌による日和見感染が生じやすい
- 進展様式（図6）
  - 髄内に生じた初期病変から Havers（ハバース）管，Volkmann（フォルクマン）管を通じて感染が広がり
    ⇒ 骨膜下膿瘍 ⇒ 軟部や皮下へ ⇒ 瘻孔
  - ※腐骨：血行障害を生じた壊死骨
  - ※骨柩：腐骨を入れた部分の通称
  - ※汚溝：腐骨と骨柩の間の病的肉芽

急性化膿性骨髄炎

- 症状
  - 発熱，悪寒，全身倦怠感など，悪化すれば敗血症となる
  - 乳児は不機嫌，患肢を動かさない＝仮性麻痺
  - 局所の発赤，腫脹，熱感，圧痛，波動
  - WBC↑，CRP（C reactive protein）↑
  - 単純X線像：骨破壊
- 治療：抗生剤の投与，外科的ドレナージ
- 鑑別：Ewing（ユーイング）肉腫など（Stage 12「悪性骨腫瘍」（p.90）参照）

+αガイド

医原性とは医療行為が原因で生じる病態をいいます。骨折の手術ではプレートなどで内固定した際，感染し骨髄炎となることがあります。

若年者ではどこかの感染巣から血行性に細菌が運ばれ，長管骨骨幹端の類洞に初期病変を作り広がるとされています。これに対し成人では，開放骨折や医原性の原因により脛骨骨幹部が好発部位です。

MRSAとはメチシリンという抗生剤に抵抗性のブドウ球菌のことです。通常のブドウ球菌ではメチシリンは細菌のPBP2という部位と結合し効果を発揮しますが，MRSAではPBP2の形態が異なり（細菌が変異した），メチシリンが結合できず，効かなくなります（図5）。

免疫能が低下した患者さんを immunocompromized host とよびます。糖尿病，AIDS（エイズ），ステロイド常用者，抗癌剤治療中，寝たきりの高齢者などがあてはまります。

日和見感染は「ひよりみ」感染と読みます。普通は悪さをしない弱毒菌が免疫能の低下したときに感染する状況をいいます。

ドレナージとは「排出させる」という意味です。この場合は「たまった膿を出してやる」という意味です。

| 図1 | 血行性感染 |

- 成長軟骨板
- 類洞
- 骨の栄養血管

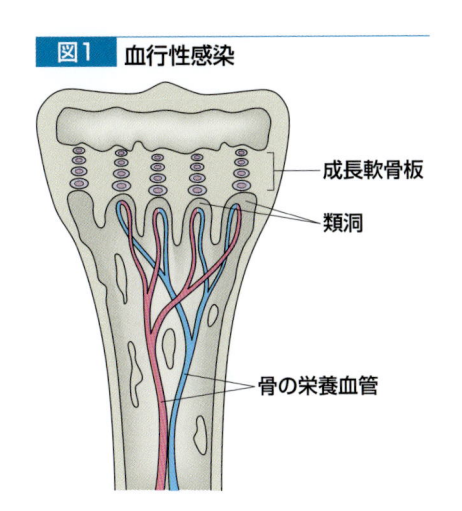

| 図2 | 隣接した炎症からの波及 |

| 図3 | 開放骨折のあと |

| 図5 | MRSAの耐性のしくみ |

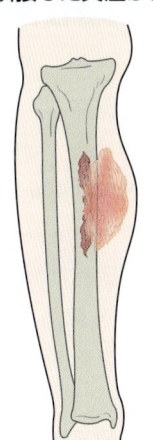

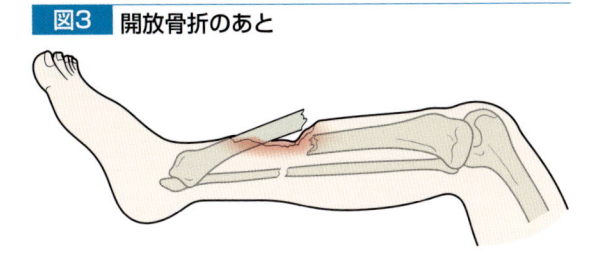

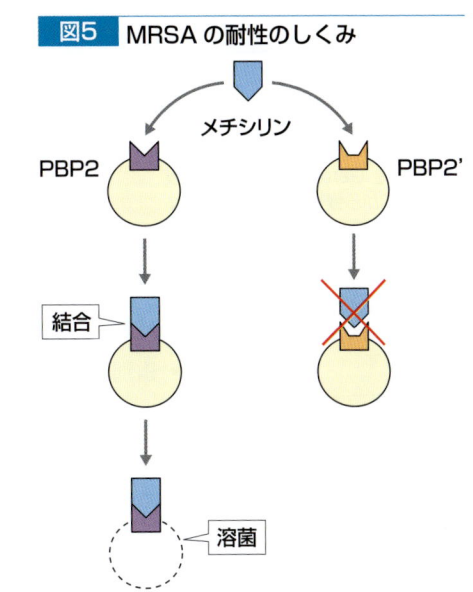

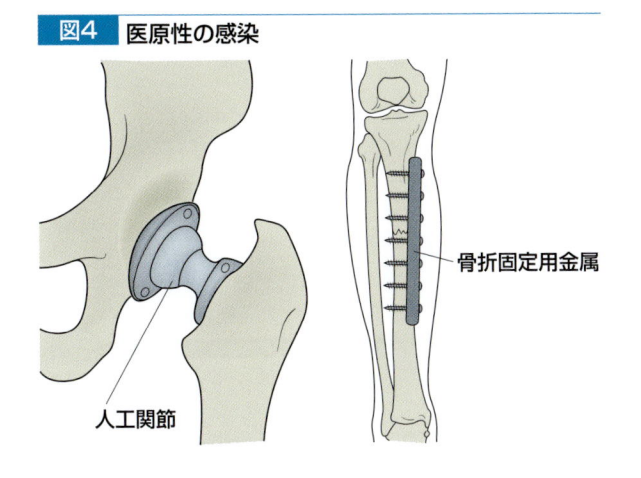

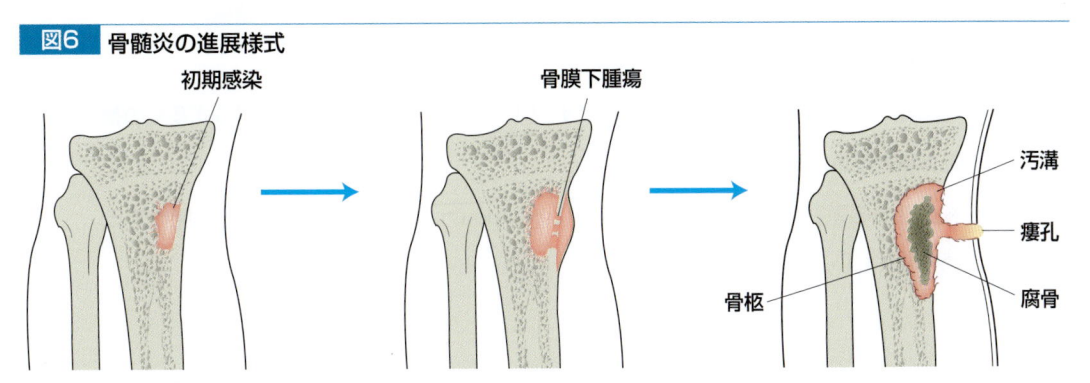

メチシリン
PBP2　　PBP2'
結合
溶菌

| 図4 | 医原性の感染 |

- 骨折固定用金属
- 人工関節

| 図6 | 骨髄炎の進展様式 |

初期感染 → 骨膜下腫瘍 → 汚溝／瘻孔／腐骨／骨柩

6 感染性骨関節疾患

慢性化膿性骨髄炎

+αガイド
慢性化した骨髄炎を治癒させるのは容易ではありません。発症の予防と早期の治療開始が重要です。

● 症状
- 微熱，痛み，瘻孔形成（図7）
- 色素沈着，関節拘縮，四肢短縮，変形
  ※ときに瘻孔周囲に皮膚がん（図8）

● 検査
- 炎症所見は軽度
- 単純 X 線像：腐骨，溶骨性変化と造骨性変化が混在（図9）
- 骨シンチグラフィ：病変部位に異常集積する

● 治療
- 外科的治療が必要（図10）
  ①掻爬（＋骨移植）＋持続洗浄
  ②節状切除＋骨延長術

最初から慢性の経過を辿る慢性化膿性骨髄炎

Brodie 膿瘍と Garré 硬化型骨髄炎は最初から慢性の経過をとる特殊な骨髄炎です。好発部位が異なることに注意しましょう。Brodie 膿瘍は骨幹端に好発しますが，ときに成長軟骨板を細く貫いて骨端まで拡がります。

● Brodie 膿瘍（ブロディ）
- 骨幹端に多い（図11）
- 15歳以下に多い
- 黄色ブドウ球菌が原因菌
- 単純 X 線像：円形の溶骨部＋周辺の硬化像
- 鑑別：類骨骨腫（Stage 11「良性骨腫瘍」（p.82）参照）

● Garré 硬化型骨髄炎（ガレー）
- 骨幹に多い（図12）
- 単純 X 線像：広範な硬化像＋骨膜反応

✏️ リハビリのポイント ―化膿性関節炎―

☑ 化膿性関節炎に対しては一般に局所の安静が指示されるが，他の部位は積極的に動かして拘縮や筋萎縮を予防する。これにより，深部静脈血栓症も予防できる。

☑ 「安静にすべき部位以外は積極的に動かす」というのは，化膿性関節炎に限らず多くの整形外科的疾患に言えることである。

☑ 罹患部位の運動が許可されたら，CPM（continuous passive motion）で運動を開始するのが望ましい。

| 図7 | 瘻孔形成 |

- 皮膚の発赤
- 皮膚の陥凹部
- 瘻孔

| 図8 | 瘻孔周囲の皮膚がん |

- 皮膚がん
- 瘻孔

| 図9 | 慢性化膿性骨髄炎の単純X線像（模式図） |

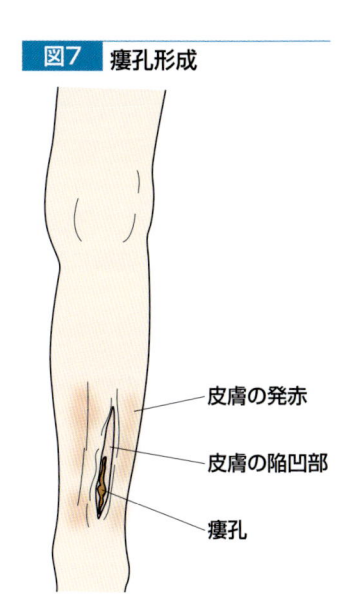

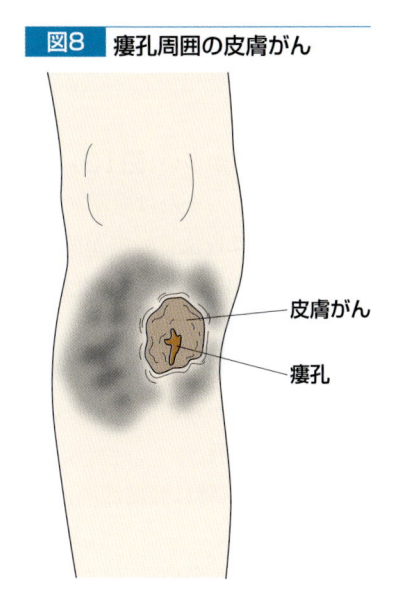

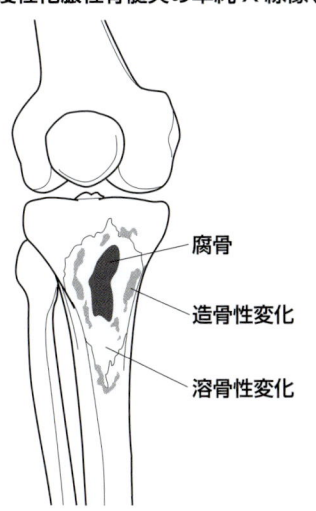

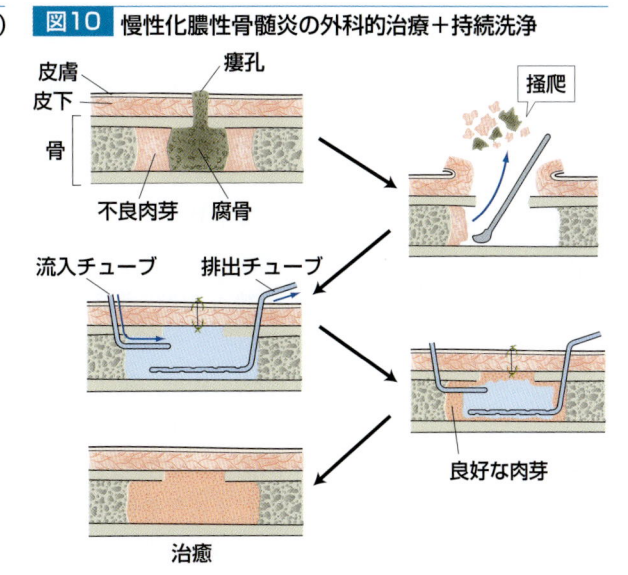

- 腐骨
- 造骨性変化
- 溶骨性変化

| 図10 | 慢性化膿性骨髄炎の外科的治療＋持続洗浄 |

- 皮膚
- 皮下
- 骨
- 瘻孔
- 不良肉芽
- 腐骨
- 掻爬
- 流入チューブ
- 排出チューブ
- 良好な肉芽
- 治癒

| 図11 | Brodie（ブロディ）膿瘍の好発部位 |

| 図12 | Garré（ガレー）硬化型骨髄炎の好発部位 |

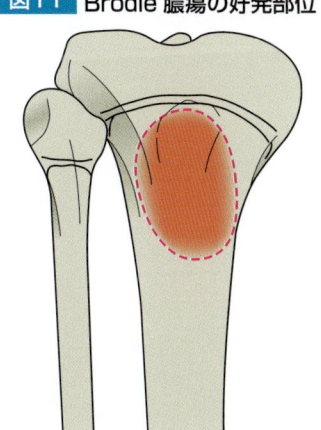

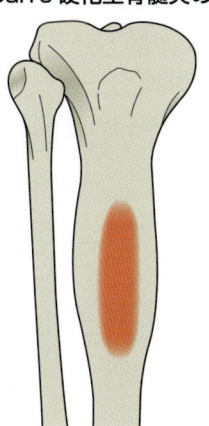

6 感染性骨関節疾患

化膿性関節炎

- ●部位
  - 全体では膝関節が多い(図13)
  - 乳児では股関節,または肩関節に多い
    股関節などでは近位骨幹端が関節内にあるため,血行性に骨幹端に生じた骨髄炎が関節内へ波及して化膿性関節炎となる(図14)
- ●感染経路
  - ①乳児では上気道炎,肺炎,臍帯炎,静脈穿刺(点滴)などからの血行性感染による骨髄炎からの波及が多い(図15)
  - ②周辺の炎症の進展
  - ③成人では医原性(特に膝関節内注射など)
- ●起炎菌
  - 黄色ブドウ球菌が多い
  - MRSAや弱毒菌の場合が増加している
  - 免疫不全(低下)者(immuno-compromised host)で生じやすいので注意
- ●症状
  - 発熱,発赤,腫脹,熱感
  - 乳児ではおむつ交換で号泣することに注意
- ●検査
  - 体温上昇,WBC↑,CRP↑
  - 関節液の混濁と細胞数の増加(10万以上/μl)
  - 単純X線像:関節裂隙の狭小化
- ●治療
  - 局所の固定,抗生剤の投与
  - 滑膜切除＋持続洗浄(p.45,図10参照)
  - 関節拘縮が生じやすいのでCPMを併用する(図16)
  - 進行すると骨関節の破壊が生じやすい
    ⇒ 関節の亜脱臼,骨端部の萎縮など(図17)
    ⇒ 関節の機能障害や四肢の短縮が生じやすい
  - ※関節腔はもともと空間があるので死腔が生じやすく,感染が治りにくい(図18)
- ●鑑別診断
  - 偽痛風(Stage10「代謝性骨疾患」(p.74)参照)

+αガイド

なぜ乳児では化膿性関節炎が股関節と肩関節に多いか,図を見て理解してください。

痛みを訴えることができない乳児では,おむつ交換時の号泣(股関節の異常のサイン)で疑われることがあります。

CPMはcontinuous passive motionの略です。

炎症の鎮静化のためには局所の安静が,関節機能の温存には関節運動が必要で,両者を両立させるため,治療は難しくなります。

一般的に創の治癒には汚染した組織の切除(デブリドマン)をし,きれいな組織同士を密着させ,血流の悪い空間である死腔を残さないことが必要です。

| 図13 | 膝関節の化膿性関節炎 |

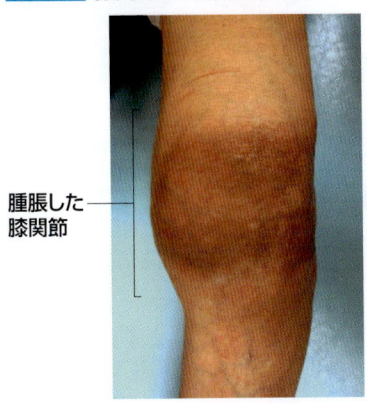

腫脹した膝関節

| 図14 | 乳児の化膿性関節炎 |

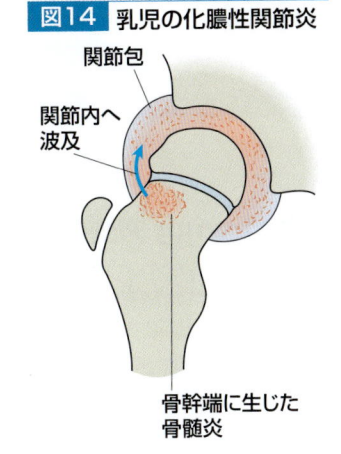

関節包
関節内へ波及
骨幹端に生じた骨髄炎

| 図15 | 乳児の感染経路 |

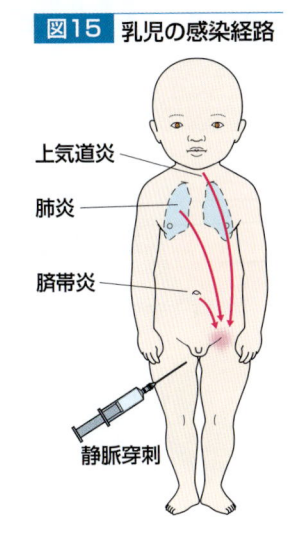

上気道炎
肺炎
臍帯炎
静脈穿刺

| 図16 | 化膿性関節炎の治療 |

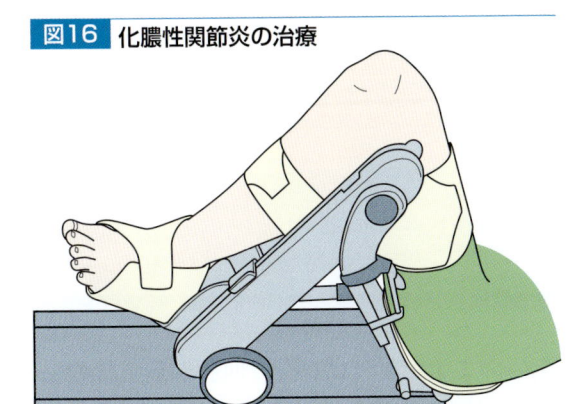

膝関節用CPM。大腿と下腿をベルトで機器に固定し，一定の速度でローラーを動かし，膝関節の屈曲・伸展を行う

| 図17 | 化膿性関節炎の進行による骨関節の破壊 |

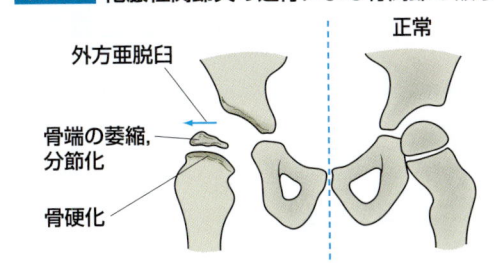

正常
外方亜脱臼
骨端の萎縮，分節化
骨硬化

| 図18 | 一般的感染創と化膿性関節炎の経過の違い |

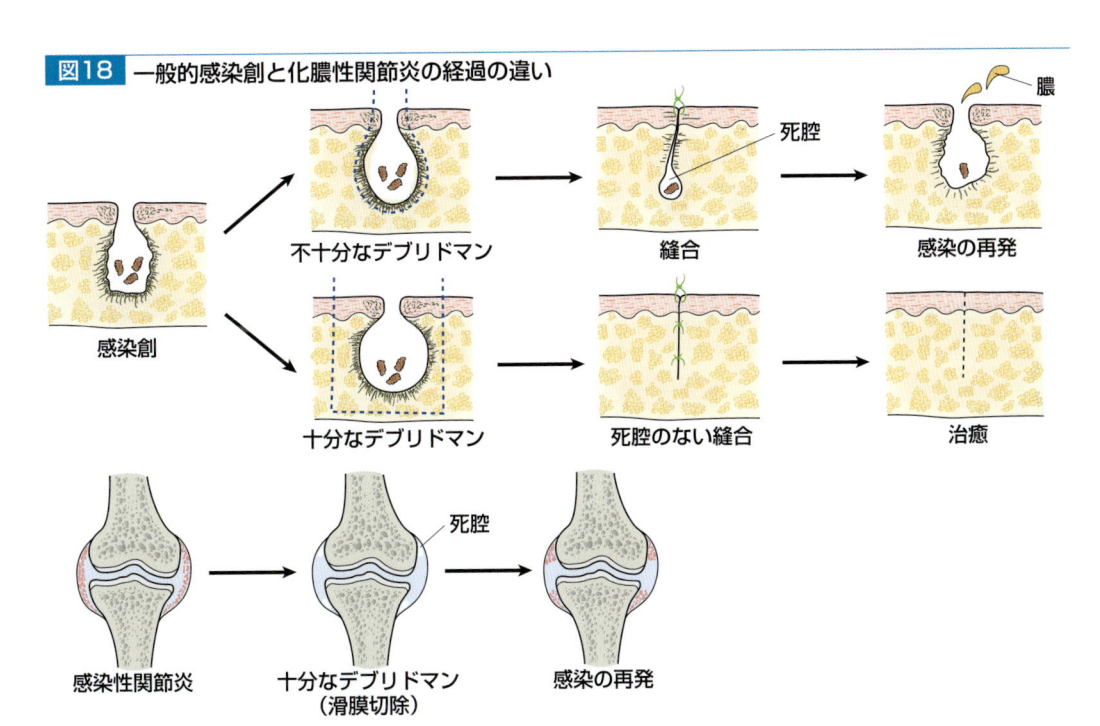

膿
死腔
不十分なデブリドマン　縫合　感染の再発
感染創
十分なデブリドマン　死腔のない縫合　治癒

死腔
感染性関節炎　十分なデブリドマン（滑膜切除）　感染の再発

6 感染性骨関節疾患

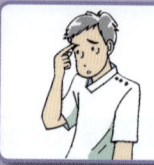

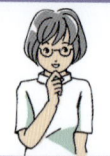

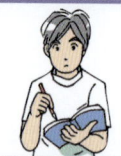

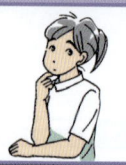

リアル質問箱
～学生さんから実際にあった質問をまとめました～

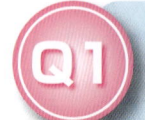

Q1 急性化膿性骨髄炎と，Ewing（ユーイング）肉腫の最終的な鑑別方法を教えて下さい。

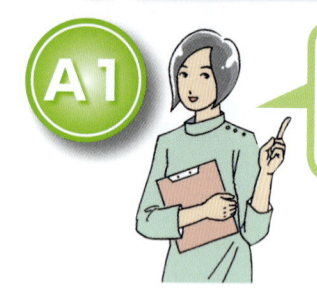

A1 臨床所見，単純X線像所見など多方面から鑑別を試みますが，困難な場合には病変組織を採取（生検）し，病理学的に検討して診断をつけます。

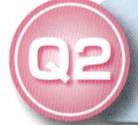

Q2 拘縮と固縮の違いを教えてください。

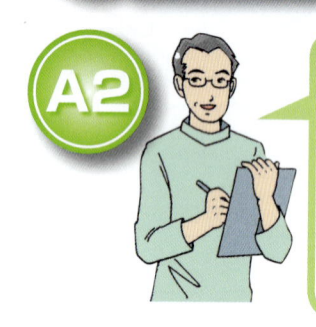

A2 拘縮は関節の運動制限をいいます。これに対し，四肢が緊張状態にあり，他動的に屈伸（特に伸張）するときに抵抗を生じる（感じる）状態を固縮とよびます。伸張への力が加え続けられると突然抵抗が減弱し伸張される現象を「折りたたみナイフ固縮（現象）」，Parkinson病などで筋の他動的伸張時の抵抗が一様なときは「鉛管様固縮」とよばれます。

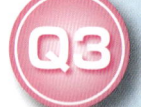

Q3 CRPとは何でしょうか？

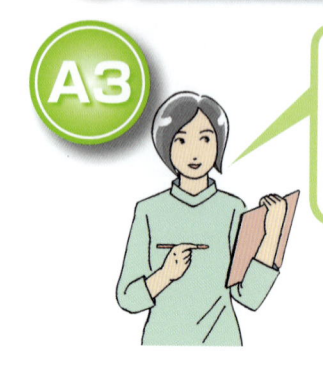

A3 炎症などで組織細胞の破壊が起こると血清中にいろいろな蛋白が増えていきます。この代表がCRP（C-reactive protein）です。CRPは肺炎球菌がもっているC多糖体とよく結合することから命名されました。

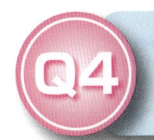

Q4 化膿性関節炎ではなぜ関節液中の細胞数が増えるのですか？ 関節のデブリドマンとは何ですか？

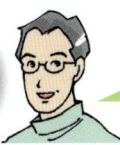

A4 滑膜で炎症が起こり，菌や炎症物質が関節液に移行し，これに反応して関節液中の白血球が増えます。そこで滑膜を切除してしまうことが関節ではデブリドマンに相当します。滑膜のほかに軟骨や骨が化膿性炎症に冒されていればデブリドマンの概念からすればすべて取り除くべきですが，実際には機能的な損失を勘案しながら行われます。

Q5 骨シンチグラフィとは何ですか？

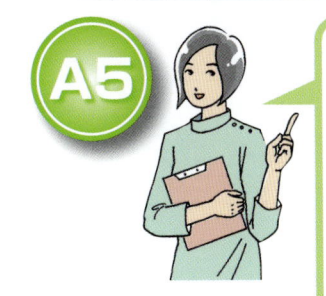

A5 骨に取り込まれる放射性物質を静注すると，造骨が生じている部位によく集まります。これを画像化したものが骨シンチ（骨シンチグラフィ）で，骨髄炎でもよく集積がみられます。ほかには癌の骨転移でもよく集積します。よって骨シンチで異常集積があっても，炎症なのか，腫瘍があるかの診断はできません。

図19は肺癌から多発性の骨転移を生じた患者の骨シンチです。肋骨，胸椎，腰椎，仙腸関節付近で異常集積が認められます。

図19 肺癌から多発性の骨転移を生じた患者の骨シンチグラフィ

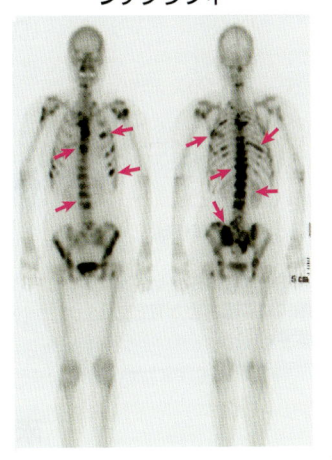

Q6 子供では膝の化膿性関節炎は少ないのでしょうか？

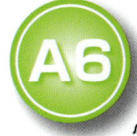

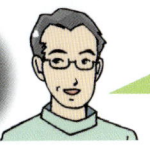

A6 乳児でも膝では大腿骨，脛骨の骨幹端が膝関節外にあるため，化膿性骨髄炎は生じても化膿性関節炎に進展することはまれです。これが股関節や肩関節との大きな違いです。

Stage 7 末梢神経障害①

末梢神経障害のパターン（図1）

- (節性)脱髄：髄鞘の脱落
  Guillan-Barré症候群 など
- 軸索変性：神経細胞の異常
  筋萎縮を伴う
- Waller変性：軸索切断部位より遠位の変性のこと
  筋萎縮が著明

+αガイド

Guillan-Barré症候群とは，原因不明の疾患で，別名「急性多発性根神経炎」といわれます。急速に四肢末梢に運動麻痺と知覚障害が出現し，徐々に上行する疾患です。大多数では麻痺はほぼ回復しますが，麻痺が残ることもあります。

細かい点ですが，神経損傷と絞扼性神経障害は原因が異なります。

神経障害の分類

- 神経損傷：物理的な外力による損傷
- 絞扼性神経障害：神経周囲の局所状態による障害

神経損傷の分類

- Seddon分類（図2）が有名
  ① neurapraxia（一過性神経伝達障害）
  ② axonotmesis（軸索断裂）
  ③ neurotmesis（神経断裂）（回復しない）

神経損傷の原因

① 開放創損傷：切創，交通事故など
② 閉鎖性損傷：牽引力，圧迫など
③ 電撃傷（感電），放射線障害
④ 医原性：注射

注射などで神経損傷を起こさないように解剖を覚えておく必要があります。例えば三角筋の陰には腋窩神経が存在しています。

末梢神経障害の診断

① 知覚異常がないか：触覚，温痛覚，二点識別覚など
② 運動障害がないか：筋力低下，障害が長期だと筋が萎縮する
③ Tinel徴候：損傷部付近を叩くと放散痛が生じる
④ 神経伝導速度（図3）に遅れがないか？
   神経伝導速度は下式から求める

> ABの長さ＝神経伝導速度×（潜時A－潜時B）
> Bの潜時が延長⇒B点以遠に神経の圧迫あり

※潜時：電気刺激してから導出電極に波形が現れるまでの時間

神経の伝導速度の測定で障害部位の推定ができます（図3）。目的とする神経を2カ所で刺激して，導出電極に波形が現れるまでの潜時の差を利用して神経伝導速度を計測します。健側に比べA点刺激時の潜時のみが延長していれば，A～B間に神経の異常部位があることがわかります。またB点刺激時の潜時が健側より長いならB点以遠に神経の障害部位があると推定できます。

図1 末梢神経障害のパターン

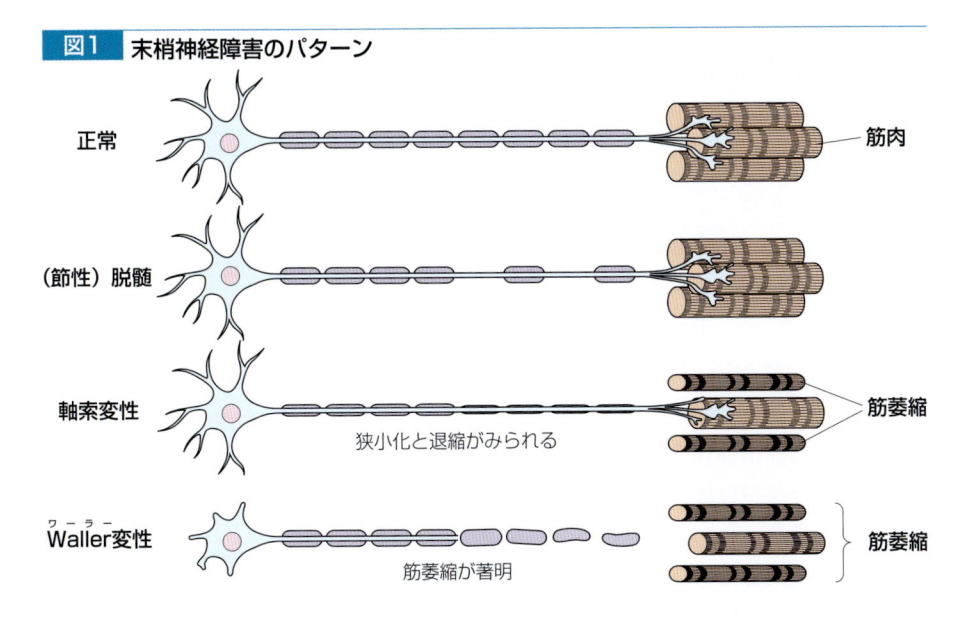

正常

(節性) 脱髄

軸索変性 — 狭小化と退縮がみられる — 筋萎縮

Waller変性 — 筋萎縮が著明 — 筋萎縮

図2 Seddon分類

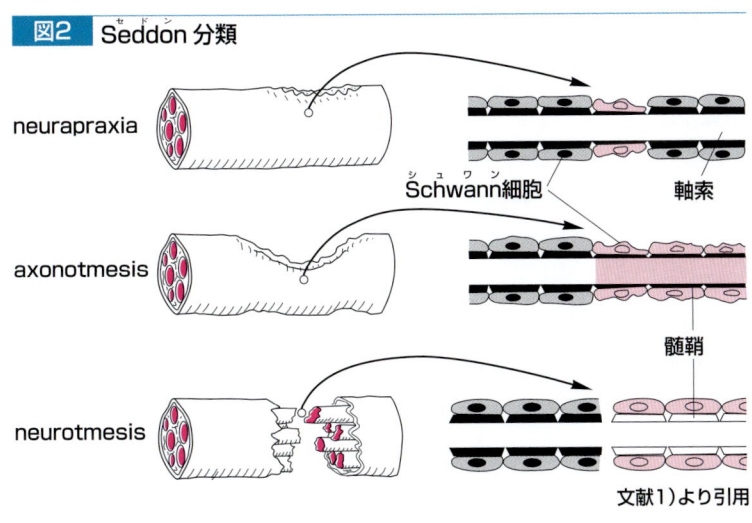

neurapraxia

Schwann細胞　軸索

axonotmesis

髄鞘

neurotmesis

文献1)より引用

図3 神経伝導速度

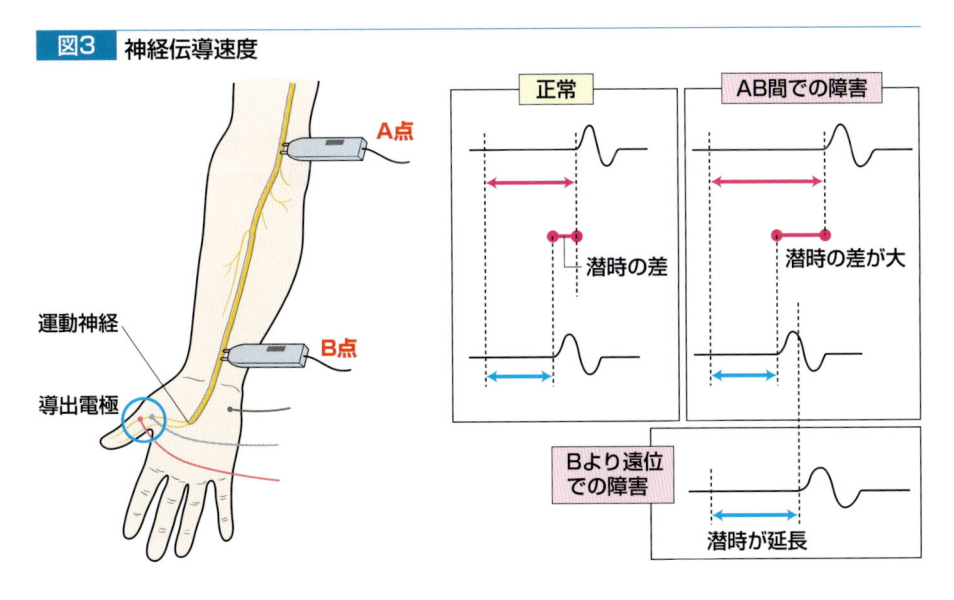

A点
運動神経
B点
導出電極

正常　　　　　AB間での障害
潜時の差　　　潜時の差が大

Bより遠位での障害
潜時が延長

7 末梢神経障害①

腕神経叢損傷

- ●原因：バイク事故が最多（図4），牽引力による損傷
- ●分類
  - 上位型：C5, 6，通称 Erb-Duchenne 型麻痺
    肩と肘の麻痺が生じる
  - 下位型：C8, Th1，通称 Klumpke 型麻痺
    手の麻痺が生じる
  - 全型：C5-Th1
- ●節後損傷と節前損傷
  - 節前損傷（根引き抜き損傷）は回復しない（図5）
  - 節後損傷は一部が回復する
- ●治療
  - 大部分は保存的に行われる。その間，筋萎縮と関節拘縮を防ぐ
  - 回復しないなら肋間神経移植
  - ※分娩麻痺
    多くは予後良好で1～4カ月で回復する
    ⇒ 回復が悪いとき，手術を考慮する
    4,000g以上の骨盤位分娩で発生例が多い
    Waiter's tip position が特徴的，装具で治療する（図6）

> **+αガイド**
>
> 成人では腕神経叢損傷のうち全型が最も多く，次いで上位型，最も少ないのが下位型です。下位型は全型が一部回復した病態だとする考え方もあります。

> 節前損傷と節後損傷の節とは，脊髄から前枝と後枝が出て合流したところにある脊髄神経節のことです。リアル質問箱（p.56）の図18を見てください。節前損傷とは根元，すなわち中枢神経である脊髄側の損傷のため回復しません。節後損傷は末梢神経である神経根の損傷のため，状況によっては回復します。

> 肩内転，肘伸展，前腕回内，手関節と手指屈曲の肢位のことです。

胸郭出口症候群

- ●腕神経叢（＋鎖骨下動脈）の絞扼性神経障害
- ●絞扼されやすい3つの部位（図7）
  ① 斜角筋三角
  ② 肋鎖間隙
  ③ 烏口下，小胸筋下
- ●症状：首，肩，腕の痛みやしびれ
  - 上肢外転，頸椎伸展で症状が出やすい
- ●原因
  - なで肩（特に女性），肋骨の異常など
- ●誘発試験：症状の再現または脈拍の消失で陽性（図8）
  ① Adson test　② Eden test
  ③ Wright test　④ Morley test（腕神経叢部を押す）
- ●治療
  - 筋力強化，温熱療法，装具（図9）
  - 手術：第1肋骨切除

> 胸郭出口症候群が起こりやすいところが3カ所あります。それぞれの位置を確認しておきましょう。

> 胸郭出口症候群はなで肩の女性に多いのが特徴です。腕立て伏せができないなど，筋力低下が目立つことが多いので，運動療法や装具でなで肩を矯正，保持します。

| 図4 | バイク事故における腕神経叢損傷 |

| 図5 | 節前損傷（根引き抜き損傷）と節後損傷 |

正常
節後損傷
節前損傷
外傷性髄膜瘤

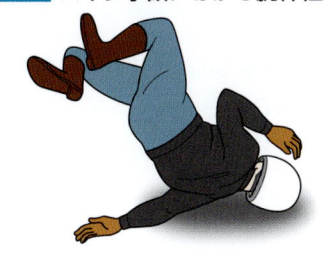

| 図6 | 分娩麻痺 |

a　Waiter's tip position
b　装具

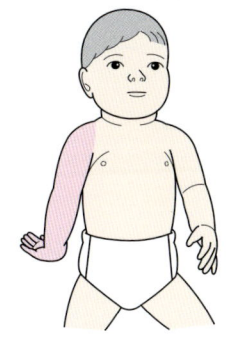

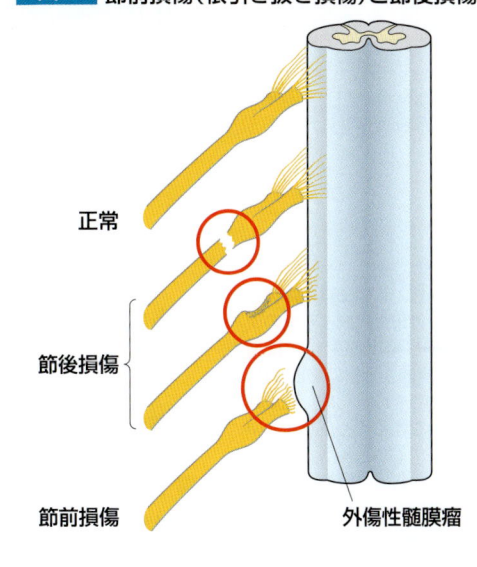

| 図7 | 胸郭出口症候群 |

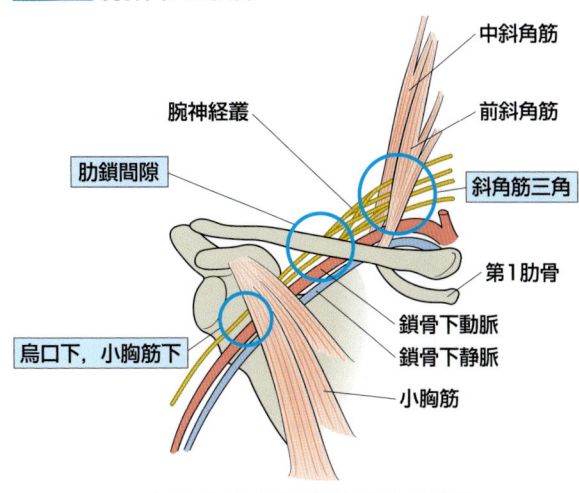

中斜角筋
前斜角筋
腕神経叢
斜角筋三角
肋鎖間隙
第1肋骨
鎖骨下動脈
烏口下，小胸筋下
鎖骨下静脈
小胸筋

丸で囲んだ3カ所が絞扼されやすい部位

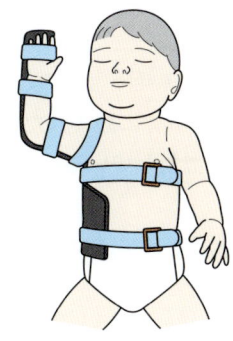

| 図8 | 誘発試験 |

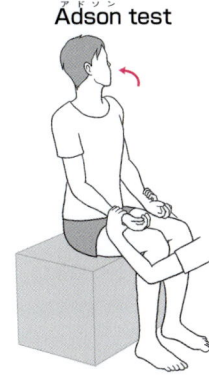

Adson test
頚椎の伸展回旋位で深呼吸を行わせ，脈拍が減弱，消失すると陽性

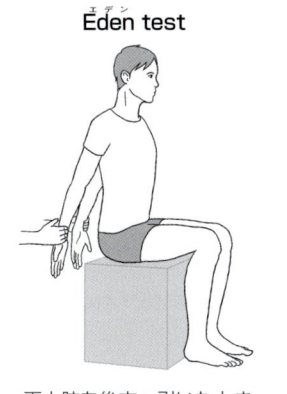

Eden test
両上肢を後方へ引いたときに脈拍が減弱すると陽性

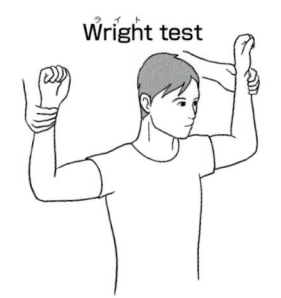

Wright test
肩の外転，外旋，肘90°屈曲位で脈拍が減弱，消失すると陽性

文献2）より引用

| 図9 | 胸郭出口症候群の治療に用いる装具 |

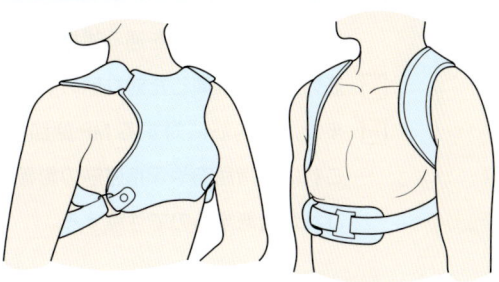

7　末梢神経障害①

正中神経麻痺

+αガイド
正中神経の障害は3つの異なる高位で生じます。

- 低位麻痺：手関節部での障害，絞扼性は手根管症候群(後述)とよばれる
- 回内筋症候群：肘の円回内筋部での障害(図10)

　　低位麻痺でみられる症状
　　＋母指球部の知覚障害
　　＋perfect O sign（パーフェクト オー）（図11）
　　（母指と示指の DIP 関節の屈曲障害）

- 高位麻痺：肘以上で障害

　　回内筋症候群でみられる症状＋祈とう肢位(図12)

回内筋部で正中神経が障害されると長母指屈筋と示指の深指屈筋に麻痺が生じ，母指のIP関節，示指のDIP関節を屈曲できないため，完全な丸い形を作ることができない perfect O sign が認められます。ところで環指と小指の深指屈筋はどの神経支配でしょうか？

手根管症候群

- 手根管で生じた正中神経の絞扼性神経障害のこと
- 手根管とは？ ⇒ 横手根靱帯と手根骨に囲まれた空間(図13)
  - 手根管：正中神経，屈筋腱が密集している
- 絞扼性神経障害で最多
- 女性，透析患者に多い(透析患者ではアミロイドという蛋白がここに沈着しやすい)

手根管とはどこか，手根管は何が通っているのか，確認しておきましょう。

- 症状，徴候
  ① 母指〜環指のしびれ
    - 朝方に強い，手を振ると軽減する
  ② 知覚障害：環指の橈側半分まで(図14)
  ③ 運動障害：母指対立運動，つまみ動作など
  ④ 猿手(母指球筋萎縮)(図15)
  ⑤ Tinel 徴候(チネル)(図16)
  ⑥ Phalen test (ファーレン テスト)が有用 ⇒ しびれが誘発される(図17)

手根管では境界明瞭に，環指の橈側半分に知覚障害がみられるのが特徴です。

- 治療
  - 保存的治療：薬剤，装具，ストレッチ
  - 手術：手根管開放術

✏️ リハビリのポイント ―手根管症候群―

☑ 疼痛やしびれの緩和に前腕部での経皮的神経電気刺激，夜間に手関節を良肢位に保つスプリント，手根管を通る浅指屈筋や深指屈筋のストレッチなどが効果がある。

☑ 筋力訓練は麻痺した対立筋の訓練が主となる。

☑ また，手内筋に対するMP関節屈曲，PIP，DIP関節伸展運動を手関節掌屈位で行う。これは浅指屈筋や深指屈筋の影響を除外するためであるが，掌屈位を強くしすぎるとしびれが増悪するので注意する。

図10 回内筋症候群
- 上腕二頭筋
- 正中神経
- 上腕動脈
- 円回内筋

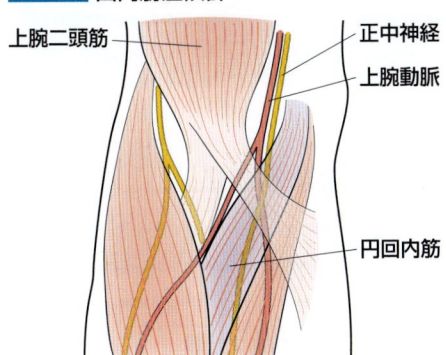

図11 perfect O sign

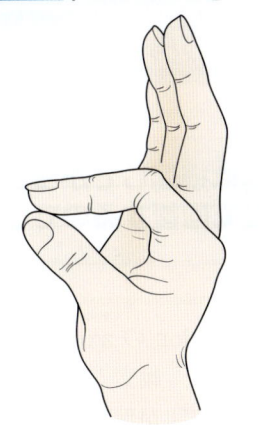

図12 祈とう肢位

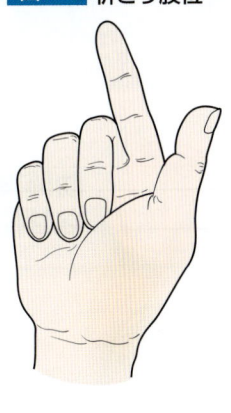

図13 手根管の断面図
- 浅指屈筋腱
- 深指屈筋腱
- 豆状骨
- 三角骨
- 月状骨
- 舟状骨
- 横手根靱帯
- 正中神経
- 長母指外転筋

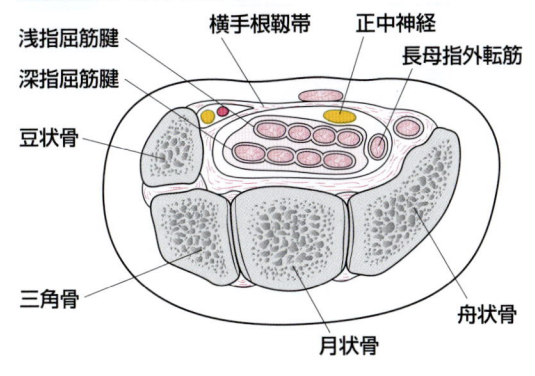

図14 手根管症候群で知覚障害がみられる部位

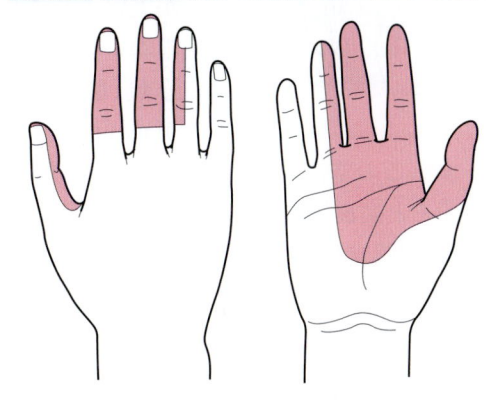

図15 猿手（母指球筋萎縮）
- 非対立位の母指
- 母指球筋の萎縮

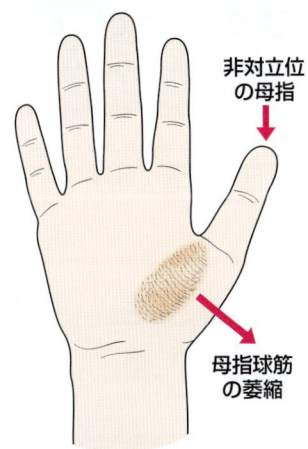

母指球筋が萎縮し，母指が他の4指に近い平面上にみられるようになる状態を猿手という

図16 Tinel 徴候

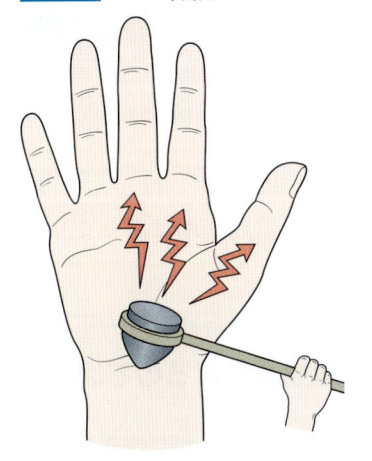

手根管症候群があると，手根管部を叩打したときに放散痛が生じる Tinel 徴候が陽性となる

図17 Phalen test

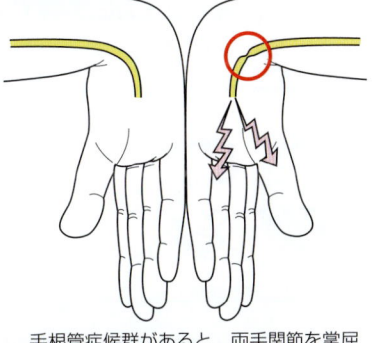

手根管症候群があると，両手関節を掌屈位として合わせ保持したときに母指〜環指のしびれが増強する。これを Phalen test 陽性という

7 末梢神経障害①

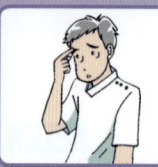

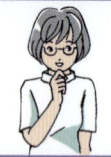

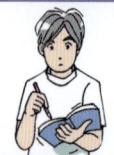

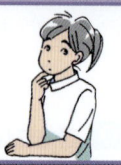

リアル質問箱
~学生さんから実際にあった質問をまとめました~

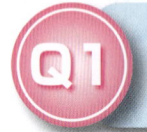

Q1 肋間神経移植は損傷してからどのくらいで行われますか？なぜ神経移植で回復するのでしょうか？

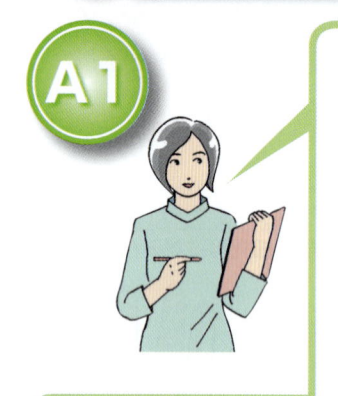

A1 Seddonのaxonotmesisの場合，軸索がもともとあった空間が保たれていれば軸索が再生します。この空間を保つには神経内膜や周膜が重要で，これを加味した細かい分類がSunderland分類（図18）で2，3，4度がaxonotmesisに相当します。この空間が断たれていたり，狭窄していたりすると瘢痕組織が侵入してきて回復しませんし，もし再生しても間違った筋に向かって回復（過誤支配）すれば機能は回復しません。
節後損傷で受傷後3～4カ月（場合によっては1年）して機能回復しない場合，この空間を作るために肋骨神経を犠牲にして繋がっているべき神経と神経の間に移植します。肋間神経は移植すると膜構造の代わりとして働き軸索の回復を助けます。ただ実際はもともとの空間ではないので完全回復は困難とされています。

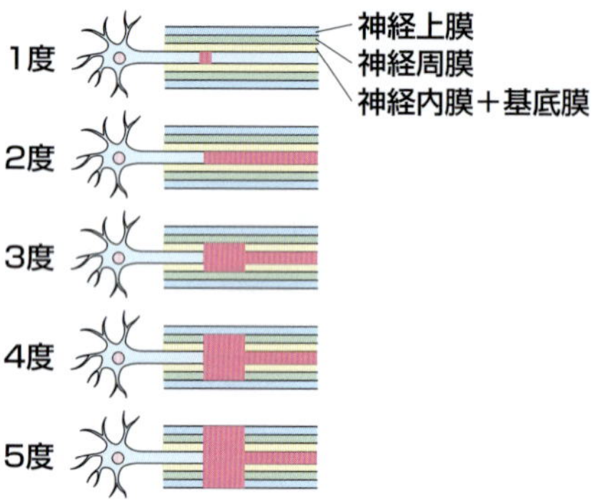

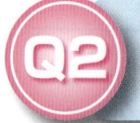

図18　Sunderland分類
1度／2度／3度／4度／5度
神経上膜／神経周膜／神経内膜＋基底膜

Q2 胸郭出口症候群で誘発試験がすべて陽性であれば診断できるのでしょうか？

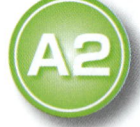

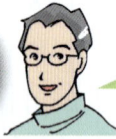

A2 診断者の総合判断です。ほかにも誘発テストはたくさんあります。確立された診断基準はありません。

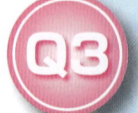

Q3 鎖骨骨折でも胸郭出口症候群になるのでは？

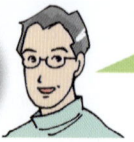

A3 その可能性はありえます。

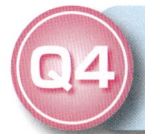

Q4 外傷性髄膜瘤とは何ですか？ 節後損傷と節前損傷の鑑別は？

A4 外傷性髄膜瘤とは，節前損傷で引き抜かれたところの髄膜が瘤のように膨らんでみえることをいいます。節後か節前かの鑑別は実際には難しく，発汗障害や脊髄誘発電位の有無が調べられたりしていますが，確定的なものはありません。

図19 節後損傷と節前損傷

a　節後損傷　　　　　　　　　b　節前損傷，引き抜き損傷

脊髄神経節　　　　　　　　　　脊髄神経節

外傷性髄膜瘤

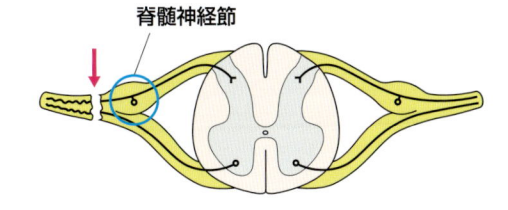

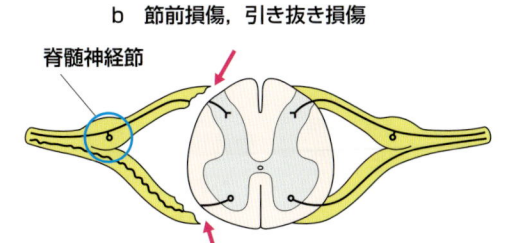

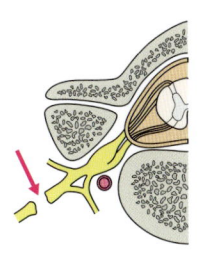

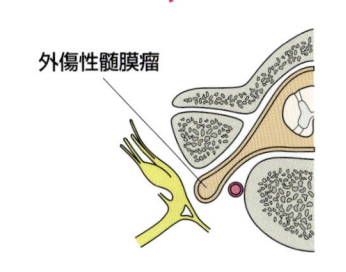

Q5 神経損傷で生じやすい筋萎縮をリハビリで予防することはできますか？

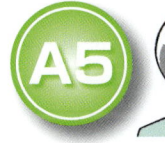

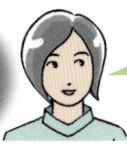

A5 短期間，小範囲の神経損傷には効果的ですが，恒久的，または広範囲の損傷に対しては部分的効果までとされています。

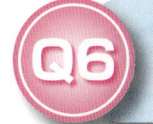

Q6 注射による神経麻痺は針が当たったことが原因ですか？それとも薬剤によるものでしょうか？

A6 両方だとされています。

7　末梢神経障害①

Stage 8 末梢神経障害②

> **+αガイド**
>
> 橈骨神経は回外筋の Frohse arcade の手前で浅枝と深枝にわかれます。浅枝は知覚だけを司る純知覚枝，深枝は運動だけを司る純運動枝です。この深枝を別名で後骨間神経とよびます。後骨間神経が麻痺すると，上腕部，すなわち手関節の伸展筋群に枝を出すところは正常で，手指の伸展だけが障害され drop finger となります。
>
> 正中神経は回内筋で，橈骨神経は回外筋で絞扼性の障害が起こります。
>
> 橈骨神経高位麻痺は通常自然に回復します。回復するまでは手関節の良肢位を保ち，手を使えるようにするため cockup splint が必要です。
>
> 尺骨神経管で尺骨神経が絞扼されると，手の内在筋の麻痺と，手指の限局した範囲に知覚障害が生じます。p.60の肘部管症候群と知覚障害の範囲が異なる点に注意。

橈骨神経麻痺

● 低位麻痺（図1）
- 前腕近位部での橈骨神経障害（図2）
- 絞扼性障害は回外筋腱弓（Frohse arcade）で生じる橈骨神経の純運動枝（後骨間神経）の障害
- 別名 後骨間神経麻痺
- 下垂指となる（図3）

● 高位麻痺（図1）
- 肘より近位での障害
- 絞扼性障害は別名 ハネムーン麻痺
    ⇒ 飲酒後に腕枕で寝たあとにも多い
    ⇒ 上腕骨中央部で神経と骨が近いため生じる
- 下垂指＋下垂手となる（図4）
- 自然回復まで cockup splint を要する（図5）

尺骨神経麻痺

● 低位麻痺
- 前腕以下での尺骨神経障害
- 絞扼性障害は尺骨管症候群（Guyon 管症候群）（図6）
- 小指と環指尺側までの知覚障害（図7）
- 手の内在筋の麻痺と筋萎縮
    ⇒ 鷲手変形（図8，別名 鉤爪手）
- ※手の内在筋：起始と停止が手関節より遠位にある筋
- ※尺骨神経支配の内在筋，すべての骨間筋，尺側の虫様筋，母指内転筋，短母指屈筋

| 図1 | 橈骨神経の走行と圧迫部位 |

圧迫
手関節伸筋群
圧迫
知覚枝（浅枝）
後骨間神経（深枝）

| 図2 | 前腕部における橈骨神経走行 |

回外筋
Frohse arcade
橈骨神経浅枝
橈骨神経深枝

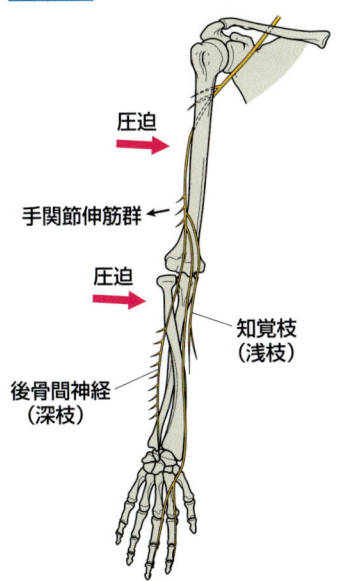

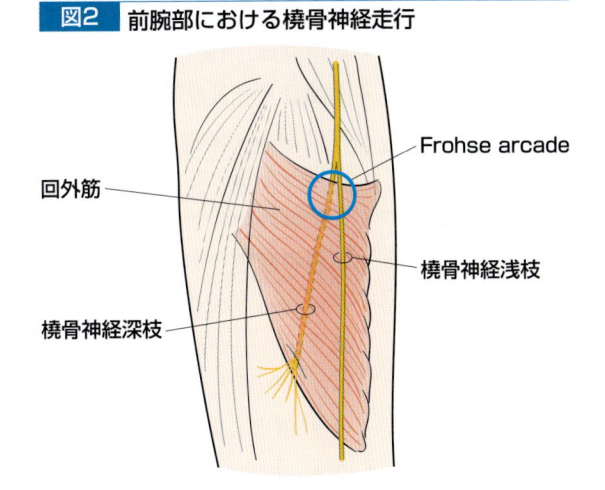

| 図3 | 下垂指 |

| 図4 | 下垂指＋下垂手 |

| 図5 | cockup splint |

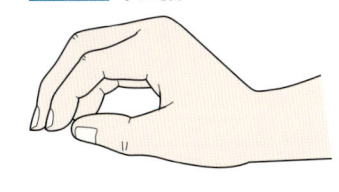

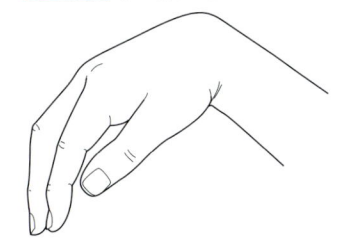

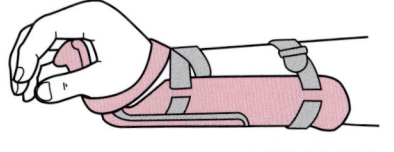

文献1)より引用

| 図6 | 尺骨神経の走行 |

虫様筋
骨間筋
母指内転筋
短母指屈筋
有鉤骨鉤
豆状骨
尺骨神経
尺骨動脈

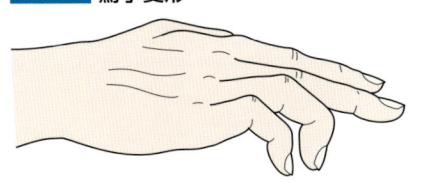

| 図7 | 尺骨神経低位麻痺の知覚障害 |

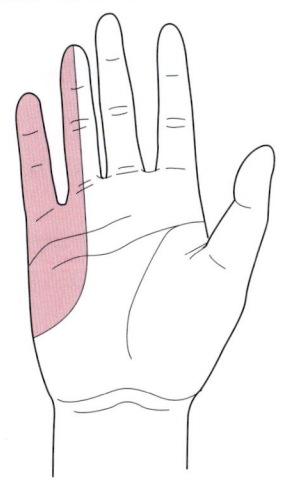

環指尺側までの知覚障害

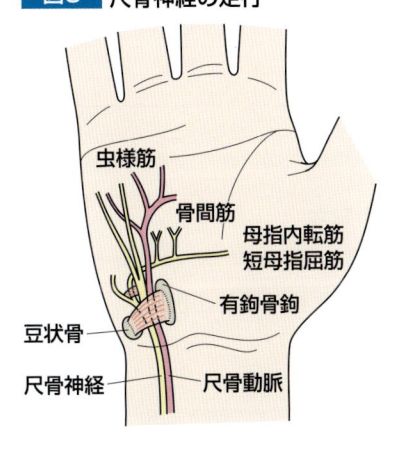

| 図8 | 鷲手変形 |

8 末梢神経障害②

+αガイド

肘部管症候群は頻度の多い疾患です。尺骨神経管での絞扼と異なり広い範囲の知覚障害と前腕の筋にも麻痺がみられます。

- ●肘部管症候群
  - 高位麻痺（上腕〜肘での障害）の代表的疾患
  - 上腕骨尺骨神経溝〜尺側手根屈筋での絞扼性神経障害
  - 特にOsborne靱帯（オズボーン）が絞扼点になりやすい（図9）
  - 環指と小指のしびれで初発
  - 低位麻痺の症状＋手背の知覚障害（図10）＋尺側手根屈筋，尺側の深指屈筋の麻痺
  - Froment sign（フロマン）（図11）
    紙を強く引かせると，母指IP関節が屈曲すると陽性
    母指内転筋と第1骨間筋の麻痺のため母指の内転が弱くなる
    ⇒ 代償として長母指屈筋（正中神経支配）が働くため
  - cross finger test（＋）（図12）
    骨間筋麻痺のため中指の外転が困難になる
    治療：手術以外の治療は有効性が疑問視されている

肩甲上神経麻痺（図13）

下肩甲横靱帯の周辺にガングリオンが生じやすく，棘下筋への枝だけが障害されるため，棘下筋だけの萎縮がしばしばみられます。ガングリオンはStage 28の「軟部疾患・その他の特殊な疾患」（p.218）で詳しく解説します。

- ●原因
  - 上肢の過度な運動（バレーボール，野球などが多い）
  - ガングリオン
- ●症状
  - 外旋力の低下，痛み
  - 棘下筋の萎縮が生じやすい
- ●治療
  - 上肢の過度な運動が原因のときは症状が軽ければ経過観察
  - ガングリオンは切除

外側大腿皮神経麻痺（図14）

- ●大腿近位外側の感覚障害
- ●灼熱感を伴う痛みが特徴
- ●別名 meralgia paresthesica，感覚異常性大腿痛
- ●原因：コルセット，腹臥位の手術
- ●保存的に経過をみて，症状が回復しなければ手術で圧迫を解除

外側大腿皮神経麻痺はコルセットや腹臥位での手術など医原性に起きることがあり，要注意です。

図9　肘部管症候群が生じる部位

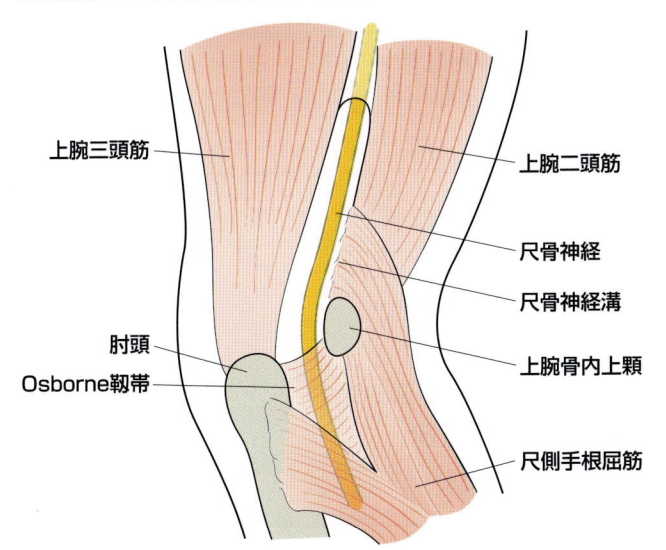

- 上腕三頭筋
- 肘頭
- Osborne靱帯
- 上腕二頭筋
- 尺骨神経
- 尺骨神経溝
- 上腕骨内上顆
- 尺側手根屈筋

図10　肘部管症候群で生じる知覚障害

手背，手掌の知覚障害，境界は環指中央

図11　Froment sign

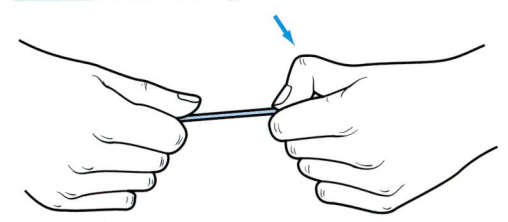

紙を強く引かせると，母指IP関節が屈曲する

文献2）より引用

図12　cross finger test

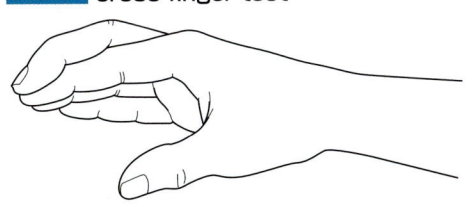

骨間筋麻痺があると中指の外転不能でこの動作が困難になる

図13　肩甲上神経麻痺

a　解剖
- 上肩甲横靱帯
- 肩甲上神経
- 棘上筋
- 棘下筋
- 下肩甲横靱帯

b　概観

棘下筋の萎縮がみられやすい

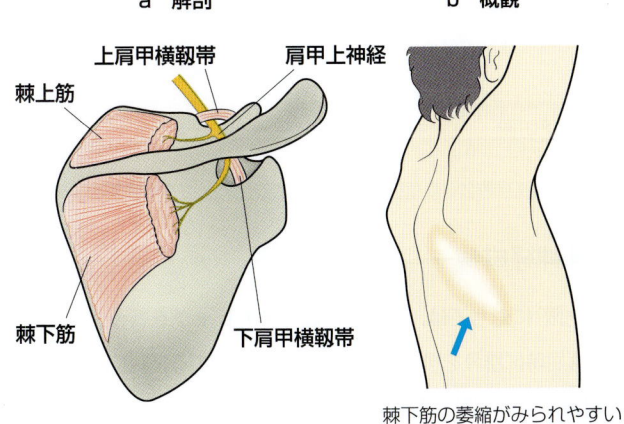

図14　外側大腿皮神経麻痺

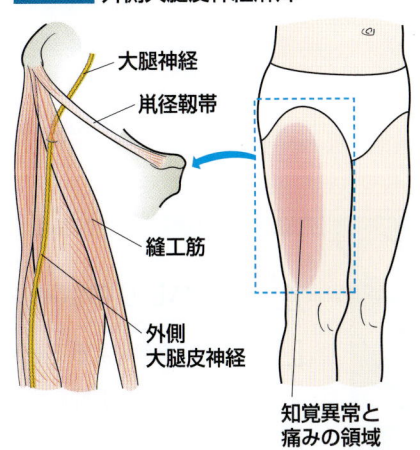

- 大腿神経
- 鼠径靱帯
- 縫工筋
- 外側大腿皮神経

知覚異常と痛みの領域

8　末梢神経障害②

総腓骨神経麻痺（図15）

- 腓骨頭部周辺での腓骨神経への圧迫で生じる
  神経と骨が近いために生じやすい
- 原因
  - しゃがみ姿勢，外傷
  - 骨折治療のギプスなど
- 運動麻痺
  - 下垂足，母趾の伸展力低下が生じやすい
- 知覚障害
  - 浅腓骨神経支配の下腿外側〜足背（図16a）
  - 深腓骨神経支配の1，2趾間（図16b）
- 治療
  - 自然回復が多い
  - 下垂足に対し shoehorn brace（図17）

> **+αガイド**
>
> 総腓骨神経麻痺はギプス治療で生じることが多く，注意が必要です．自然回復するまで，良肢位を保ち，歩きやすくするため靴べら型装具（shoehorn brace）を用います．
>
> 背屈できない，または背屈制限がみられる状態を下垂足といいます．

足根管症候群

- 脛骨神経の屈筋支帯部での絞扼（図18）
- 足底のしびれ＋知覚障害（＋足内在筋麻痺）（図19）
- 原因不明のことが多い
  - ときにガングリオン，距腫骨間癒合などが原因となる
- 治療：ステロイド剤注入
- 症状が強いときには手術で圧迫解除

> 足底のしびれの原因疾患には腰椎疾患，坐骨神経の障害，糖尿病などのほかにこの足根管症候群が挙げられます．

Morton 病

- 中足骨頭間靱帯での趾神経の絞扼（図20）
- 歩くときに痛い
- 特に3，4趾間に好発（図21）
- 足底板，靴の工夫
- NSAIDs
- 症状が強いときには神経切除

✐ リハビリのポイント ―腓骨神経麻痺―

☑ 腓骨神経麻痺による下垂足（足関節背屈制限）に対しては，足関節周囲のストレッチを行う．
  このとき遠位脛腓関節が開大するよう，背屈時に腓骨を後内側へ押し込むようにすると良い．
☑ 筋萎縮の予防には低周波による神経刺激，自動他動運動が行われる．
☑ 装具では shoehorn brace などを用い，拘縮の進行予防と ADL の改善に努める．
☑ 足趾に屈曲拘縮が生じやすいので注意する．

図15 総腓骨神経麻痺

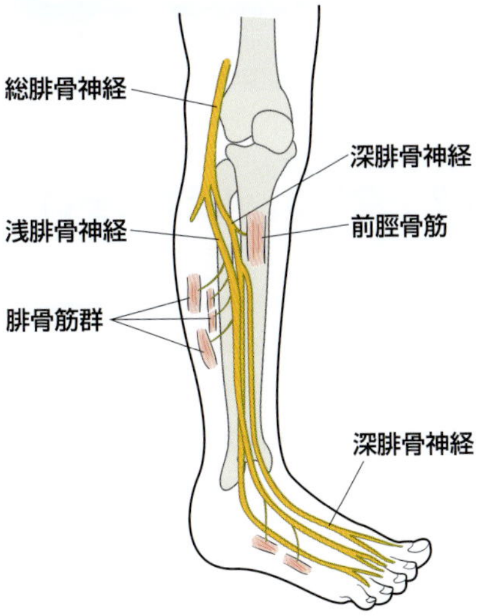
総腓骨神経
深腓骨神経
浅腓骨神経
前脛骨筋
腓骨筋群
深腓骨神経

図16 腓骨神経麻痺で生じる知覚障害

a 浅腓骨神経の領域　b 深腓骨神経の領域

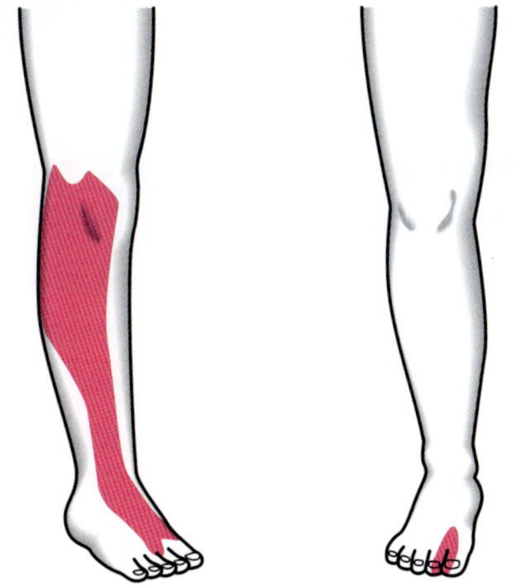

図17 総腓骨神経麻痺の下垂足に対する装具治療（shoehorn brace）

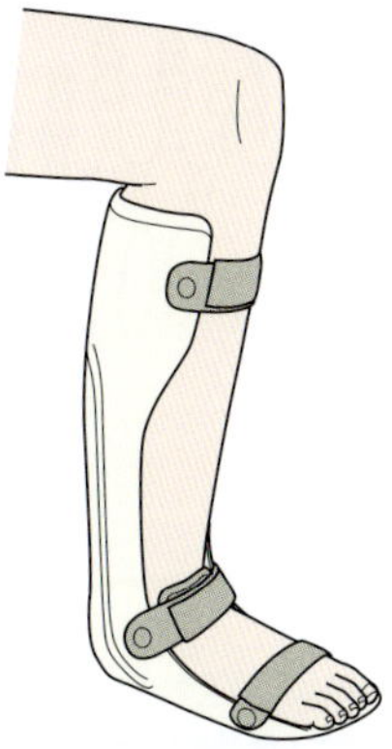

図18 足根管症候群

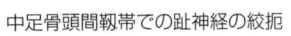

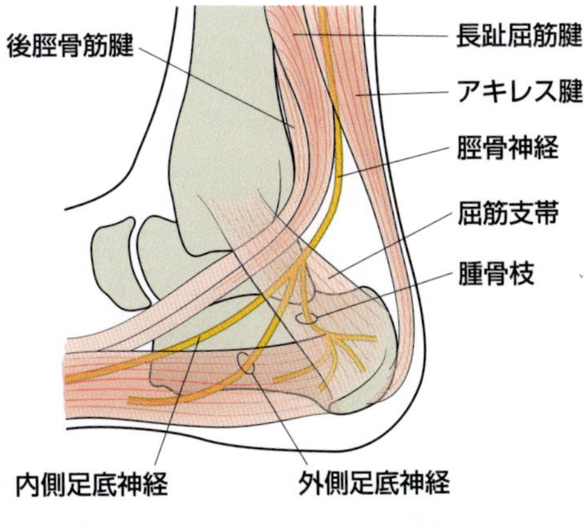
後脛骨筋腱
長趾屈筋腱
アキレス腱
脛骨神経
屈筋支帯
踵骨枝
内側足底神経
外側足底神経

図19 足根管症候群で生じる知覚障害

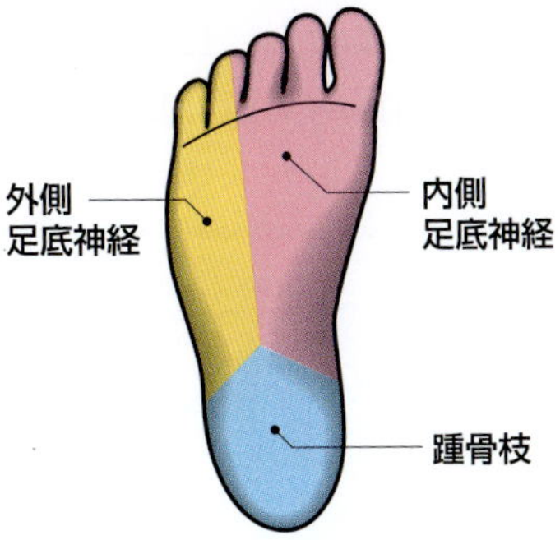
外側
足底神経
内側
足底神経
踵骨枝

図20 Morton 病

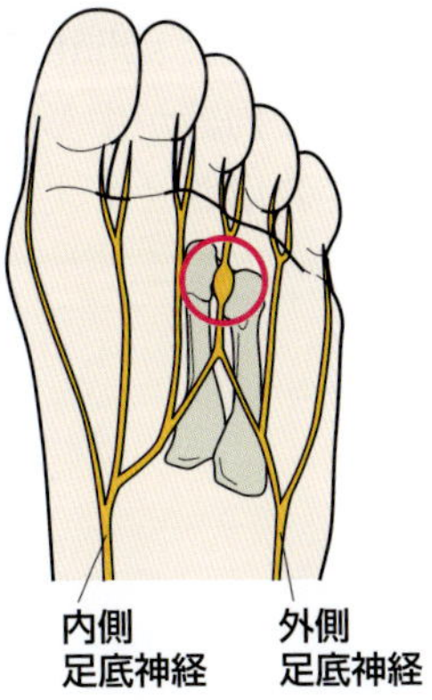
内側
足底神経
外側
足底神経

中足骨頭間靱帯での趾神経の絞扼

図21 Morton 病の知覚障害

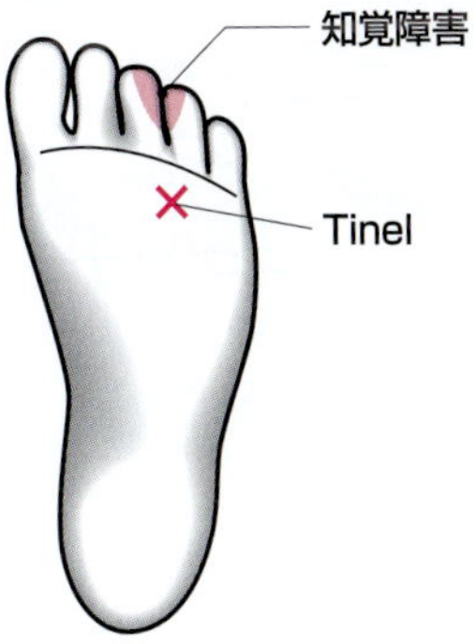
知覚障害
Tinel

特に3，4趾間に好発

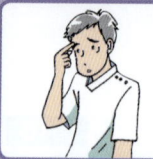

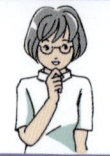

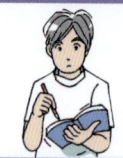

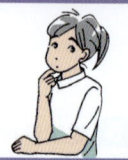

リアル質問箱
〜学生さんから実際にあった質問をまとめました〜

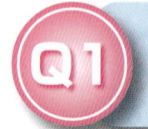

Q1 Morton病で症状が強くないときの治療は？ なぜ3，4趾間に多いのでしょうか？ 中足骨頭間靱帯とは？

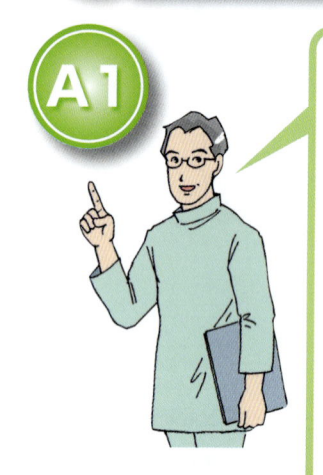

A1 症状が軽い場合にはNSAIDsの与薬，インソールや広めの靴などで対処できます。また足趾の神経は通常MP付近までは単一に走行しここで分岐しますが，3，4趾間だけは内側，外側足底神経が合し，さらに分岐するため神経が動きにくく絞扼されやすいと考えられています（図22の左）。また中足骨頭間靱帯は別名深横中足靱帯のことです（図22の右）。

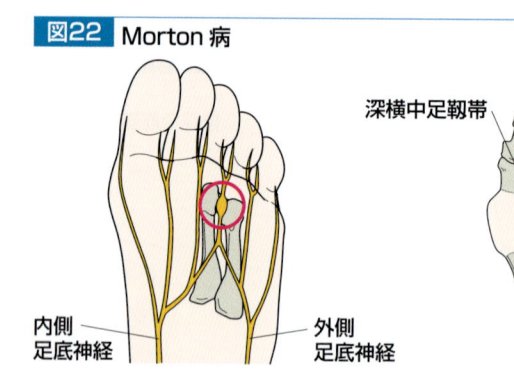

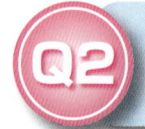

図22 Morton病

深横中足靱帯

内側足底神経　外側足底神経

Q2 cockup splint, shoehorn braceは一定の形に固定していますが痛みや拘縮は伴わないのでしょうか？

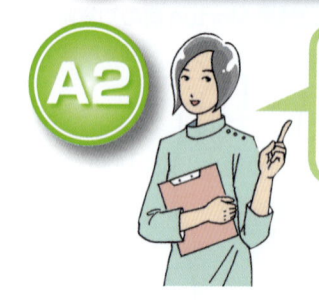

A2 よくフィットしたsplintであれば痛みは生じません。長期間固定したままだと拘縮が生じるので，他動的，自動的関節可動域訓練を指示して装用させます。

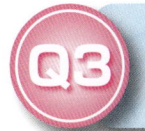

Q3 下垂手と下垂指の両方が生じると，どのような手の形になりますか？

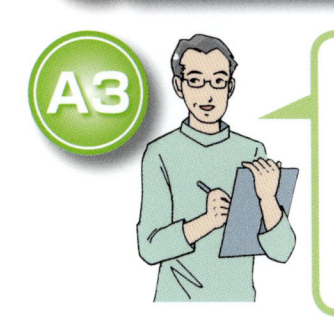

A3 図4（p.59）に高位の橈骨神経麻痺で下垂手と下垂指が同時にみられる状態を示しています。手と手関節の運動に関する○○伸筋と名がつく筋全部（例えば尺側手根伸筋，短橈側手根伸筋など）と長母指外転筋が麻痺するのでMP関節を伸展できません。しかし尺骨神経支配の手の内在筋は正常なので，PIPとDIPの伸展は弱いですが可能です。

Q4 絞扼性神経障害にはなぜ自然回復するものと進行するものがあるのでしょうか？

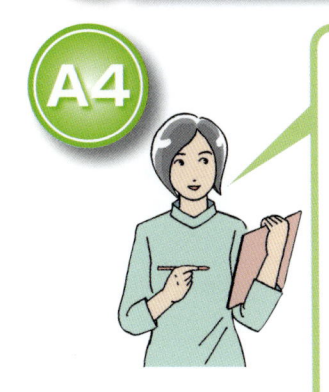

A4 コルセットやハネムーン麻痺，ギプスによる圧迫は原因がはっきりしており，また，損傷分類でいうとneurapraxia（ニューラプラキシア）なので早期に原因を除去すれば回復します。しかし進行性である肘部管症候群では局所での神経の絞扼に肘を曲げるという日常動作が深く関与しています。肘を曲げる度に神経の絞扼が強くなるので進行性となるわけです。肘を最大屈曲し，手関節を背屈し，そのまま肩を90°外転位とすると，軽度の絞扼のある人では小指側に痺れが誘発されます。正常でもこの肢位を5分保つと痺れてくることがあり，dynamic elbow flexion testとよばれています。

8 末梢神経障害②

Stage 9 骨粗鬆症

骨粗鬆症の理解のために

- 骨を維持している細胞(図1)は何か？
  - ①骨芽細胞：骨を形成する
  - ②骨細胞：圧受容体，樹状の突起を有する
    - 骨芽細胞と連結し機能を制御
  - ③破骨細胞：多核，Howship窩(ハウシップ)で骨を吸収する

> **+αガイド**
> 骨を維持している細胞はこの3つです。このうち破骨細胞はH^+を分泌して骨を吸収するとされています。

- Caのホメオスタシス(恒常性保持機構)(図2)とは？
  - 血清中のCa濃度を一定に保つ機構
  - 血清Ca値が低下すると副甲状腺ホルモン(PTH)が分泌され，
    - ①骨吸収を促進
    - ②腎臓の尿からのCa^{2+}再吸収を促進
    - ③腸管からのCa^{2+}再吸収を促進

> PTH (parathyroid hormone)は主に骨と腎に対して作用します。

- ビタミンDの活性化(図3)はどこで行われるか？
  - ビタミンDは紫外線により変換が始まり，肝臓と腎臓で活性化される
  - ビタミンDの腎での活性化は副甲状腺ホルモンで促進される

> ビタミンDは肝臓と腎臓でそれぞれ1個の(OH)がくっつき，活性化されます。肝不全や腎不全があるとこの過程が障害されます。

骨粗鬆症の定義

- 骨強度の低下により，軽微な外力で骨折が生じたり，骨折する危険性が高まった状態

> 骨強度＝骨量(骨密度)＋骨質

原発性骨粗鬆症の原因，病態(図4)

- 加齢に伴う以下の変化が原因
  - ビタミンDの活性化障害
  - 栄養摂取の低下
  - 女性ホルモンの低下
  - 運動量の低下

> 骨粗鬆症は加齢に伴い生じます。よっていずれ誰にでも生じる可能性が大きいと認識しなければなりません。

骨代謝からみた分類(図5)

- 骨粗鬆症では骨形成と吸収のバランスが乱れている
  - 高代謝回転型骨粗鬆症：多くはこちら
    ⇒ 骨形成が盛んだが，さらに骨吸収が大きい
  - 低代謝回転型骨粗鬆症
    ⇒ 骨吸収は通常で，骨形成が低下

9 骨粗鬆症

図1 骨を維持する細胞
- 骨細胞
- 破骨細胞
- Howship窩
- 骨芽細胞
- 類骨

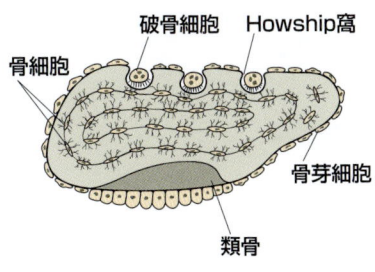

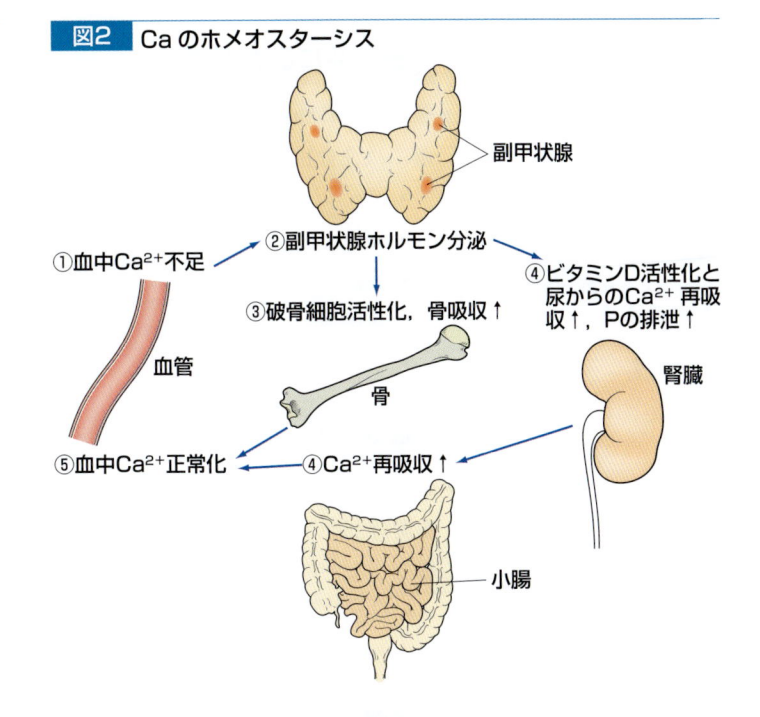

図2 Caのホメオスターシス
- 副甲状腺
- ①血中Ca²⁺不足 → ②副甲状腺ホルモン分泌
- ③破骨細胞活性化，骨吸収↑
- ④ビタミンD活性化と尿からのCa²⁺再吸収↑，Pの排泄↑
- 血管
- 骨
- 腎臓
- ⑤血中Ca²⁺正常化 ← ④Ca²⁺再吸収↑
- 小腸

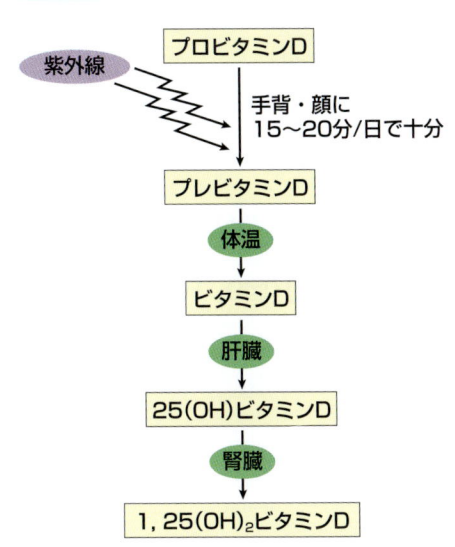

図3 ビタミンDの活性化
- 紫外線
- プロビタミンD
- 手背・顔に15～20分/日で十分
- プレビタミンD
- 体温
- ビタミンD
- 肝臓
- 25(OH)ビタミンD
- 腎臓
- 1,25(OH)₂ビタミンD

図4 骨粗鬆症の原因
- ビタミンDの活性化障害 → Ca吸収↓ → 血清Ca↓
- 栄養摂取の低下
- 加齢
- 女性ホルモンの低下
- 運動量の低下
- → 骨粗鬆症

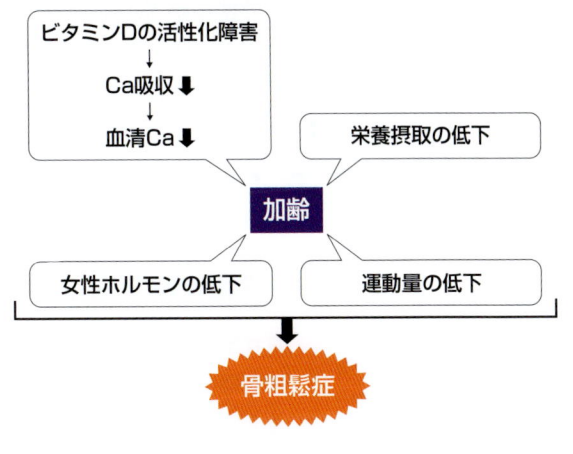

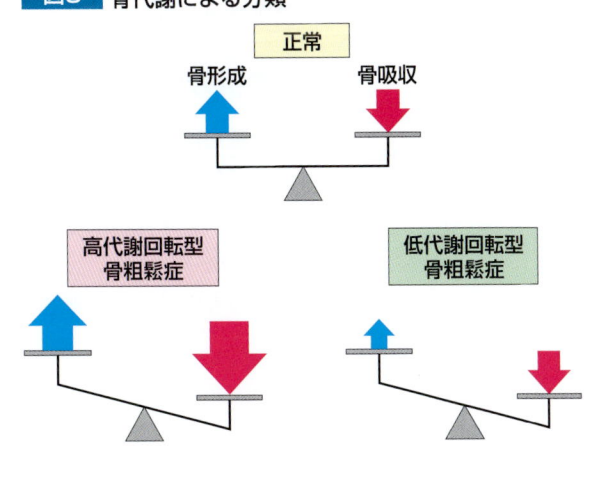

図5 骨代謝による分類
- 正常：骨形成／骨吸収
- 高代謝回転型骨粗鬆症
- 低代謝回転型骨粗鬆症

原因別にみた分類

- 原発性骨粗鬆症：ほとんどが閉経後(の)骨粗鬆症
- 二次性骨粗鬆症
  - ステロイド過多の状態(与薬，Cushing(クッシング)症候群など)
  - 安静
  - 関節リウマチ
  - 糖尿病
  - 胃切除後など

+αガイド

原発性とは特定できる原因がないという意味です。

Cushing症候群とは副腎皮質の腫瘍(腺腫)から持続的に副腎皮質ホルモンが分泌される病態です。

症状(図6)

- 無症状
- 腰背部や四肢の痛み
- 円背などの脊柱変形(脊椎骨折の結果)(図7)
  - 自然に背中が丸くなったという訴えが多い
- 脆弱性骨折(骨粗鬆症を背景とした骨折の総称)を生じやすい

骨粗鬆症の特徴は無症状のうちに経過することです。

診断基準

- 骨密度がYAMの70%以下，または，脆弱性骨折の既往があること
  - ※ YAM：若年健常人平均値(Young Adult Mean)
  - 骨密度はデキサ(DEXA)という機器で測定する
  - 20〜30歳がピークで徐々に低下
  - 女性では閉経後に急激に低下する(図8)
  - ※骨量を測ることができないので，骨密度で代用している

年齢による骨密度の変化の曲線をみると，骨粗鬆症は特に女性が注意しなければならない疾患であることがわかります。

骨粗鬆症で生じやすい骨折(脆弱性骨折)(図9, 10)

- 脊椎の圧迫骨折(特に胸腰椎移行部に好発する，魚椎変形，楔状椎変形)
- 大腿骨頸部
- 大腿骨転子部
- 上腕骨近位部
- 橈骨遠位部(別名 Colles(コーレス)骨折)

脆弱性(ぜいじゃくせい)と読みます。間違わないように注意しましょう。

楔状椎(けつじょうつい)と読みます。きつ状椎ではありません。

骨折のリスクファクター

- 骨量(骨密度)の減少
- 片脚起立が15秒以下
- アルコール歴
- 喫煙歴
- 親の大腿骨骨折の既往

図6 骨粗鬆症の症状

骨粗鬆症
- 腰や背中の痛み
- 膝の痛み
- 肩の痛み
- どこも痛くない

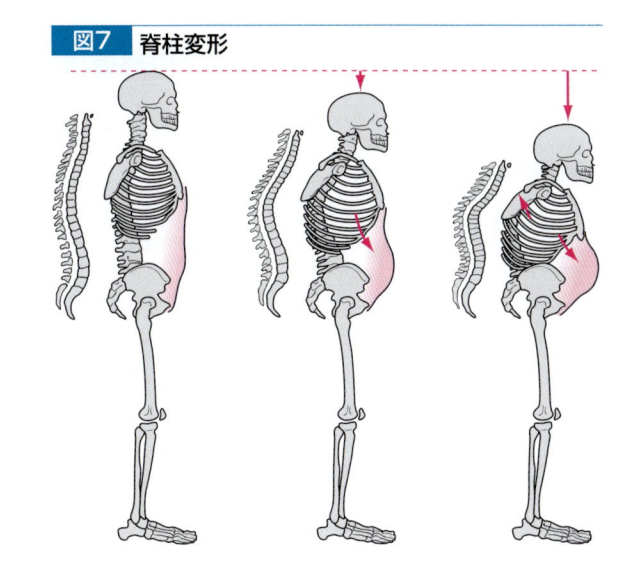

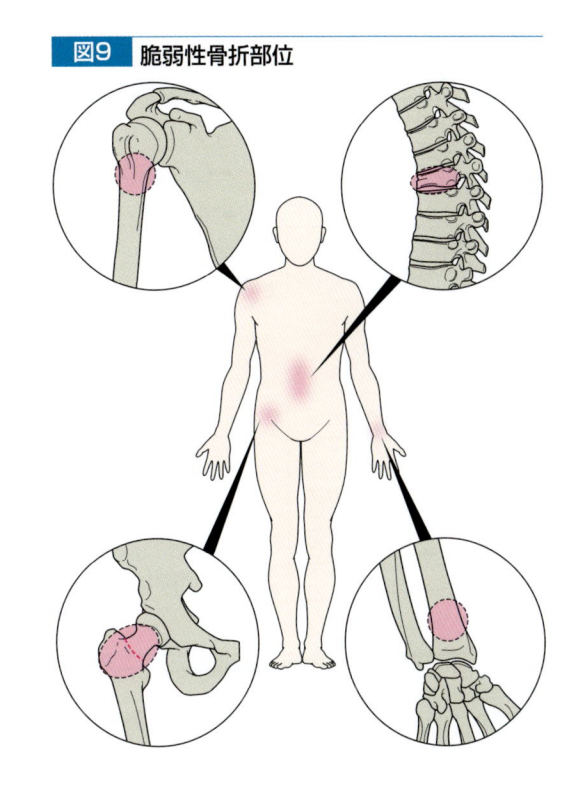

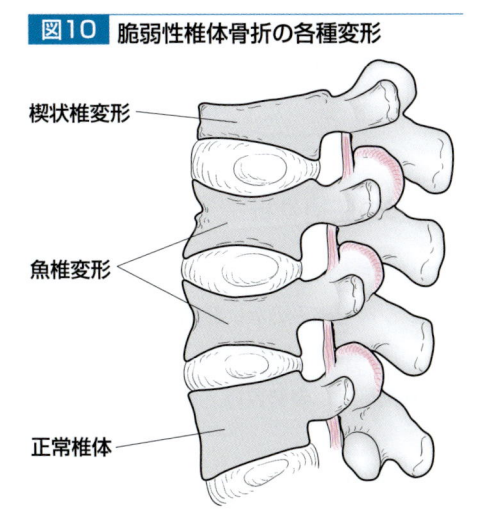

図7 脊柱変形

図8 年齢による骨量(骨密度)の変化

男性
女性
閉経後の急激な減少
骨折危険域

図9 脆弱性骨折部位

図10 脆弱性椎体骨折の各種変形

楔状椎変形
魚椎変形
正常椎体

9 骨粗鬆症

大腿骨近位部骨折（図11）

- 介護を要する大きな原因の1つ
  - この骨折により生存率が低下する
- 早く手術を行い，寝たきりを防ぎたいが，いろいろな基礎疾患が合併していることが多い
- 手術後，歩行能力は約30％低下する

治療

- 目的
  - 転んでも折れにくい骨にする
  - 転ばないようにする
- 薬物治療
  - bisphosphonate（ビスホスホネート）
    ⇒ 破骨細胞にapoptosis（アポトーシス）を誘導し骨吸収を抑制する（図12）
  - ビタミンD（Ca^{2+}再吸収と転倒予防効果）
  - エストロゲンの誘導体
  - ビタミンK
  - 副甲状腺ホルモン
- 食事
  - Caの摂取推奨量 700 mg/日（50歳以上）
  - 蛋白質，ビタミンDも一緒に摂取するよう心がける
- 運動
  - 歩行訓練：横歩き，交差歩きなど（図13）
  - 筋の強化
    ⇒ 大腿四頭筋，中殿筋，僧帽筋，広背筋，下腿三頭筋，ハムストリングなど（図14）
  - ダイナミックフラミンゴ運動（片足立ち）（図15）
- 装具
  - 転倒で打ちやすいのは大腿骨の大転子（図16）
    ⇒ ヒッププロテクターで保護するのが有効（図17）

＋αガイド

大腿骨近位部骨折では，大腿骨頸部骨折と大腿骨転子部骨折が代表格です。両者の違いについてはStage 18「骨盤・下肢の骨折」（p.138）で解説します。

①薬剤，②運動，③食事，この3つが骨粗鬆症治療の3本柱といわれています。

apoptosisとはプログラム細胞死とよばれる過程です。

女性ホルモンそのものの投与だと癌や心筋梗塞の発生が増加するので，副作用を軽くした誘導体が開発され，用いられています。

運動では高齢者が安全に行えるということが条件です。

ヒッププロテクターで転倒したときに骨折の生じる頻度を減らすことができます。しかし，なかなか高齢者はこのプロテクターを自主的に履いてくれません。解決すべき点です。

✎ リハビリのポイント ―胸椎〜胸腰椎移行部の圧迫骨折―

☑ 初期に痛みが強い場合，ベッド上での安静期間が長くなりがちなので，ベッドサイドで四肢体幹の筋力訓練，可動域訓練，腹式呼吸のトレーニング等を痛みのない範囲で開始する。

☑ 離床できるようになったら通常はコルセットを装着し，移乗訓練，姿勢保持，歩行器による訓練と進める。

☑ 一般に体幹前屈で痛みが生じやすいので，立ち上がり時に足をつく位置を後方としたり，歩行器使用時に前腕支持とならないように指導する。

図11 大腿骨転子部骨折と手術
a 大腿骨転子部骨折
b γ-nail による手術後

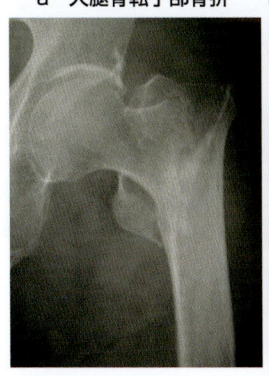

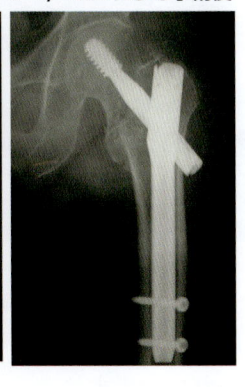

図12 薬物治療のメカニズム
bisphosphonateが骨表面に沈着 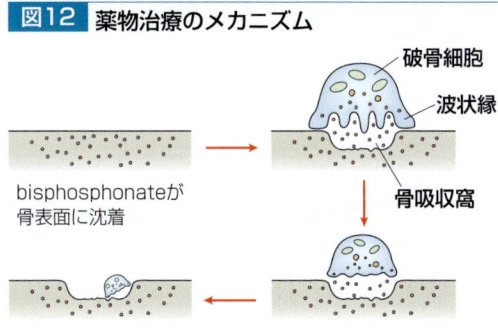
破骨細胞
波状縁
骨吸収窩

bisphosphonate が破骨細胞に apoptosis を誘導するため，骨吸収が抑制される

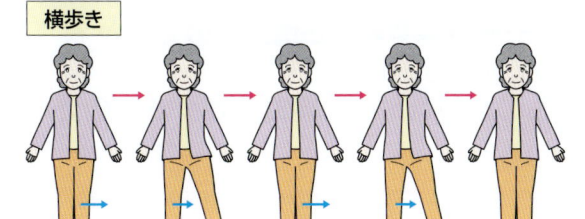

図13 歩行訓練
横歩き
交差歩き

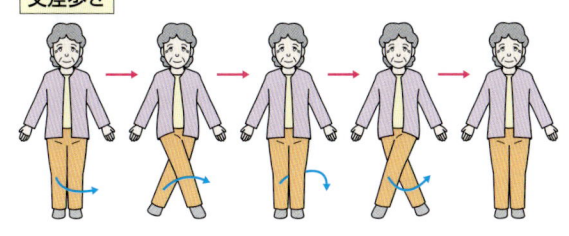

図14 強化すべき代表的な筋
僧帽筋
広背筋
中殿筋
ハムストリング
大腿四頭筋
下腿三頭筋

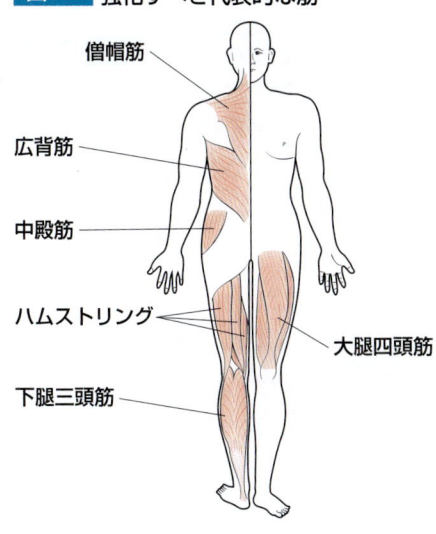

図15 ダイナミックフラミンゴ運動
すぐつかまることができる台などの横で行うよう指導する

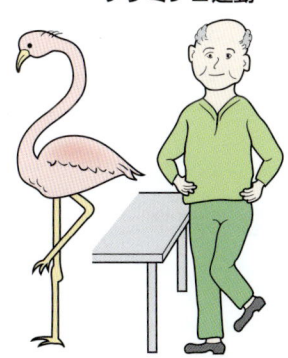

図16 転倒時の防御動作
転倒時，大転子を打つと約7,000Nの荷重がかかるとされている

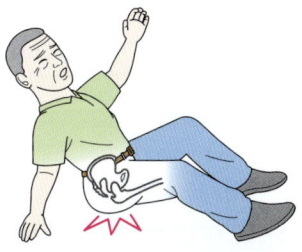

図17 ヒッププロテクターでの保護
衝撃吸収剤を下着の大転子部へ挿入し使用する

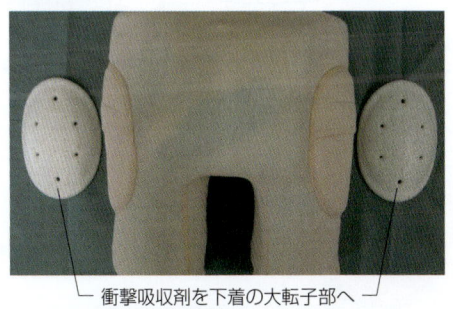

9 骨粗鬆症

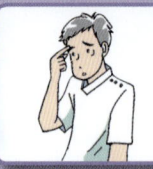

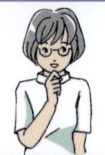

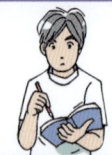

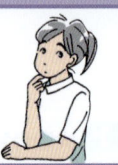

リアル質問箱
~学生さんから実際にあった質問をまとめました~

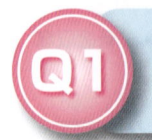

Q1 骨粗鬆症では高齢者なのに破骨細胞が増える高代謝回転型が多いのはなぜですか？

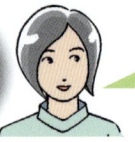

A1 閉経後骨粗鬆症の方ではCaの摂取や吸収の障害があり，目立ちませんが血清のCaが不足気味で，これを補うために破骨細胞が活性化されていると考えられています。

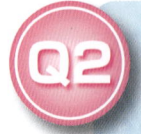

Q2 女性ホルモンを投与すると，なぜ心筋梗塞や乳癌が増えるのですか？
女性ホルモンが低下するとどうして骨量が減るのですか？
男性では女性ホルモンに代わるものがあるため骨粗鬆症が少ないのでしょうか？

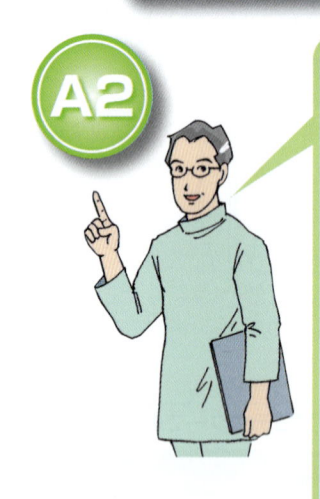

A2 エストロゲンおよびその類似物質には良い作用だけでなく悪い作用もあり，細かい機序は明らかではありませんが，女性特有の臓器の癌(子宮や乳腺)や心筋梗塞の発生を増やすことが統計的に報告されています。また，女性ホルモンが低下すると骨量が減る機序はよくわかっていませんでしたが，2007年に女性ホルモンが破骨細胞の寿命を調節して骨量を維持していることが明らかにされ，ようやくメカニズムの一端が解明されました。
3つめの質問についてですが，男性ホルモンと女性ホルモンについて誤解があるのではないでしょうか？　男性にも女性ホルモンが，女性にも男性ホルモンがあります。そして，閉経後女性と同年代の男性の女性ホルモン量は，男性のほうが約3倍多いことが知られています。

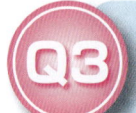

Q3 人工透析をしている人は骨粗鬆症になりやすいのでしょうか？

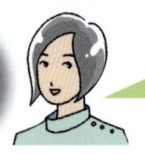

A3 腎疾患があると腎でのビタミンDの活性化が障害されているため骨粗鬆症になり，さらに腎性骨異栄養症(Stage10「代謝性骨疾患」(p.74)参照)といわれる病態も合併します。

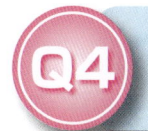

Q4 骨折に遺伝は関与しているのでしょうか？

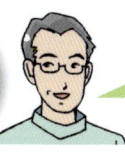

A4 p.68を参照してください。大規模な疫学調査に基づき脆弱性骨折のリスクファクターの1つとして親の骨折歴が挙げられています。骨折しやすさに遺伝が関与していると考えられます。タバコや飲酒の関連性も疫学調査から導き出されたリスクファクターです。

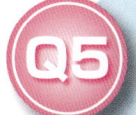

Q5 Caを十分に摂れば骨折を予防できるのですか？

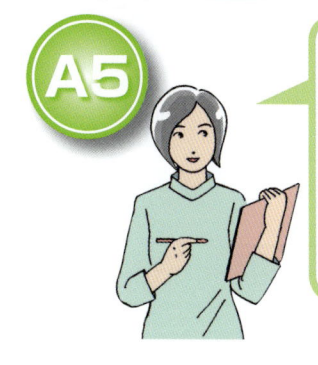

A5 一般に50歳以上では1日に700mg以上の摂取が推奨されていますが，通常の日本人の食事では1日の摂取量は600mg以下です。よって，サプリメントなどで補充を心がけるなどしなければ，食事だけで必要量を摂取することは日本人には難しいとされています。さらに，Caを十分に摂取しても骨量は増えません。他の治療，すなわち薬剤や運動療法との組み合わせが必要です。

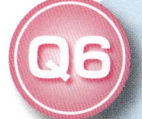

Q6 脆弱性骨折は痛くないのですか？

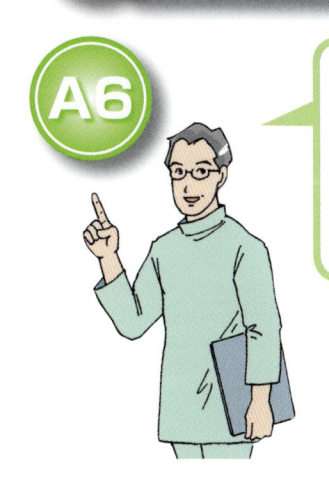

A6 脆弱性骨折もほとんどは通常の骨折と同様に痛いものです。しかし，脊椎の脆弱性骨折では，その機序は不明ですが，痛いものと痛くないものがあることが知られています。痛くなかったのに自然に背中が丸くなったというのは，痛くない脆弱性骨折が脊椎で起こった結果です。

Stage 10 代謝性骨疾患

くる病，骨軟化症

病態

- 骨の石灰化が障害され，類骨が増加した状態（図1）
  ※骨＝類骨（Ⅰ型コラーゲン ＋ 非コラーゲン性蛋白）
  　　＋ハイドロキシアパタイト（$Ca_{10}(PO_4)_6(OH)_2$）
- 成長期の発病：くる病（軟骨内骨化の異常）
- 成長完了後の発病：骨軟化症（リモデリングの障害）
- 血清 Ca 値 × P 値（正常で約40）が低下する
  成人で20，小児で30以下となる
  通常は Ca ホメオスタシスが働き，血清 Ca 値は維持される（図2）
  高度の血清 Ca 値の低下がある場合には
  二次性副甲状腺機能亢進という状態になり血清 Ca 値は少し補正
  ⇒ 腎からの P の排泄↑となるため血清 P 値が↓

原因

- 栄養障害／活性型ビタミン D 欠乏（胃切除後など）
- 腎でのビタミン D 活性化障害（ビタミン D 依存症）
- 腎での P 再吸収障害（家族性低リン血症性くる病）
- 腎近位尿細管での P 再吸収障害（Fanconi 症候群）
- 腫瘍，抗痙攣剤，アルミニウム，フッ素など

症状

- くる病：筋力低下，テタニー，全身の骨変形（図3）
- 骨軟化症：筋力低下
  　　　　　骨痛（鼠径部），骨圧痛（肋骨）
- 検査：血清 Ca↓または→，血清 P↓

単純 X 線像所見

- くる病：骨陰影低下，骨幹端の横径拡大（杯状陥凹）（図4）
- 骨軟化症：骨輪郭不明瞭，脊椎の魚椎変形
  　　　　　大腿骨や肋骨に骨改変層（偽骨折）（図5）

治療

- 病態に応じたビタミン D 製剤，Ca，P の補給
- 全身の筋力訓練，強度の O 脚には骨切り術

+αガイド

通常は石灰化した骨と類骨を区別することは困難ですが，硬い骨をそのまま薄くスライスして特殊な染色を行うと図1のように染め分けることが可能です。石灰化した骨の方が多いのが正常ですが，図1では赤い類骨が異常に増えています。

同じ病態でも発症時期により病名が異なります。

Ca のホメオスタシスは大変重要なので，Stage 9「骨粗鬆症」（p.66）で出てきた図をもう一度掲載しました。血清 Ca 値が低下するとどういう機構が働くのか，もう一度確認してください。

以前は原因のほとんどが栄養障害でした。

テタニーとは，わずかな刺激で筋肉が収縮し続ける（痙攣）ことをいいます。くる病のように Ca と P がともに低下した状態でも，副甲状腺機能低下症のように Ca のみが低下した状態でも生じます。

| 図1 | 類骨の組織像（模式図） |

骨髄
骨芽細胞　類骨　骨

| 図2 | Caホメオスタシス |

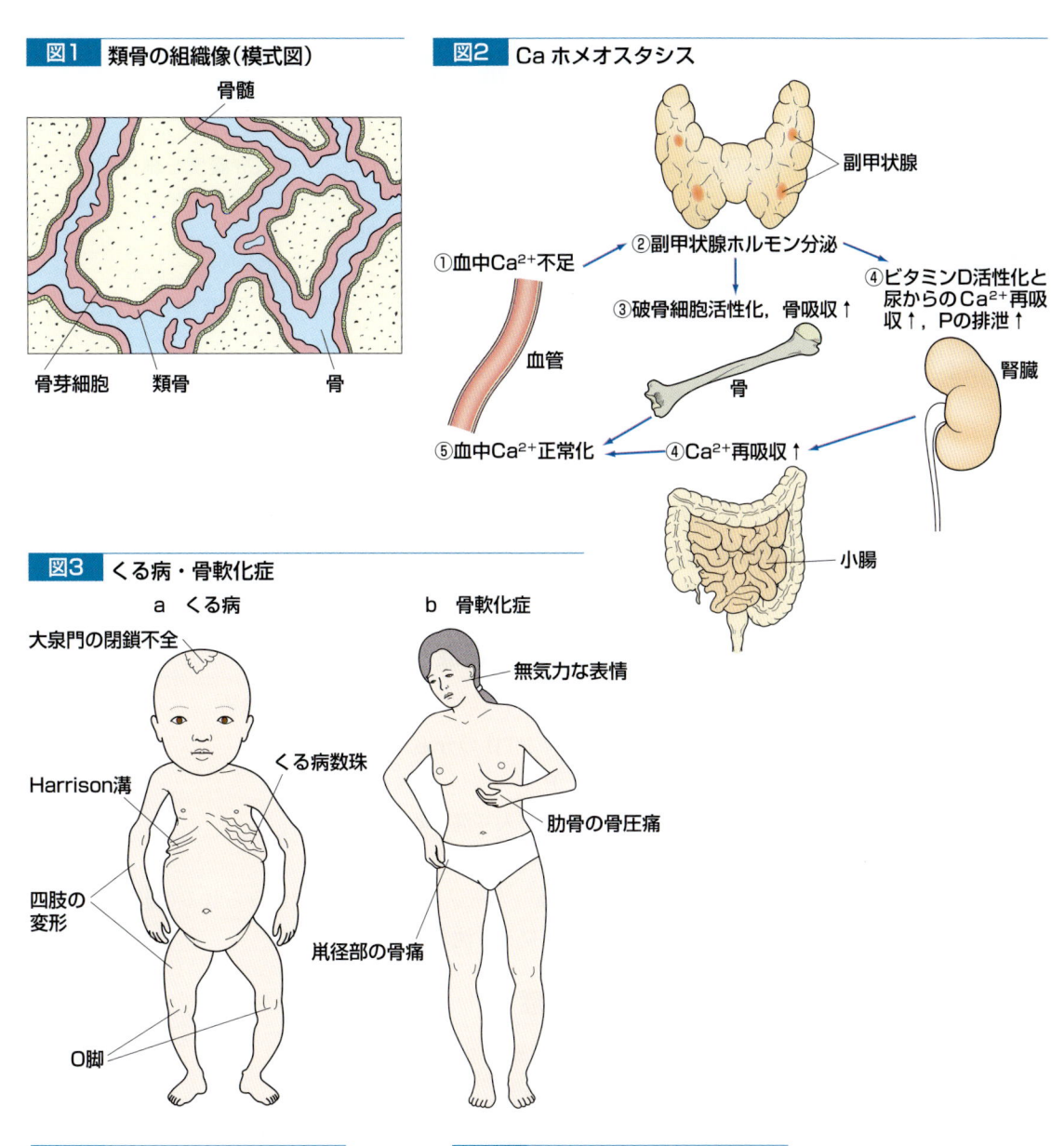

副甲状腺

①血中Ca²⁺不足 → ②副甲状腺ホルモン分泌 → ④ビタミンD活性化と尿からのCa²⁺再吸収↑，Pの排泄↑

③破骨細胞活性化，骨吸収↑

血管　骨　腎臓

⑤血中Ca²⁺正常化 ← ④Ca²⁺再吸収↑

小腸

| 図3 | くる病・骨軟化症 |

a　くる病
- 大泉門の閉鎖不全
- Harrison溝
- くる病数珠
- 四肢の変形
- O脚

b　骨軟化症
- 無気力な表情
- 肋骨の骨圧痛
- 鼠径部の骨痛

| 図4 | くる病の単純X線像所見 |

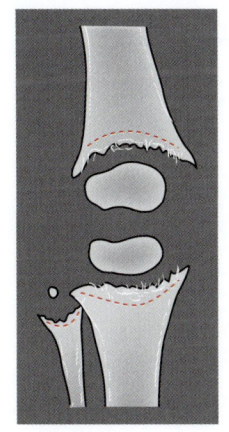

杯状陥凹がみられる

| 図5 | 骨軟化症の単純X線像所見 |

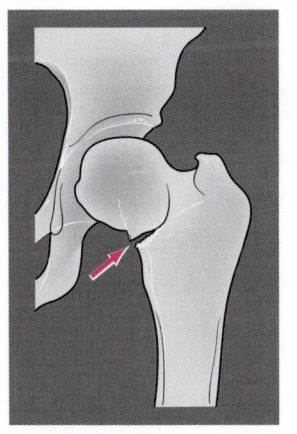

矢印部分に偽骨折がみられる

10　代謝性骨疾患

副甲状腺機能亢進症，低下症

- 副甲状腺（上皮小体）：甲状腺の裏面に4個ある
- PTH（パラトルモン）を分泌，腎と骨に作用し血清Ca濃度を維持している

原発性副甲状腺機能亢進症

- ほとんどが1個の副甲状腺腺腫からのPTHの過剰な分泌が原因
- 症状：高Ca血症による
  - 筋緊張低下，尿管結石，関節の石灰化
  - 多飲多尿，消化不良，骨折（病的骨折）
- 単純X線像：骨膜下吸収像（特に手指や歯）（図6）
  - 骨陰影の粗糙化，皮質骨の海綿骨化（図7）
  - 進行するとBrown腫瘍とよばれる広範な骨病変になる（図8）
- 検査：Ca↑↑，P↓
- 治療：腺腫の切除

続発性副甲状腺機能亢進症

- 腎不全になるとビタミンD活性化障害＋Pの排泄障害
  ⇒ 血清Ca↓，P↑ ⇒ PTHの分泌↑
  - 検査：Caやや↓，P↑
- 骨の吸収，硬化，破壊が入り混じる
  - 骨の変化を総称して腎性骨異栄養症という
- 単純X線像：脊椎ではラガージャージー様模様がみられる（図9）
- 血管壁の石灰化，アミロイド沈着

副甲状腺機能低下症

- 副甲状腺の障害でPTHが少なく血清Ca値が低下
- 検査：PTH↓，血清Ca↓，P↑
- テタニーが生じやすい：Chvostek徴候（＋）（図10）
  Trousseau試験（＋）（図11）
- 先天性のときには偽性副甲状腺機能低下症と同じ症状を呈する

偽性副甲状腺機能低下症

- PTH受容体の異常
- 低身長
- 中手骨短縮（図12）
- 皮下の石灰化と大脳基底核の石灰化
- PTHの量は正常であるのにCa↓，P↑

※血清PTH値と血清Ca値からこのページの病態を整理すると図13のようになる

+αガイド

低Caではテタニー（p.74）が生じやすくなり，高Caでは筋緊張が低下します。

Brown腫瘍は過剰に分泌されたPTHによる骨の吸収が局所的に進み，骨が破壊された状態です。図8のように骨折を生じることもあります。真の腫瘍ではなく，PTHが過剰な状態が治療されると自然に元に戻ります。

続発性副甲状腺機能亢進症の原因はいくつかありますが，最も多い原因が腎不全です。

Chvostek徴候は耳介の前方部分をハンマーで軽く叩くと顔面筋と眼輪筋の痙攣が起こる徴候です。Trousseau徴候は血圧計マンシェットを巻き，収縮期と拡張期の中間血圧で1～2分圧迫すると上肢の筋の攣縮により，手関節と親指が屈曲し，ほかの手指は伸展する徴候です。テタニー症状の代表格です。

中手骨の短縮は第4中手骨に多く，ほかの中手骨でも観察されます。

図6	骨膜下吸収像

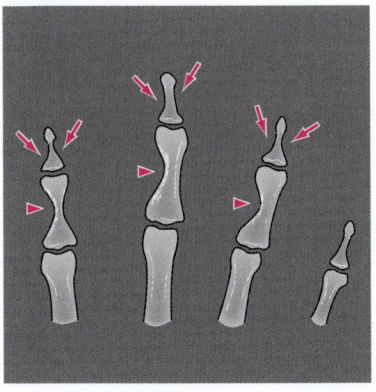

骨が外側から吸収され細く削れたような像となる

図7	頭部単純X線像

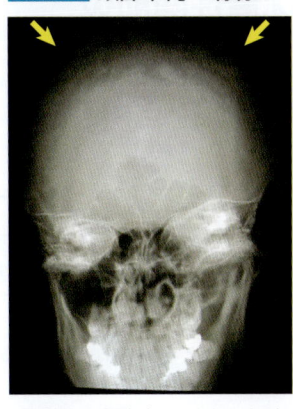

頭蓋骨の陰影がはっきりしなくなっている

図8	Brown腫瘍

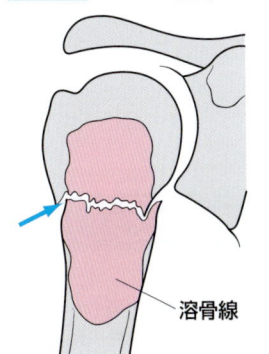

溶骨線

矢印部分にBrown腫瘍による骨折がみられる

図9	ラガージャージー様模様

図10	Chvostek徴候(+)

図11	Trousseau試験(+)

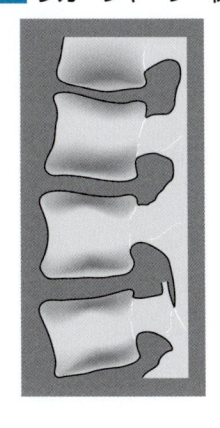

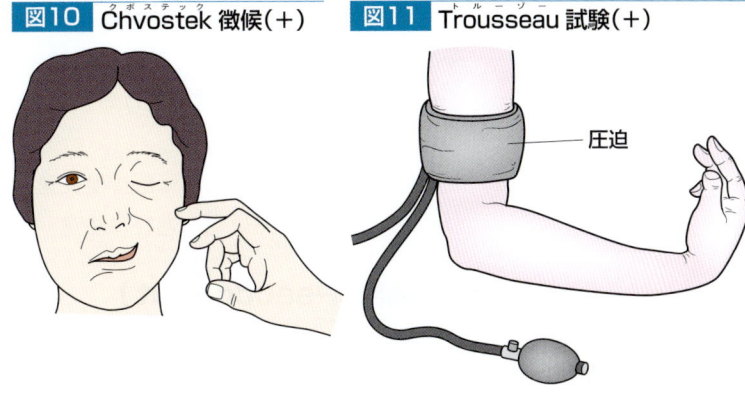

圧迫

図12	第4中手骨短縮

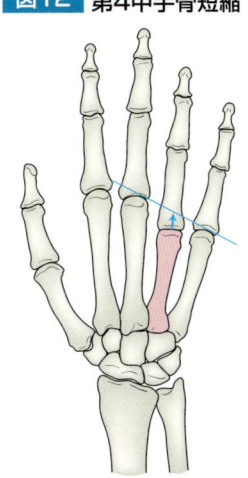

図13	血清PTHと血清Ca値からみた疾患の病態

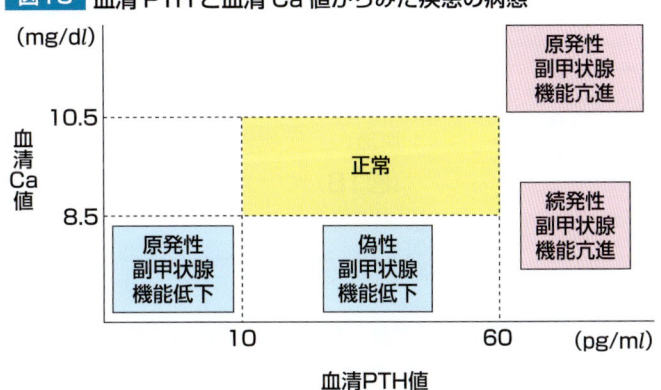

(mg/dl)

血清Ca値

10.5
8.5

原発性副甲状腺機能亢進

正常

続発性副甲状腺機能亢進

原発性副甲状腺機能低下

偽性副甲状腺機能低下

10   60   (pg/ml)

血清PTH値

10 代謝性骨疾患

結晶沈着性関節炎

痛風（Gout）

●病態
- 尿酸結晶が原因となる関節炎
  尿酸結晶：針状，負の複屈折性を有する（図14）
- 腎からの尿酸の排泄障害または尿酸合成過剰が根底にあり生じる
  ⇒ 高尿酸血症
  ⇒ 尿酸結晶が関節内に析出 ⇒ 炎症

●症状
- ほとんどが30〜40代の男性
- 発作性の腫れと痛み
  ⇒ 多くが第1MTP関節，ほかに足の別の部にも生じる（図15）
  ⇒ 放置すると痛風結節，特に耳介（図16）

●治療
- 生活指導（多食，多飲を避ける）
- 発作時にはNSAIDs
- 急性症状が治まったら尿酸排泄促進薬，尿酸合成阻害剤
  ※腎障害，動脈硬化の進行に注意

> **+αガイド**
> 偏光板で見たとき，光軸の方向にある尿酸結晶は黄色に見えます。この性質を負の複屈折性とよびます。リアル質問箱（p.81）を参照してください。

> MTPとはMeta Tarso Phalangealの略です。痛風は第1中足趾節関節に好発します。

偽痛風（Pseudogout）

●病態
- ピロリン酸カルシウム結晶が原因となる関節炎
  ピロリン酸カルシウム結晶：単斜形，正の複屈折性を有する（図14）
- 結晶が好中球に貪食され炎症を起こす（図17）

●症状
- 70歳以上に多く，性差はない（痛風と異なる）
- 発作性の腫れと痛み，一時的
  ⇒ 膝関節，手関節に多い（痛風と異なる）
  ⇒ 関節に石灰沈着を認める（膝では半月板に一致した石灰化を認める）（図18）

●治療
- NSAIDs，ステロイド剤の関節注入

> 痛風と偽痛風は名前は似ていて，どちらも症状は発作性の痛みですが，原因の結晶，好発部位，好発年齢，性差が異なります。

> 半月板石灰化は多くの患者さんでみられますが，石灰化がある患者さんすべてが偽痛風の症状を起こすわけではありません。

図14 偏光顕微鏡でみたときの関節内結晶の性状

a 尿酸ナトリウム結晶（負の複屈折性）

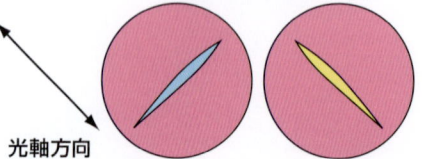

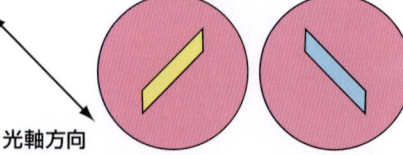

b ピロリン酸カルシウム結晶（正の複屈折性）

光軸方向

図15 痛風

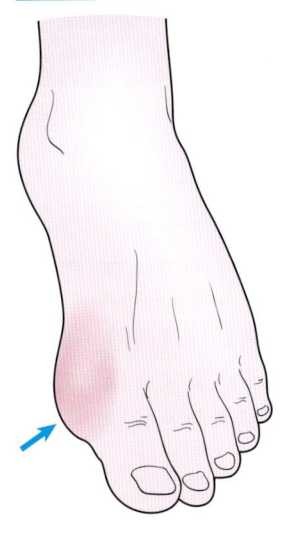

図16 耳介の痛風結節

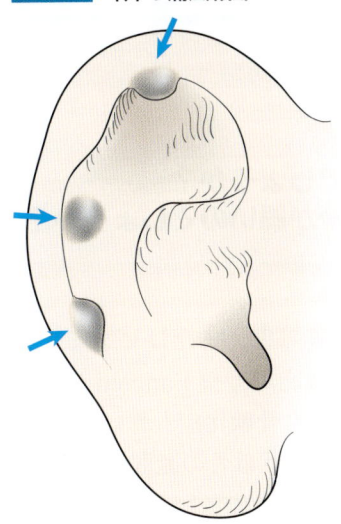

図17 偽痛風のメカニズム

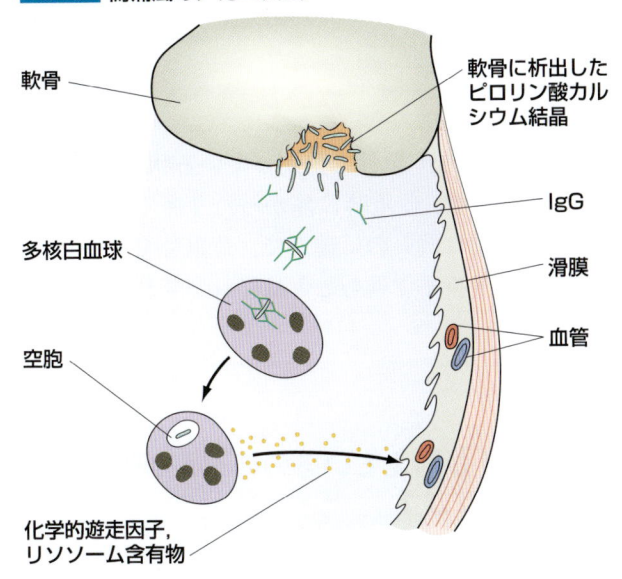

軟骨
軟骨に析出したピロリン酸カルシウム結晶
多核白血球
IgG
滑膜
血管
空胞
化学的遊走因子,リソソーム含有物

図18 膝関節単純X線像

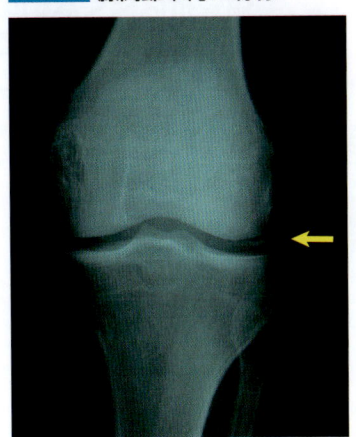

矢印部分に石灰沈着を認める

10 代謝性骨疾患

リハビリのポイント ―偽痛風と痛風―

☑ 発作性の痛みが特徴である両疾患では，発作時には与薬や関節内注射などの処置が先行して行われる。

☑ 疼痛は比較的早期に改善するが，特に偽痛風では局所の腫脹が持続し関節障害に至ることもある。

☑ 基本的に偽痛風は高齢の方に生じやすいので，関節可動域訓練と筋力訓練を症状の推移をみながら行い，ADLの低下を防ぐよう個別の対処が必要である。

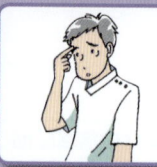

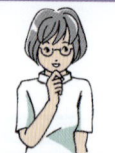

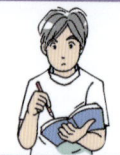

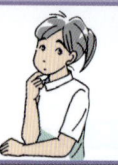

リアル質問箱
～学生さんから実際にあった質問をまとめました～

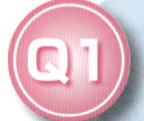

Q1 くる病は完治するのでしょうか？
くる病と骨軟化症は骨が脆いのでしょうか？

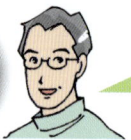

A1 原因が栄養障害，またはビタミンD依存性であればほぼ治りますが，腎機能障害やFanconi（ファンコニ）症候群では症状が改善する程度です。くる病も骨軟化症も骨は弱く，O脚変形，偽骨折，骨痛，骨圧痛などの症状は骨の脆弱性が根底にあるために生じます。

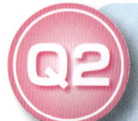

Q2 偽骨折は痛くないのでしょうか？
骨折は起きないのでしょうか？

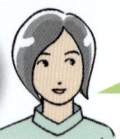

A2 単純X線像で骨折様に見えても，類骨で繋がっている状態を「偽骨折」，「骨改変層」といいます。荷重時に痛かったり痛くなかったりとさまざまです。力学的に弱いのは確かで，荷重骨では偽骨折部で変形しますが，真の骨折まで進むことはまれとされています。

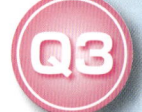

Q3 続発性副甲状腺機能亢進症ではPTHが増えているのにCaがやや低下し，血清P値が増加するのはなぜですか？

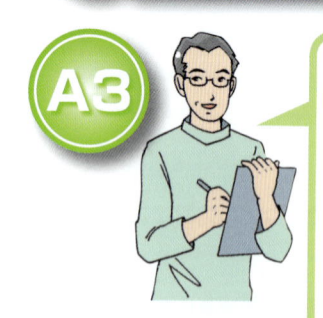

A3 続発性副甲状腺機能亢進症ではほとんどの原因が腎不全であることが重要です。腎機能の低下のためビタミンDの活性化が低下し，血清Ca値が低下します。また，腎からの排泄能力が下がるため血清P値が増加します。この状態で血清Caを補充しようとPTHが多く分泌されます。PTHは骨には働き，血清Ca値をやや低下の状態へ戻しますが，腎には作用してもPを排出する腎の能力が低いので血清P値が高値となります。

Q4 正と負の複屈折性がわかりません。

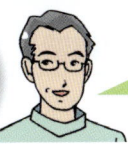

A4 偏光顕微鏡でステージを回しながら結晶を見ると，光の軸に平行なときと直角なときとで結晶の色が変化して見えます。光軸と平行なときに青く，直角なときに黄色い場合，これを「正の複屈折性」，逆を「負の複屈折性」といいます。

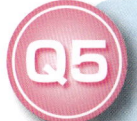

Q5 痛風はなぜ女性に少ないのですか？

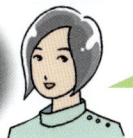

A5 女性ホルモンに腎臓からの尿酸排泄を促進する働きがあることと，もともと女性の尿酸値が男性よりも低く痛風発症の危険値までは上昇しにくいため，女性に少ないと考えられています。

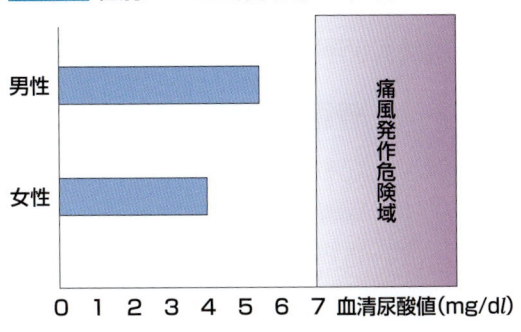

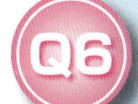

図19 性別にみた血清尿酸値の平均値

Q6 NSAIDs とは何ですか？

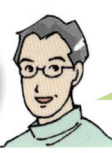

A6 「Non Steroidal Anti Inflammatory Drug（s）」の略，非ステロイド性抗炎症薬のことです。どのような作用機序であったか，確認しておきましょう。

10 代謝性骨疾患

Stage 11 良性骨腫瘍

+αガイド

皮質骨と海綿骨の違い，3つの骨の細胞の名称とそれぞれの働きなど，もう一度骨の基本知識を整理しておきましょう。

長管骨の骨端，骨幹端，骨幹の分類は骨腫瘍を勉強するうえで非常に大事です。

知っておきたい骨の基礎知識（Stage1の復習）

- 皮質骨：周辺部の緻密な部分（図1）
- 海綿骨：内側の疎な部分（「骨髄腔」，「髄腔」ともよぶ）
- 長管骨の部位名（図2）
  - 骨端（epi-），骨幹端（meta-），骨幹（dia-physis）
- 骨には3種類の細胞がある
  ①骨細胞　②骨芽細胞　③破骨細胞（図3）

骨腫瘍の定義

この場合の原発性とは"もとの臓器から"という意味です。

- 原発性と続発性（二次性）に大別される
- 原発性骨腫瘍：骨から発生した腫瘍
  骨内の間葉系組織（骨，軟骨，筋，脂肪，血管等）から生じた腫瘍
  間葉系組織から生じた悪性腫瘍が「肉腫」
- 続発性骨腫瘍：原発性以外で骨に生じた腫瘍
  最も多いのが内臓に生じた癌からの転移：転移性骨腫瘍
  内臓や皮膚などの上皮系組織から発生した悪性腫瘍が「癌腫」

骨腫瘍頻度

① 転移性骨腫瘍
② 骨軟骨腫（良性）
③ 内軟骨腫（良性）
④ 単発性骨嚢腫（腫瘍類似疾患）
⑤ 骨肉腫（悪性）

分化能に基づいた分類

「分化」とは何の組織を作っているか，または形を作っているかという能力のことを意味します。

- 分化能に基づいた分類を表1に示す

四肢の腫瘍の切除方法（図4）

広範切除は悪性腫瘍に対する切除方法，辺縁切除と腫瘍内切除は良性腫瘍に対する切除方法です。

- 広範切除：周辺組織も一緒に切除
- 辺縁切除：腫瘍の被膜ぎりぎりで切除
- 腫瘍内切除：腫瘍の搔爬

表1 分化能に基づいた分類

構成物	良性	悪性
軟骨	骨軟骨腫	軟骨肉腫
	内軟骨腫	
	軟骨芽細胞腫	
骨	類骨骨腫	骨肉腫
	骨芽細胞腫	
不明	骨巨細胞腫	Ewing肉腫，脊索腫
線維	非骨化性線維腫	線維肉腫
血管	血管腫	血管肉腫

図1 皮質骨と海綿骨

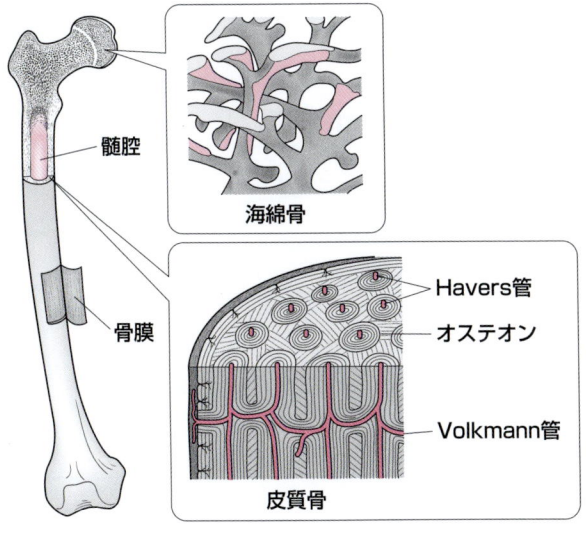

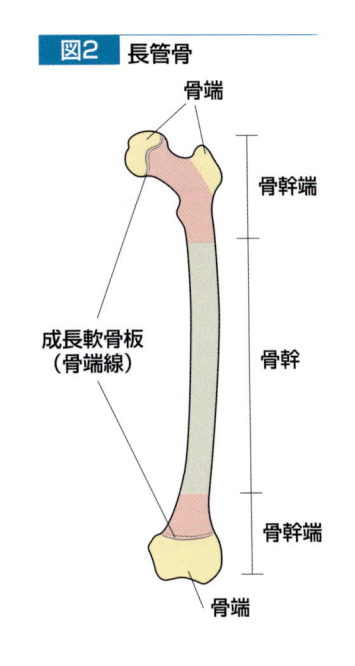

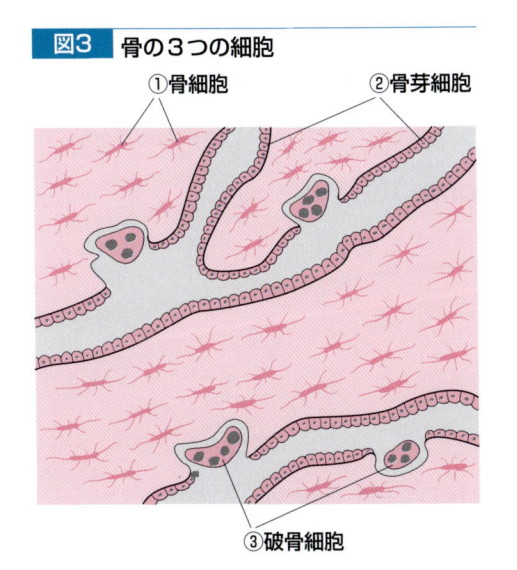

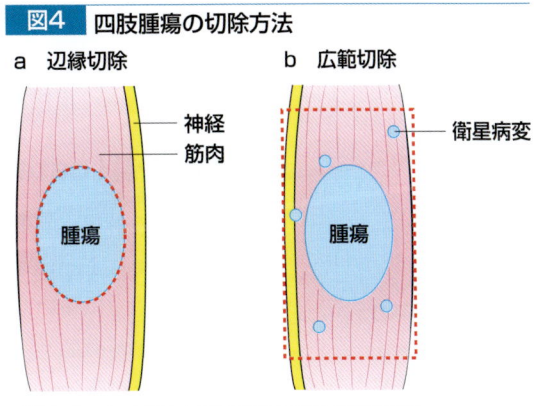

髄腔／海綿骨／骨膜／Havers管／オステオン／Volkmann管／皮質骨

図2 長管骨

骨端／骨幹端／成長軟骨板（骨端線）／骨幹／骨幹端／骨端

図3 骨の3つの細胞

①骨細胞　②骨芽細胞　③破骨細胞

図4 四肢腫瘍の切除方法

a　辺縁切除　　b　広範切除

神経／筋肉／腫瘍／衛星病変／腫瘍

破線（----）で囲んだ範囲がそれぞれの切除範囲

11　良性骨腫瘍

良性骨腫瘍

●特徴：辺縁切除や腫瘍内切除で治癒する，転移の能力なし

骨軟骨腫（osteochondroma）(図5)

●軟骨帽と元の骨髄腔と連続した骨の突出がみられる
●長管骨の骨幹端の突出が特徴
●小・中学生に多い
●膝の周辺に多い，ときに機能障害を伴う
●約1％に悪性化（二次性軟骨肉腫）がみられる
　※骨軟骨腫が多発すると多発性外骨腫（multiple exostosis）(図6)
　　遺伝性あり（常優），約10％に悪性化がみられる
　　左右対称性で，関節の機能障害が多い

軟骨芽細胞腫（chondroblastoma）(図7)

●類円形の軟骨芽細胞と軟骨島（HE染色でピンク色）がみられる
●長管骨の骨端に多い
●小・中学生に多い
●関節の痛み
●卵円形の限局性病変＋周辺骨硬化
●点状石灰化（軟骨系腫瘍の特徴的なX線像所見）がみられる

内軟骨腫（enchondroma）(図8)

●若い成人の手足の骨（small bones）に多い
●病変部の痛み，骨折
●点状石灰化がみられる
　※これが先天的に多発すると内軟骨腫症（enchondromatosis）
　　• Ollier病：一側性（図9）
　　• Maffucci症候群：さらに皮下の多発性血管腫を合併

類骨骨腫（osteoid osteoma）(図10)

●限局性の骨形成腫瘍（周囲に反応性の骨形成を伴う）
●真の病巣：1cm以下，通称Nidus
●長管骨骨幹に多い，小学生
●夜間痛が特徴的
●NSAIDsが著効する
●Nidusのみ切除すると治癒する
　※骨芽細胞腫：組織が類骨骨腫と同じで病巣2cm以上と大きい
　　　　　　　脊椎椎弓に多い

+αガイド

骨腫瘍は発生部位と年齢に特徴があります。

先天的な異常と考えられています。

周辺骨硬化は病変が非常にゆっくり増大しているとき，すなわち良性腫瘍でみられます。

-tosisという語は多発しているという意味です。Ollier病もMaffucci症候群も内軟骨腫が多発している点は同じです。

類骨骨腫では，①Nidus，②夜間痛，③NSAIDs（アスピリン）が有効の3つが三主徴です。

| 図5 | 骨軟骨腫 | 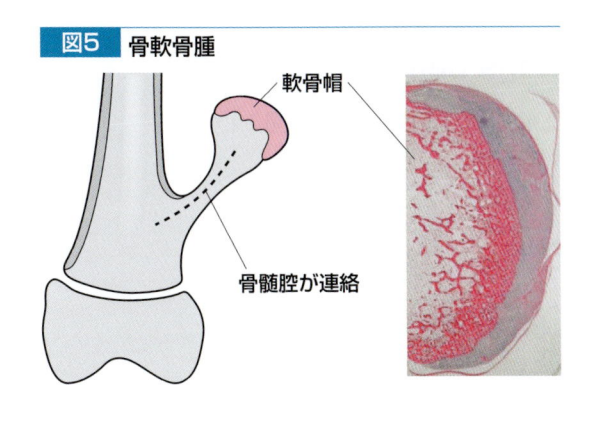 軟骨帽 / 骨髄腔が連絡 |

| 図6 | 多発性外骨腫 |

| 図7 | 軟骨芽細胞腫 | 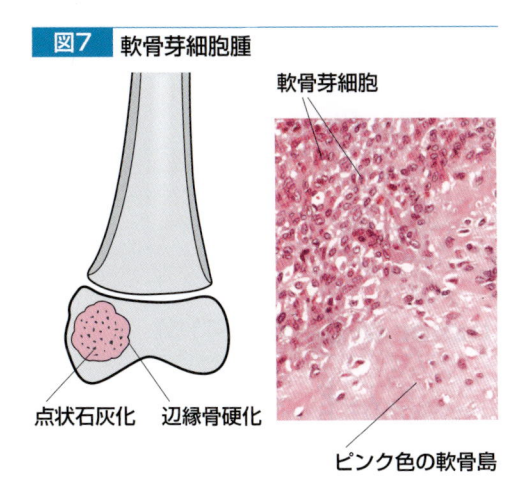 軟骨芽細胞 / 点状石灰化 / 辺縁骨硬化 / ピンク色の軟骨島 |

| 図8 | 内軟骨腫 | 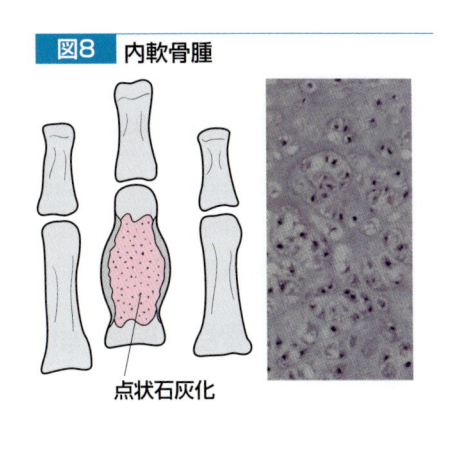 点状石灰化 |

| 図9 | Ollier病 |

| 図10 | 類骨骨腫 | 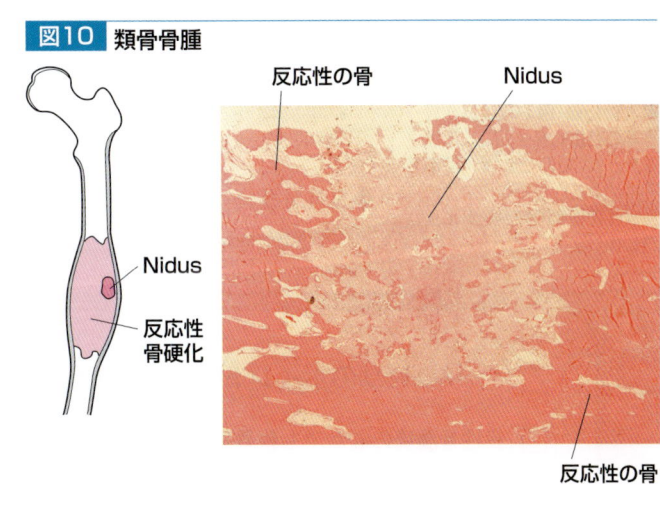 反応性の骨 / Nidus / 反応性骨硬化 / 反応性の骨 |

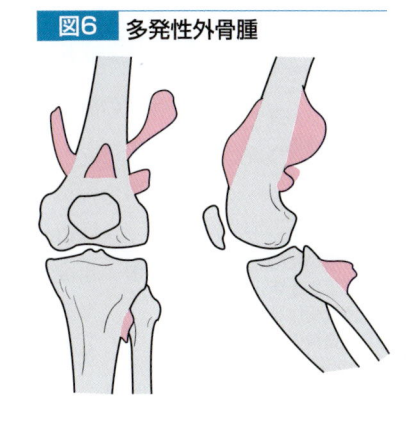

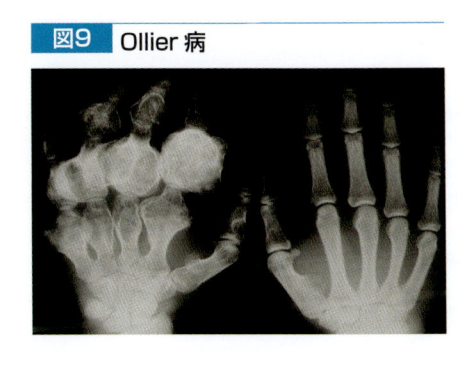

11 良性骨腫瘍

+αガイド

骨組織球症の旧分類では好酸球性肉芽腫の頻度が圧倒的に高いです。

普通の骨膜にはハイドロキシアパタイトの沈着がないため単純X線像では確認できませんが，何かの刺激を受けると骨膜は骨を作り皮質骨の外側の骨として単純X線像で確認できるようになります。これが骨膜反応です。

punched out とは「打ち抜き像」と訳され，境界明瞭な溶骨像のことです。ほかには多発性骨髄腫で頭蓋骨や長管骨などでみられます。

scalloping とはホタテの貝殻を割ったときの断面のような形をいいます。

骨巨細胞腫は名前から多核巨細胞が腫瘍細胞のように勘違いしやすい腫瘍です。単核の細胞が真の腫瘍細胞です。

再発が特徴の骨巨細胞腫では掻爬にレーザー焼灼，電気メス焼灼，温水処理，液体窒素処理などの補助療法が行われていて，いずれも再発率の低下に寄与しています。

まとめの図（図16）は良性骨腫瘍の特徴的発生部位と形態をまとめたものです。すべてあてはめることができるように各良性骨腫瘍の特徴をチェックしましょう。

骨組織球症（langerhans cell histiocytosis）

- 組織球の腫瘍，さまざまな頻度で好酸球が混じる（図11）
- 小学生が多い
- 旧分類：好酸球性肉芽腫
  Hand-Shüller-Christian 病，Letter-Siwe 病
- 新分類：単発で一臓器
  多発で一臓器（例えば骨だけ，皮膚だけに多発）
  多発で多臓器
- 脊椎では Calvé 扁平椎となりやすい（図12）
- 長管骨では骨幹に骨膜反応を伴った病変を作りやすい（図13）
- 頭蓋骨では打ち抜き像（punched out）が特徴的
- 骨単発は掻爬，ステロイド投与，放射線治療などで治癒する

非骨化性線維腫（non ossifying fibroma）

- 長管骨骨幹端の線維性組織の増生
- 溶骨像と scalloping を伴った辺縁骨硬化がみられる（図14）
- 偶然発見されるか，病的骨折で発症することが多い

骨巨細胞腫（giant cell tumor of bone）（図15）

- 単核の細胞（腫瘍細胞）＋反応性の多核巨細胞
- 偏心性溶骨，骨皮質は菲薄化膨隆
- ときに soap-bubble appearance を呈する
- 膝周辺の骨端と骨幹端の病変
- 30歳代に多い
- 良性，悪性の中間的性格を有している
  - 掻爬で3割が再発し，まれに肺転移する
  - 単に掻爬だけでなく補助療法を併用するのが現在の主流

◆良性骨腫瘍のまとめを図16に示す

リハビリのポイント —関節近傍の良性骨腫瘍の手術後—

☑ 良性骨腫瘍のなかでも軟骨芽細胞腫や骨巨細胞腫などは関節近傍に病変が発生するので，手術後には疼痛の具合をみながら，できるだけ早期に関節可動域訓練を開始する必要がある。

☑ ただ，腫瘍の進展程度や手術の範囲などは個人差が大きいので，適切な開始時期に適切な荷重量で歩行訓練などができるよう，主治医と連携を密にしておくことが重要である。

図11 骨組織球症の病理像

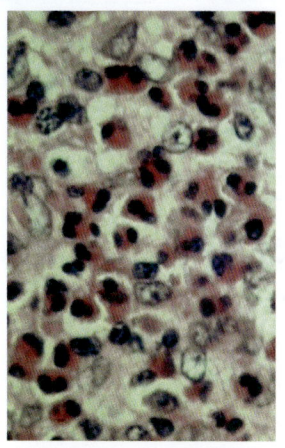

大型の核と明るい胞体をもつ組織球、赤い胞体と双眼状の核をもつ好酸球が認められる

図12 骨組織球症（Calve 扁平椎）

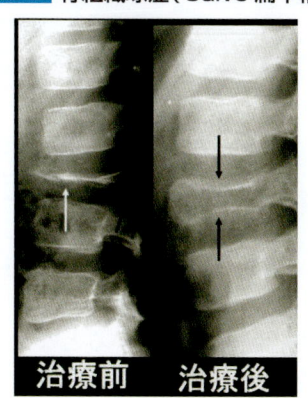

治療前　治療後

図13 骨組織球症（長管骨骨幹）

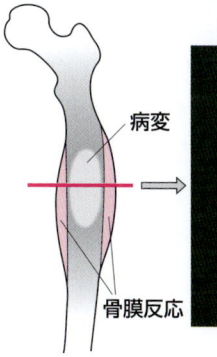

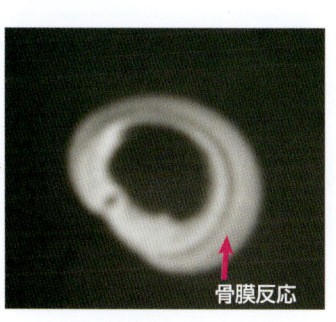

病変
骨膜反応
骨膜反応
著明な骨膜反応がみられる

図14 非骨化性線維腫（骨幹端）

scallopingを伴った辺縁骨硬化

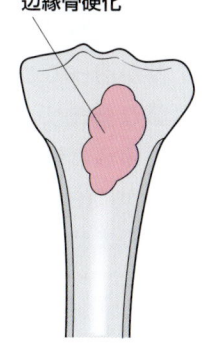

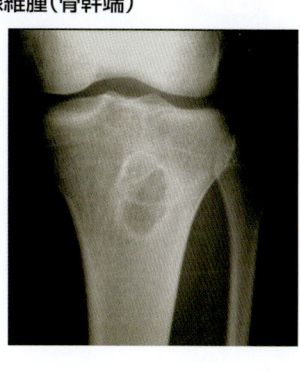

図15 骨巨細胞腫（骨端〜骨幹端）

骨皮質の菲薄化膨隆
soap-bubble appearance

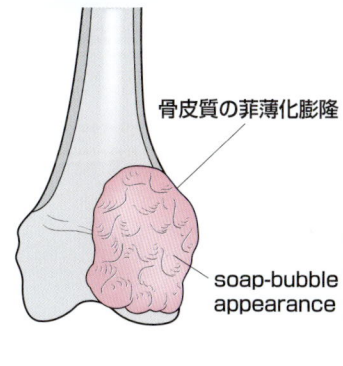

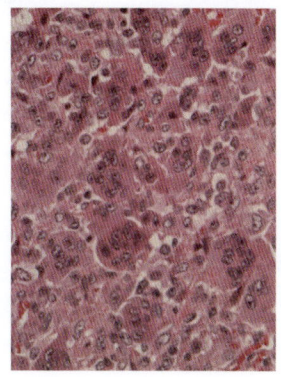

図16 良性骨腫瘍のまとめ

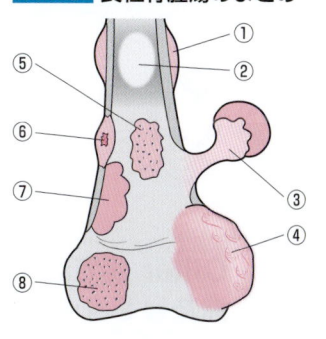

①,②骨組織球症
③骨軟骨腫
④骨巨細胞腫
⑤内軟骨腫
⑥類骨骨腫
⑦非骨化性線維腫
⑧軟骨芽細胞腫

11 良性骨腫瘍

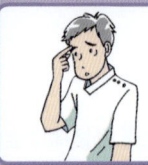

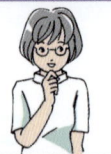

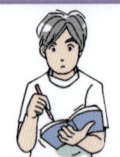

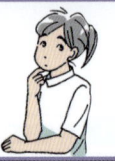

リアル質問箱
～学生さんから実際にあった質問をまとめました～

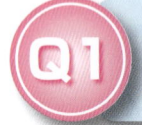

Q1 骨腫瘍は命に関わるのでしょうか？

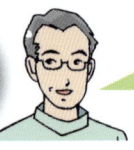

A1 悪性骨腫瘍は転移するとなかなか治せません。良性骨腫瘍は転移がないので大概は命の心配は要りませんが，腫瘍が大きくなって重要な臓器を圧迫してしまうと生命に危険が生じます。

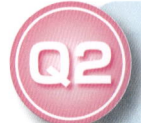

Q2 骨巨細胞腫が良性と悪性の中間ということは，どういうことでしょうか？ それらが肺に転移すると肺癌になるのでしょうか？

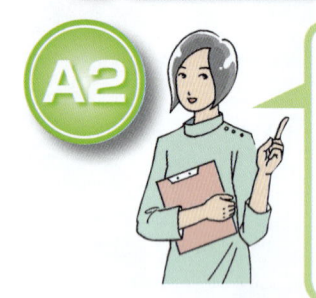

A2 骨巨細胞腫は良性腫瘍に対する治療法である腫瘍内切除（掻爬（そうは））で7割が治ってしまい，3割が再発し，数％は肺転移するという不思議な腫瘍で，そこから良悪性の中間的性質があるといわれます。肺癌とは肺の組織から生じた悪性腫瘍をいいます。よって，どこかに生じた悪性腫瘍が肺に転移して腫瘍をつくっても肺癌とはいいません。

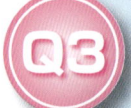

Q3 類骨骨腫では，なぜ夜間痛が生じるのでしょうか？

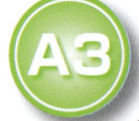

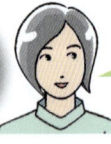

A3 プロスタグランジンと関連性があるという説もありますが，いまだ解明されていません。

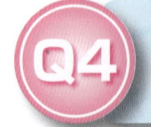

Q4 Ollier（オリエール）病では機能障害はあるのでしょうか？ 見た目をよくする手術はありますか？

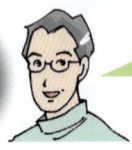

A4 程度には個人差がありますが，関節の拘縮・変形などのため，多くの場合，機能障害を伴います。美容目的の手術は一般的ではありません。

Q5 多発性外骨腫に性差はありますか？　小中学生になり，骨の出っ張りとして気がつくまで痛みはないのでしょうか？

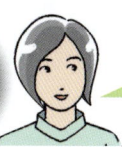

A5 多発性外骨腫は常染色体優性遺伝なので性差はありません。多発性外骨腫は生まれたときには生じており，大部分は痛みは伴いません。そして，成長期が終わるまで少しずつ増大します。成人になると成長はしませんが，今度は悪性化に注意が必要です。

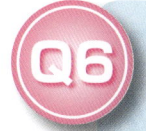

Q6 骨組織球症のタイプ別の良悪性がよくわかりません。
またCalve（カルヴェ）扁平椎が放射線治療で元に戻るというのが想像できません。

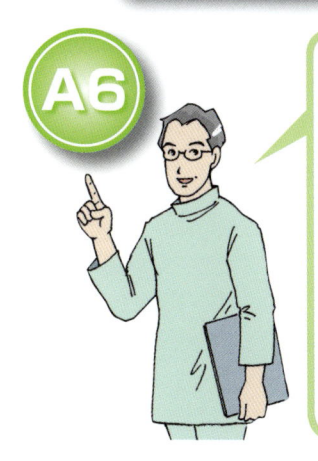

A6 旧分類の好酸球性肉芽腫と新分類の単発で一臓器はよく治り良性です。しかし，旧分類のHand-Schüller-Christian（ハンド シュラー クリスチャン）とLetter-Siwe（レトラ ジーベ），新分類の多発で一臓器，多発で多臓器では抗癌剤治療を行うのが最近の標準です。骨組織球症の大部分が単発で一臓器なのでWHO分類も良性となっていますが，今後は一部を悪性とするなど再分類される可能性があります。Calve（カルヴェ）扁平椎では治療後にある程度まで高さが回復します。その理由は不明ですが，骨粗鬆症でみられるような楔状椎（けつじょうつい）とCalve扁平椎は本質的に異なることだけは確かです。

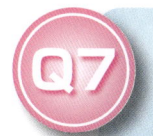

Q7 一般的に良性骨腫瘍はどのようなときに手術するのでしょうか？
手術後の骨の欠損はどうするのでしょうか？
内軟骨腫はどのように治療するのでしょうか？

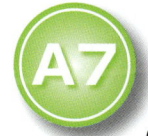

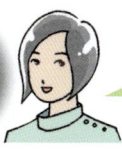

A7 痛みが強いとき，機能障害の原因となっているとき，骨折の危険性があるとき，良性骨腫瘍の手術が行われます。骨欠損には人工骨を用いて再建します。例えば内軟骨腫では一部骨皮質に小さな穴を開け，腫瘍内切除（掻爬（そうは）：物を少しずつ掻き出すこと）し，顆粒状の人工骨を移植する手術方法が主流です。

11 良性骨腫瘍

Stage 12 悪性骨腫瘍

●特徴：辺縁切除では再発する，広範切除が必要，転移する

骨肉腫（osteosarcoma）

●骨または類骨を産生する骨原発悪性腫瘍（図1）
　※骨 ＝ 類骨 ＋ ハイドロキシアパタイト
●高悪性度
●疫学：骨原発の悪性腫瘍のなかでは最多
- 長幹骨骨幹端，特に膝周辺や上腕骨近位に多い（図2）
- 10歳代と20歳代に多い
- 遺伝子異常：Rb遺伝子，p53遺伝子の異常が知られている
- 家系内に骨肉腫などが多発：Li-Fraumeni症候群

●症状・検査
- 強い痛みと腫れ
- 骨型（Ⅲ型）アルカリホスファターゼ高値
※初期には症状が一時軽快することがあり要注意

●単純X線像（図3）
- 骨内の不規則な溶骨像と造骨像
- 骨皮質の破壊
- 悪性を示唆する骨膜反応：Codman 三角（図4）
　　　　　　　　　　　　　spicula
　　　　　　　　　　　　　onion peel appearance

●治療（最初に生検する）
①術前化学療法（制癌剤による治療）
②広範切除と再建（切断を含む）
③術後化学療法と機能訓練
- 5年生存率70%，転移：ほとんどが肺

●術前化学療法を行うべき理由（図5）
- 肺微小転移巣の撲滅
- 原発巣の縮小
- 抗癌剤の感受性の検討

+αガイド

類骨はⅠ型コラーゲンが主成分でほかの特殊な骨の蛋白を含み，H-E標本では赤い塊にみえます（図1a）。これにハイドロキシアパタイト（石灰）が沈着するとその部分が青くみえます（図1b矢印部分）。

図2から骨肉腫の好発部位，年齢分布がよくわかります。骨幹端発生がkey wordです。

通常の骨肉腫は骨の内部，（骨）髄腔部から生じます。これがやがて骨皮質を破壊し骨外に広がります。

骨周囲の骨膜はもともと骨を形成する能力が高いので，刺激を受けると骨を形成し，単純X線像で確認できるようになります。これが骨膜反応です。図4は左から正常，骨折の際の骨膜反応である仮骨，Codman三角，spicula，onion peel appearanceの場合を示しています。

以前，骨肉腫は，早期の切断にもかかわらず，次第に肺に転移が現れ，命を落とす患者さんが8～9割を占めていました。図5は肺転移が単純X線像で初めてみつかった時期と，増大した時期から肺転移巣の増大速度を求め，直線で表した図です。細胞数が10^9個になると単純X線像でわかるようになります。これをみると患者さんが痛みを訴えて病院を受診するよりも前に肺転移が生じていたことがわかります。単純X線像で確認できない細胞レベルの転移が「微小転移」とよばれ，これを撲滅することが術前化学療法の最大の目的です。

図1 骨肉腫の病理像
a 網目状類骨（薄いピンク）　　b 類骨の石灰化（矢印部分）

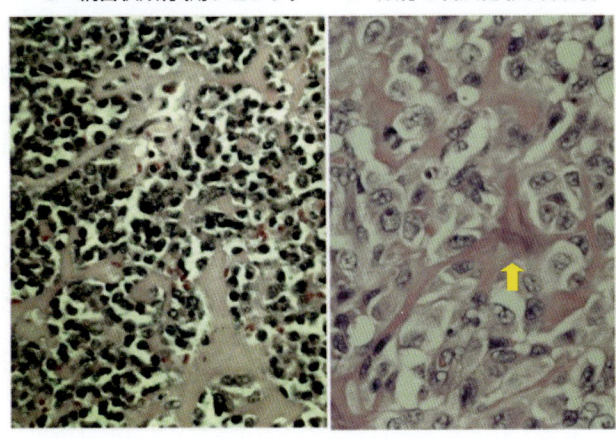

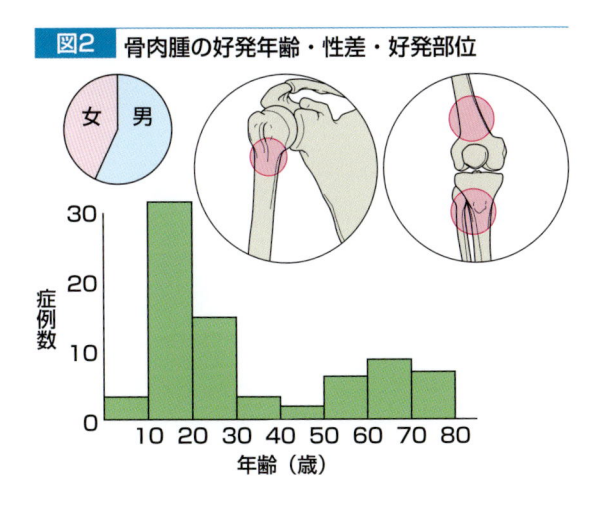

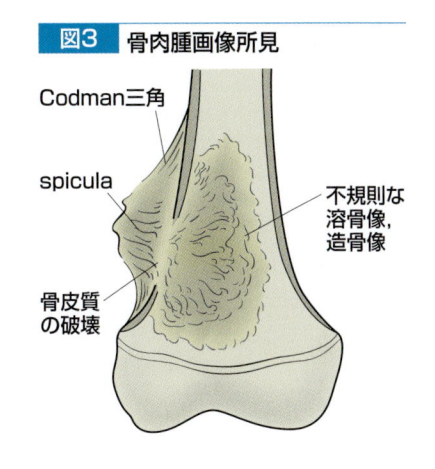

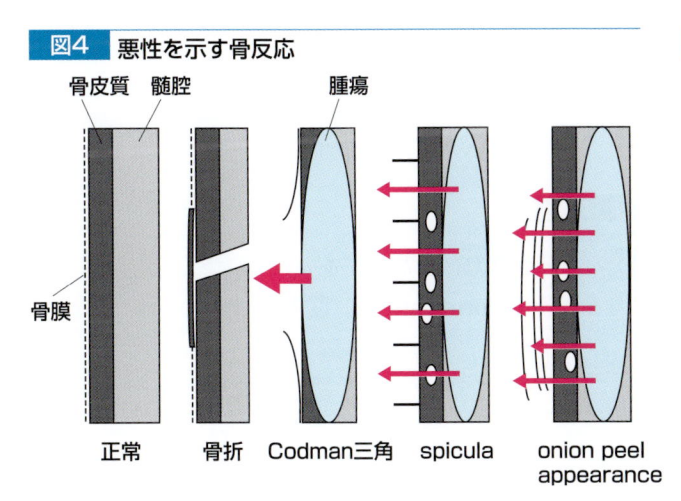

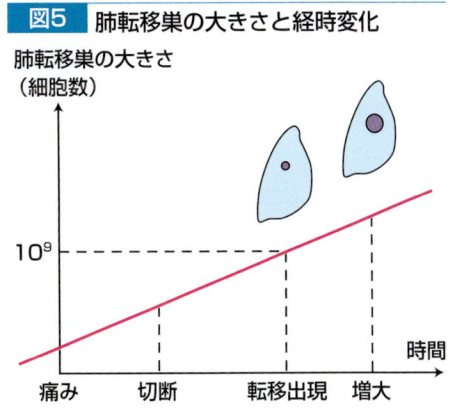

図2 骨肉腫の好発年齢・性差・好発部位
女　男
症例数　年齢（歳）

図3 骨肉腫画像所見
Codman三角
spicula
骨皮質の破壊
不規則な溶骨像，造骨像

図4 悪性を示す骨反応
骨皮質　髄腔　腫瘍
骨膜
正常　骨折　Codman三角　spicula　onion peel appearance

図5 肺転移巣の大きさと経時変化
肺転移巣の大きさ（細胞数）
10^9
痛み　切断　転移出現　増大
時間

12 悪性骨腫瘍

軟骨肉腫（chondrosarcoma）

- 軟骨産生能を有する骨原発悪性腫瘍（図6）
- 低悪性度腫瘍
  - 細胞異型が軽いが，浸潤能力あり
- 一次性軟骨肉腫：先行病変なしで生じたもの
- 二次性軟骨肉腫：多発性外骨腫，Ollier病などに合併したもの
- 50歳以上に多い
- 大腿骨の近位骨幹と骨盤に多い（図7）
- 単純X線像：骨皮質の破壊や肥厚（図7）
             不規則な石灰化（図7）
- 広範切除が唯一の治療（化学療法，放射線療法は無効）
- 5年生存率：80％，しかし10年生存率は50％に低下（再発しやすいため）

+αガイド

軟骨肉腫は低悪性度です。一般に低悪性度の腫瘍は化学療法（抗癌剤の治療）や放射線治療は効果がありません。手術で完全に取りきることが唯一，有効な治療法です。

Ewing肉腫

- 未分化の小円形細胞（神経系由来という説あり）の腫瘍（図8）
- PAS染色で陽性の豊富なグリコーゲンを有する
- 悪性度が非常に高い
- 染色体の転座 t(11：22)あり
- 小中学生に多い
- 著しい疼痛が特徴の1つ
- 発熱，WBC高値，CRP高値などの炎症所見が特徴的である
  ⇒ 骨髄炎との鑑別を要する
- 単純X線像：骨幹の病変（図9）
             虫喰い状骨破壊が主体で一見，骨破壊が軽い
             spiculaを主とした骨膜反応が著明
- 治療
  ①術前化学療法と放射線療法
  ②広範切除
  ③術後化学療法
- 5年生存率：45％
- 転移：肺がもっとも多く，次いで骨やリンパ節が多い

+αガイド

Ewing肉腫のkey wordは骨幹，炎症，放射線治療です。

染色体の転座についてはリアル質問箱（p.96）で解説します。

骨悪性線維性組織球腫

- 骨肉腫と似た経過をたどるがまれ，中高年に多い
- 病理組織像：花むしろ状（storiform pattern）（図10）

図6 骨原発悪性腫瘍の病理組織像

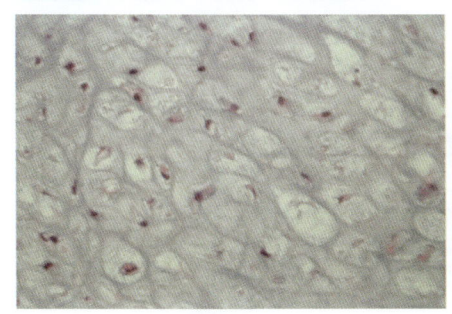

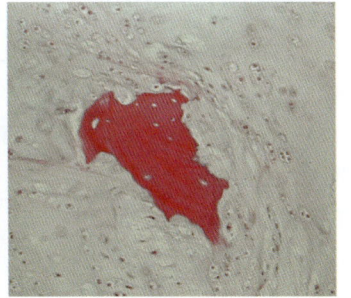

異型が軽い　　　　　　　　浸潤がある

図7 軟骨肉腫での骨変化

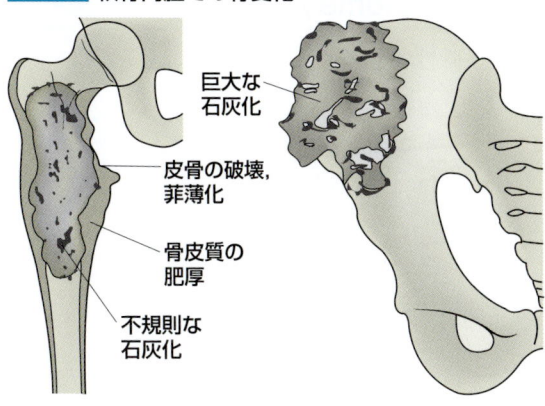

- 巨大な石灰化
- 皮骨の破壊，菲薄化
- 骨皮質の肥厚
- 不規則な石灰化

図8 Ewing 肉腫の病理組織像

図9 Ewing 肉腫の単純X線像所見

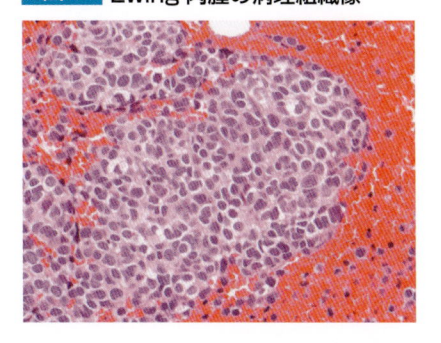

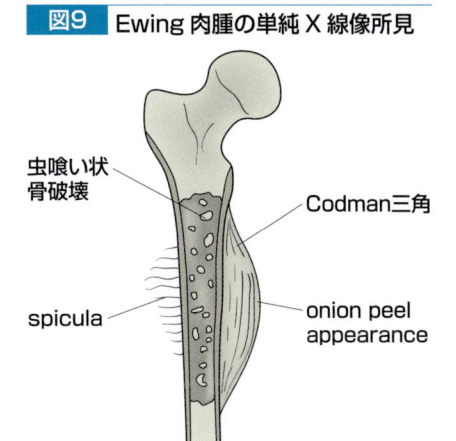

- 虫喰い状骨破壊
- Codman三角
- spicula
- onion peel appearance

図10 骨悪性線維性組織球腫の病理組織像

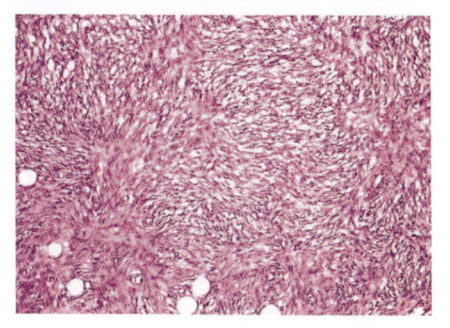

花むしろ状である

12 悪性骨腫瘍

脊索腫（chordoma）

+αガイド
脊索腫の key word は仙骨，中高年，膀胱直腸障害です。

- 胎生期脊索の遺残より発生すると考えられている
- 病理組織像：physalipherous cell（担空胞細胞）の増殖（図11）
- 脊椎のみに生じる，特に仙骨と頭蓋底に多い（図12）
- 低悪性度腫瘍
- 50歳以上に多い
- 仙髄神経の障害で膀胱直腸障害が生じやすい，痛みは軽い（図13）
- 単純X線像：溶骨と膨隆
- 治療：広範切除（最近では重粒子線治療も広く行われている）

多発性骨髄腫（multiple myeloma）

Bence-Jones 蛋白は骨髄腫細胞から産生された免疫グロブリンの遊離 L 鎖で分子量が小さいため容易に尿中へ排泄されます。

- 形質細胞の腫瘍，ほとんどが多骨性（図14）
- 脊椎や大きな長幹骨に多い
- 形質細胞から単一の免疫グロブリンが産生される
  ⇒ 腫瘍細胞から IgA, IgG, Bence-Jones 蛋白などのうち，一種類だけが産生される

骨髄腫では抗癌剤による治療が中心で，そのほとんどが内科で行われています。しかし，骨髄腫の患者さんの初発症状として腰背部痛が大変多く，整形外科が初診科として多いことを知っておく必要があります。

- 高齢者が腰背痛で発症することが多い
- 単純X線像：境界明瞭な溶骨性病変
  　　　　　別名 打ち抜き像（punched out）（図15）
  　　　　　骨シンチグラフィでは取り込みがない
- 治療：抗癌剤による治療が主体
  　　　病的骨折には骨接合術を行う

◆良悪性の鑑別と代表的悪性骨腫瘍の比較，悪性度別の治療方針を表1，表2，図16に示す

📝 リハビリのポイント ―下肢切断後―

☑ 切断後は創治癒まで弾性包帯固定を主とした断端ケアが行われる。その際，断端の周径や形状を記録しておく。これと並行して近位関節の拘縮予防と残存筋の筋力強化が重要である。

☑ 大腿切断では股関節の屈曲外転拘縮が，下腿切断では膝屈曲拘縮が生じやすいので自動，他動の可動域訓練を行い，良肢位の保持に努める。

☑ 筋力訓練では健側側の筋力訓練も行い，立ち上がり，起立，移乗など ADL の拡大を行う。

図11 脊索腫の病理像

担空胞細胞

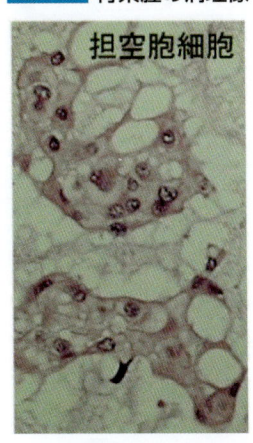

図12 脊索腫の好発部位

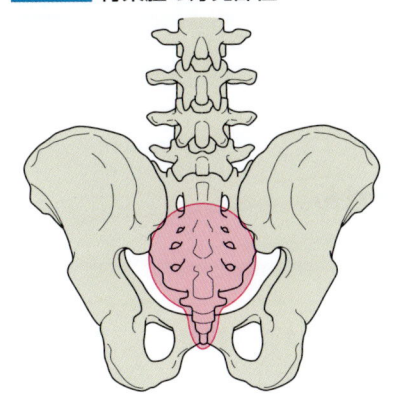

図13 脊索腫のMRI矢状断像

a T1強調像　　b T2強調像

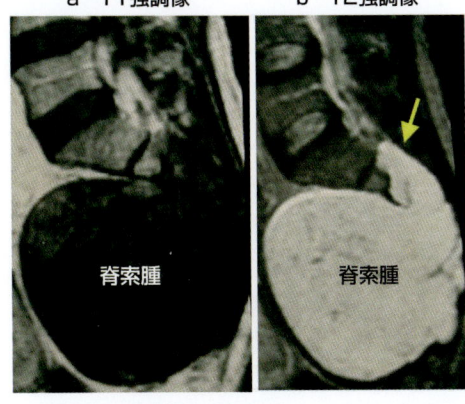

脊索腫　　脊索腫

矢印部で脊柱管内に腫瘍が進展していることがわかる

図14 多発性骨髄腫の病理像

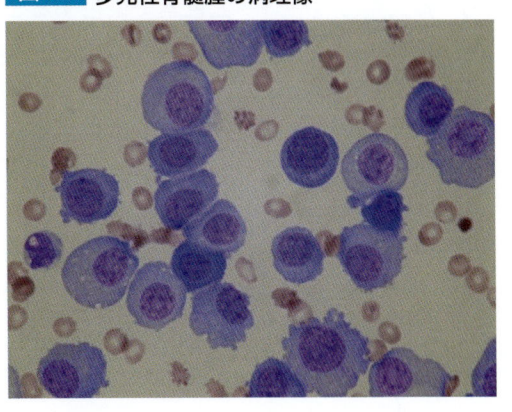

図15 多発性骨髄腫の単純X線像所見

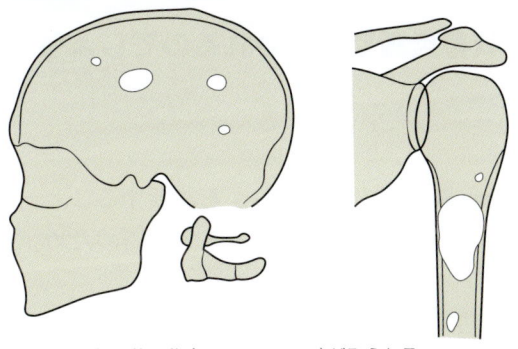

打ち抜き像（punched out）がみられる

図16 悪性度別の治療方針

臨床症状・単純X線像・生検

高悪性度（骨肉腫，Ewing肉腫）　→　術前化学療法（＋放射線治療）　→　手術＋術後化学療法

低悪性度（軟骨肉腫，脊索腫）　→　手術／重粒子線治療

12 悪性骨腫瘍

表1 悪性骨腫瘍の臨床所見の比較

	年齢	部位	症状
骨肉腫	中・高校生	骨幹端	痛み
軟骨肉腫	中高年	骨幹，骨盤	痛み
Ewing肉腫	小学生	骨幹	痛み，炎症
脊索腫	中高年	仙骨	膀胱直腸障害

表2 単純X線像での良悪性の鑑別

	悪性	良性
骨破壊	不鮮明	境界明瞭
骨皮質	破壊／消失	膨隆・菲薄化
石灰化	不均一	均一
骨膜反応	Codman三角など	滑らか

リアル質問箱
〜学生さんから実際にあった質問をまとめました〜

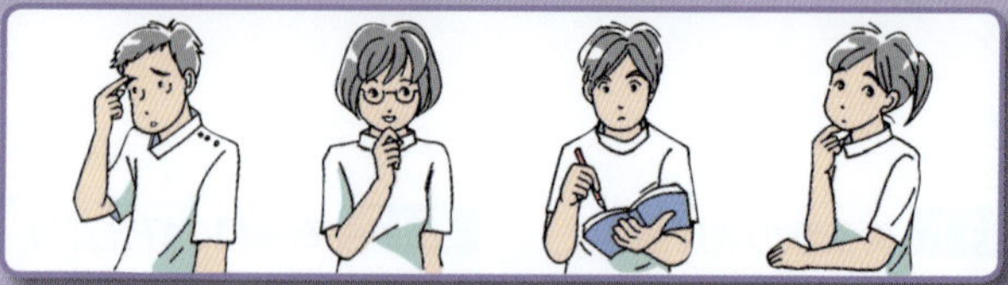

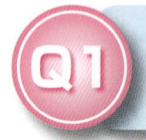

Q1 転座がよくわかりません。

A1 正常の染色体は直接観察することは困難です（上段）が，11番染色体のある点を境にオレンジ色と緑色の蛍光色素で染色すると両者が並んで2個観察できます（中段）。Ewing肉腫では11番染色体の1本がこのオレンジ色と緑色の境目で切れ，22番の一部と入れ替わることが知られています。これが「転座」とよばれる現象です。転座が生じると一組のオレンジ色と緑色は接して見えますが，ほかの組の緑色とオレンジ色が離れて観察され（下段），転座が生じていることを間接的に証明できます。

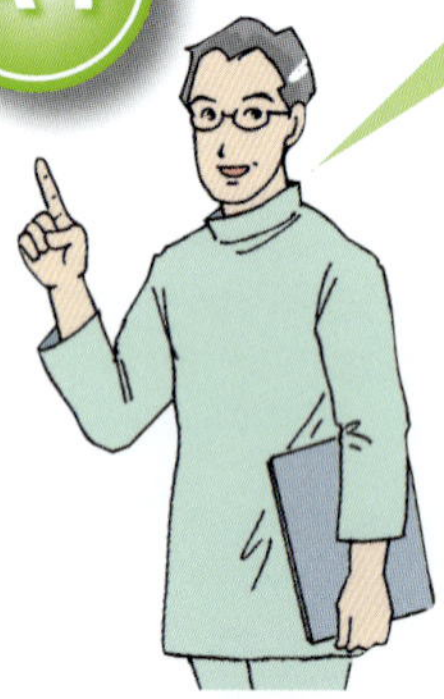

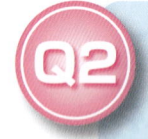

図17 染色による転座の観察

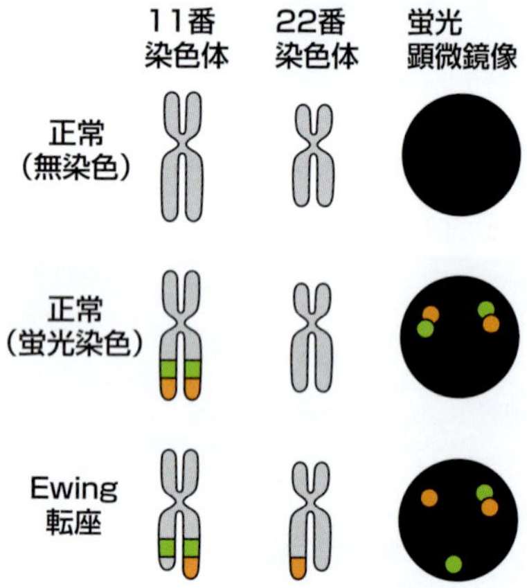

	11番染色体	22番染色体	蛍光顕微鏡像
正常（無染色）			
正常（蛍光染色）			
Ewing転座			

Q2 生検とは何のことでしょうか？
骨肉腫だけでなくEwing肉腫や軟骨肉腫でも行われるのでしょうか？

A2 腫瘍の一部の組織を採取し，顕微鏡で何であるかを診断することを「生検」といいます。すべての悪性腫瘍で最終的確定診断のために必要です。

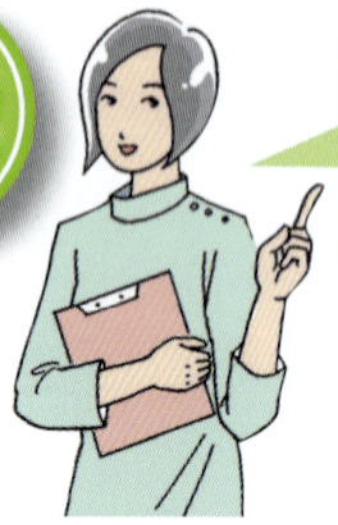

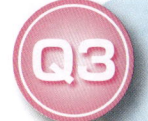

Q3 高額な治療の保証はあるのでしょうか？

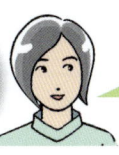

A3 各自治体により異なります。秋田県では骨肉腫やEwing肉腫の患者さんの場合，申請時点から20歳の誕生日まで治療費が無料になります。しかし，発症が20歳以上の場合は保証されません。高齢発症の骨肉腫や脊索腫などは金銭的に負担が大きいですが，月額の自己負担がある金額以下になる制度が適用されます。

Q4 広範切除すると筋の起始や停止がなくなってしまうのでは？ 骨肉腫の術前化学療法中のリハビリテーションは何をするのでしょうか？

A4 広範切除後には部位に応じて人工物を挿入し再建が行われます。たとえば脛骨近位の腫瘍を切除する場合，膝蓋腱の付着部がなくなるので膝伸展能力を再建するため図のように膝蓋腱の断端と，大腿骨遠位から切り離した半分の腓腹筋起始を縫合します。こうすると膝が伸展できるようになります。この場合，術後に膝の伸展力低下，足関節の底屈力低下，可動域制限，などが問題となることが予想されるので，術前から練習を行います。また術前から行うことで患者さんが疾患を受容するようになり，苦しい抗癌剤治療にもより積極的になり，「生きがい」をもたらす効果も指摘されています。

図18 膝伸展能力の再建（腓腹筋）

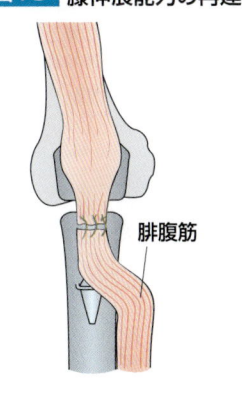

Stage 13 転移性骨腫瘍・軟部腫瘍

+αガイド

転移とは，癌をはじめとする悪性腫瘍が離れた臓器に広がることをいいます。ある臓器に生じた悪性腫瘍（原発腫瘍）が骨に転移したものが転移性骨腫瘍です。転移には血管を介する血行性転移とリンパ管を介するリンパ行性転移があり，骨へは血行性に転移します。

転移性骨腫瘍の原発臓器で最も多いのは肺です。2番目以降は統計のとり方により異なりますが，前立腺と乳腺が必ず上位にきます。

骨には赤色の骨髄をもつ骨と黄色の骨髄をもつ骨があります。赤色髄は血流が多いとされています。

通常では折れないような外力で生じた骨折を「病的骨折」といいます。

腫瘍があると末梢血液中で増加するのが腫瘍マーカーで，多くはいろいろな種類の腫瘍で増加するため，どこに癌が存在するとはいえません。しかしサイログロブリンは甲状腺癌で，prostate specific antigen（PSA）は前立腺癌で特異的に上昇します。

癌細胞は破骨細胞を刺激して骨を破壊し，骨が破壊されると癌細胞が刺激されます（図8）。この破骨細胞にアポトーシスを生じさせて骨の破壊を食い止めるのがbisphosphonateという薬剤です。Stage 9「骨粗鬆症」（p.66）ででてきました。要復習です。

転移性骨腫瘍

血行性転移の成立まで（図1）
①遊離，脈管内侵入　②散布　③着床，脈管外遊出　④転移巣形成

原発腫瘍（もともとの悪性腫瘍）で多いもの（図2）
①肺癌　②乳癌　③前立腺癌　④腎癌　⑤胃癌
●子供なら神経芽腫または肝癌

転移が多い骨
●脊椎，骨盤，上腕骨，大腿骨，肋骨（赤色髄の多い骨）

血行性転移の2つの転移経路
①原発腫瘍の静脈－心臓－肺－心臓－大循環－全身
②原発腫瘍の静脈－脊椎（Batson）静脈系－脊椎（図3）

症状
●しばしば骨への転移巣が先にみつかる
●痛み，ときに病的骨折，脊椎で進行すると麻痺（図4）
●まれに高カルシウム血症，貧血，低蛋白
●血清中腫瘍マーカーの高値：CA19-9，CEA，PSA，サイログロブリンなど
●骨代謝マーカーの高値：NTx（Ⅰ型コラーゲンの分解産物）など

画像所見
●ほとんどが溶骨型（図5）
●前立腺癌は造骨，乳癌は混合型になりやすい
●脊椎ではpedicle sign（図6）が特徴的（別名 winking owl sign）
  ・初期には椎間板が保たれ，骨のみ破壊される
●MRI，骨シンチグラフィで早期発見が可能

治療
●対症的：疼痛管理（薬剤，放射線，手術で固定）（図7）
●脊髄麻痺には24時間以内の対応が必要
●単発なら広範切除
●ホルモン療法（甲状腺癌，乳癌，前立腺癌など）
●bisphosphonate（ビスホスホネート）（破骨細胞にapoptosis（アポトーシス）誘導）（図8）

図1 血行性転移のメカニズム

原発巣
- ①原発巣から遊離
- ①脈管内侵入
- ②散布
- ③脈管外遊出
- ③着床
- ④転移形成

転移巣

図2 転移性骨腫瘍の原発巣

乳癌　肺癌　神経芽腫　前立腺癌　→　骨

図3 脊椎（Batson）静脈系

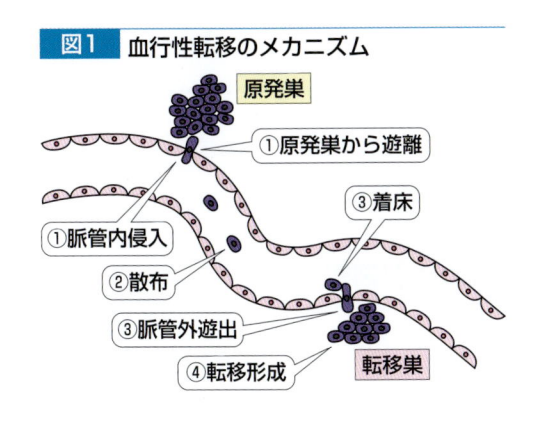

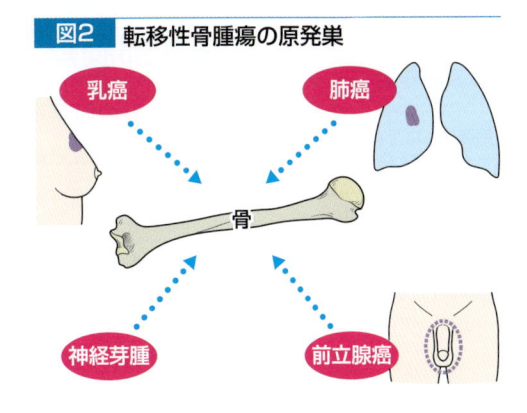

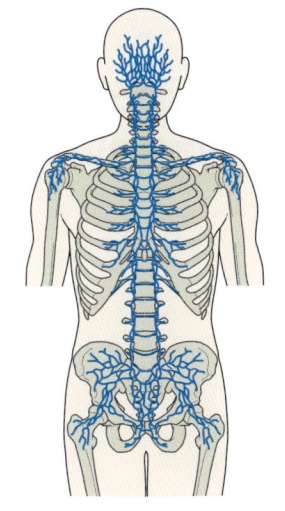

図4 転移性骨腫瘍の症状

初期

進行期

腫瘍による脊髄の圧迫がみられる

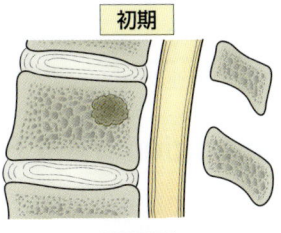

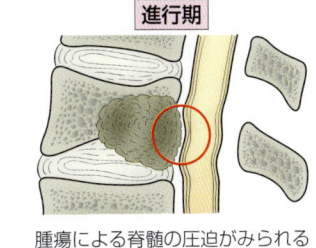

図5 転移性骨腫瘍の画像所見

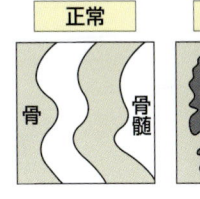

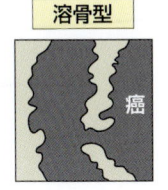

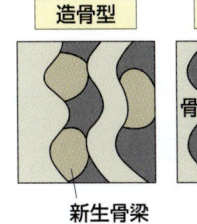

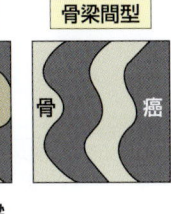

正常（骨・骨髄）

溶骨型（癌）

造骨型　新生骨梁

骨梁間型（骨・癌）

図6 pedicle sign

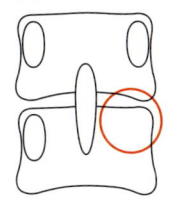

pedicle の消失がみられる

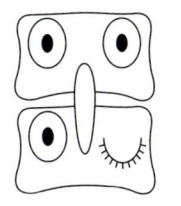

別名 winking owl sign

図7 転移性骨腫瘍に対する外科的治療例

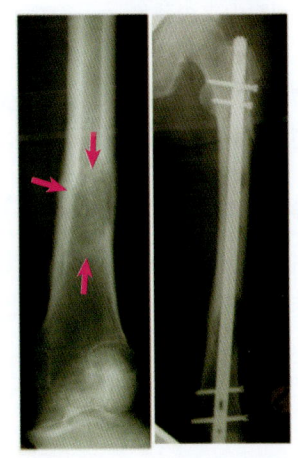

左図矢印部分にみられる転移性骨腫瘍に対し，右図のような外科的治療を行う

図8 癌細胞と破骨細胞

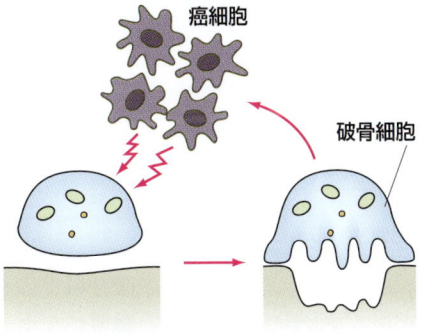

癌細胞

破骨細胞

骨破壊が進むと癌細胞が増殖する

13　転移性骨腫瘍・軟部腫瘍

良性軟部腫瘍

- 骨軟骨以外の間葉系組織から生じた腫瘍
- 特徴：辺縁切除で基本的には治癒する
- MRIで検査診断する（表1）

> **+αガイド**
> 良性軟部腫瘍にはそれぞれ特徴があります．デスモイドは再発，最も多い脂肪腫，静脈石の血管腫，爪下に生じて強い痛みを伴うグロムス，Tinel徴候の神経鞘腫，神経線維腫が多発して起こるvon Recklinghausen病などです．

> 軟部腫瘍のMRIについてはリアル質問箱（p.105）で解説します．

デスモイド：類腱腫（desmoid）（図9）

- 若年者に起こる腱様組織の増殖
- 腹壁や肩周辺に多い
- 転移はないが，広範切除しても再発が非常に多い

脂肪腫（lipoma）（図10）

- 成熟した脂肪組織からなる
- 良性軟部腫瘍のなかで最も多い，必要ならば辺縁切除
- ときに高脂血症と関連あり

血管腫（hemangioma）（皮下血管腫，筋内血管腫）（図11）

- 単純X線像：静脈石や石灰化，痛みがあれば治療する
- 多くの症候群や疾患と関連する
  例）Kasabach-Merit（カサバッハ メリット）症候群

グロムス腫瘍（glomus tumor）（図12）

- 爪下に多い，血管球由来の腫瘍
- 発作性，限局性，温度変化で生じる非常に強い痛みが特徴
- ピンテスト陽性

> 血圧を感知する血管球のことをglomus apparatusといいます．

> ピンテストとはペンの先のようなもので局所的に圧を加えただけで痛みが生じるテストです．

神経鞘腫（neurinomaまたはschwannoma）（図13）

- 神経に沿った紡錘形腫瘤
- 神経鞘（schwann）細胞由来の腫瘍
- 圧痛とTinel（チネル）徴候
- 病理：Antoni A型（組織学的に観兵状（かんぺい）配列がある）
  　　　Antoni B型（組織学的に観兵状配列がない）

> Tinel徴候は絞扼性神経障害のところで出てきました（Stage 7「末梢神経障害①」（p.50）参照）．

神経線維腫（neurofibroma）（図14）

- 神経そのものの腫瘍，切除で神経の欠損症状がみられる
- 悪性化あり（悪性末梢神経鞘腫瘍が生じることあり）
  ※神経線維腫症（neurofibromatosis）
  - 神経線維腫などの腫瘍が多発した疾患
  - 1型がvon Recklinghausen（フォン レックリングハウゼン）病とよばれ，多発性の神経線維腫とカフェオレ斑が特徴（図15）

> カフェオレ色の斑のことです．

表1 各腫瘍のMRI信号強度

	T1	T2
大部分の腫瘍	低信号	高信号
脂肪腫（lipoma）	高信号	高信号
類腱腫（desmoid）	低信号	低信号

図9 デスモイド
a 肉眼像　　b 病理組織像

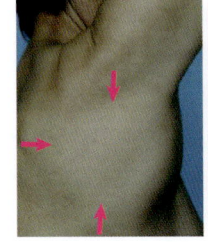

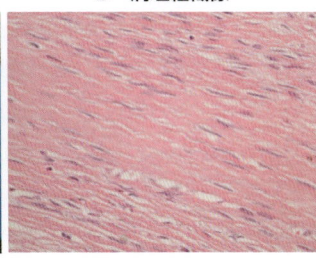

図10 脂肪腫
a 肉眼像　　b 病理組織像

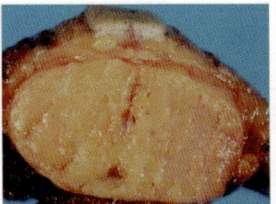

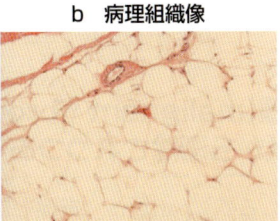

図11 血管腫
a 肉眼像　　b 病理組織像　　c 単純X線像

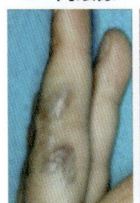

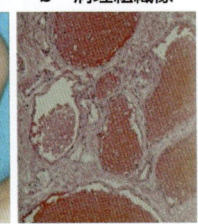

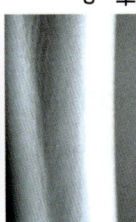

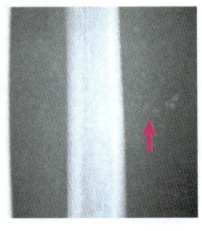

図12 グロムス腫瘍
a 肉眼像　　b 肉眼像　　c 病理組織像

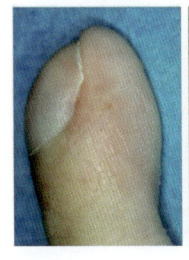

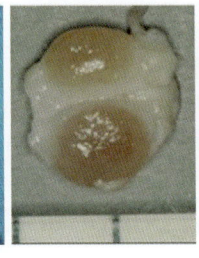

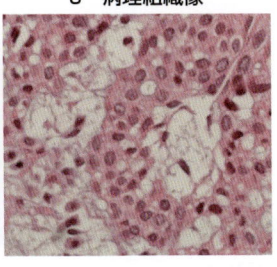

図14 神経線維腫（病理組織像）

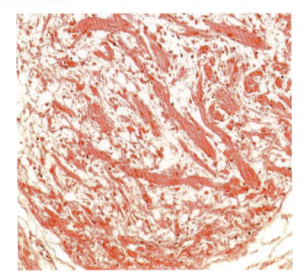

図13 神経鞘腫
a 肉眼像　　b 病理組織像（Antoni A） 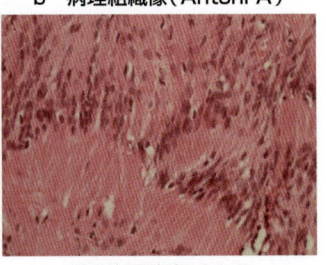
観兵状配列がみられる

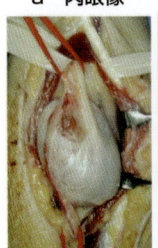

図15 神経線維腫症1型（von Recklinghausen病）
神経線維腫
カフェオレ斑

13 転移性骨腫瘍・軟部腫瘍

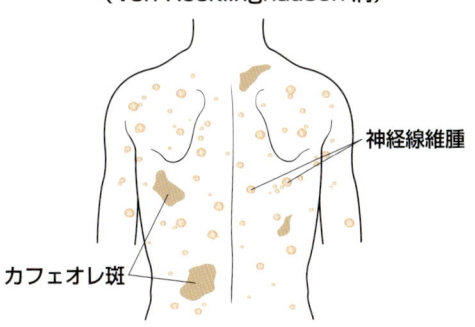

+αガイド
悪性軟部腫瘍は種類が大変多いので，特徴をとらえてください。小児では何が多いか，成人では何が多いか，化学療法が有効なものは何か，適切な切除法は，などです。

悪性軟部腫瘍

- 骨以外から生じた肉腫で，種類が多い
- 全体で多いもの：脂肪肉腫
- 若年者，特に5歳以下は横紋筋肉腫が多い
- 症状：痛みのない腫瘤，境界明瞭のことが多い
- 5 cm以上，深層(筋内)だと悪性の確率が高い
- 部位：大腿に多い
- 治療：生検し診断してから広範切除する(図16)
- 化学療法が有効な肉腫：横紋筋肉腫，滑膜肉腫

悪性軟部腫瘍では病理の特徴をおさえておきましょう。storiform（花むしろ状），脂肪芽細胞，二相性，herring bone pattern（ニシンの骨状）などです。

悪性線維性組織球腫(malignant fibrous histiocytoma；MFH)(WHO分類から削除されつつある)(図17)

- 病理：storiform(花むしろ状) pattern，炎症と誤診されることあり

脂肪肉腫(liposarcoma)

- 病理：脂肪芽細胞の出現(図18)により診断
- 高分化型，粘液型，円形細胞型などに細分類される

滑膜肉腫(synovial sarcoma)

- 病理：二相性(癌の部分と肉腫の部分が混在しているのが特徴)(図19)
- 関節近傍に発生，特に膝周辺に多い
- 単純X線像で石灰化を伴う

横紋筋肉腫(rhabdomyosarcoma)(図20)

- 以下の3つの亜型に分類される
  - 胎児型(幼児の頭頸部に好発)，化学療法有効，予後良
  - 胞巣型(若年者の四肢に好発)，化学療法有効，予後中間的
  - 多形型(高齢者の四肢に好発)，化学療法無効，予後不良

悪性末梢神経鞘腫瘍(malignant peripheral nerve sheath tumor)(図21)

- 神経線維腫症1型の悪性化が多い
- 悪性度が高く予後不良

その他の悪性軟部腫瘍

- 平滑筋肉腫：軟部と子宮に発生
- 線維肉腫：ニシンの骨状像(herring bone pattern)がみられ，ときに先天的に生じる
- 血管肉腫：頭皮に多い(乳癌術後のリンパ浮腫に合併することあり)

図16 辺縁切除と広範切除の違い

a 辺縁切除 　　b 広範切除

神経
筋肉
衛星病変
腫瘍

破線(----)で囲んだ範囲がそれぞれの切除範囲。
悪性軟部腫瘍では広範切除が行われる

図17 悪性線維性組織球腫の病理組織像

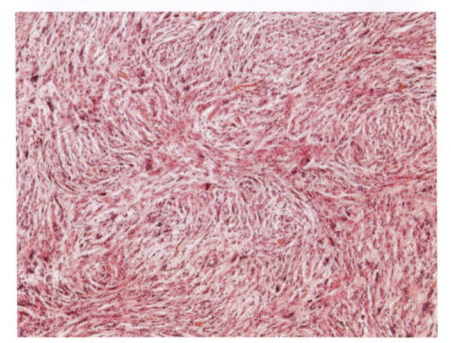

花むしろ状である

図18 脂肪肉腫の病理組織像(脂肪芽細胞)

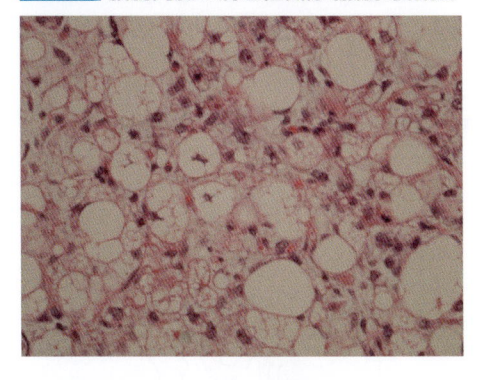

図19 滑膜肉腫

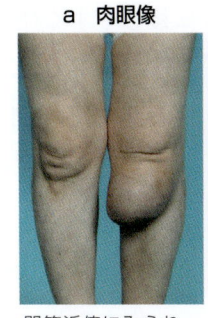

a 肉眼像　　b 病理組織像

関節近傍にみられ，　　二相性が特徴
ときに石灰化を伴う

図20 横紋筋肉腫の病理組織像

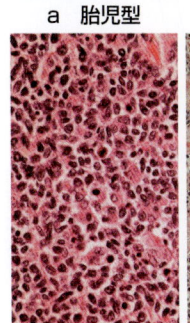

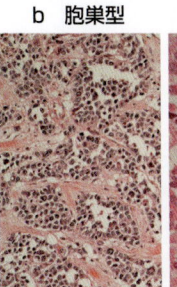

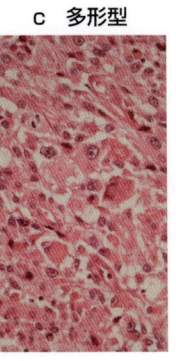

a 胎児型　　b 胞巣型　　c 多形型

図21 悪性末梢神経鞘腫瘍

a 肉眼像　　b 病理組織像

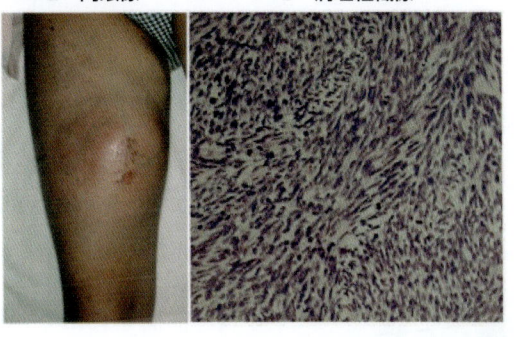

リハビリのポイント ―癌の手術後の患者さん―

☑ 癌の既往のある患者さんでは転移性骨腫瘍が生じている可能性を常に念頭に置かなければならない。リハビリ中に痛み，特に新たに生じた痛みに対しては転移性骨腫瘍がないかどうか，病的骨折の危険性などを考慮しなければならない。

☑ 病的骨折を回避するため担当医との密接な連携を保ちつつ，患者さんの訴えに耳を傾けるよう心がける。

---

13 転移性骨腫瘍・軟部腫瘍

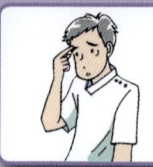

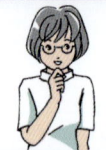

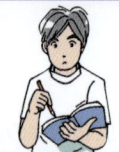

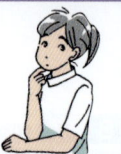

リアル質問箱
～学生さんから実際にあった質問をまとめました～

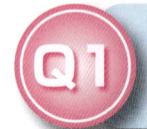

Q1 転移は全身に起こりうると思うのですが，なぜ特定箇所に多いのでしょうか？

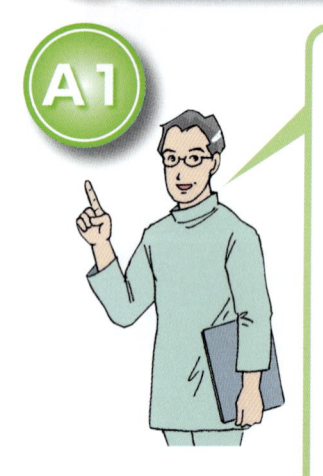

A1 これについてはまだ解明されていません。ただBatson（バトソン）静脈系は弁のない静脈で流れが遅いため，脊椎に着床しやすいのではないかといわれています。また，原発の臓器の部位により転移しやすい骨の部位が知られています。乳癌は胸骨や肋骨，前立腺癌は骨盤に転移しやすく（図22），ほかに子宮癌も骨盤への転移が多いといわれています。

図22 原発別にみた転移しやすい骨

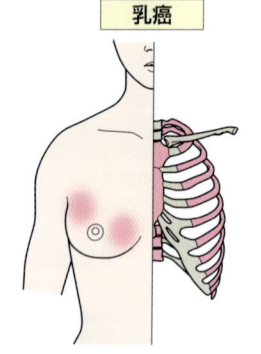

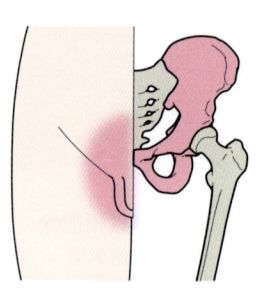

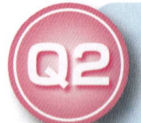

乳癌　　前立腺癌

Q2 グロムス腫瘍はどうして診断されにくいのでしょうか？
また，どのような手術を行うのですか？

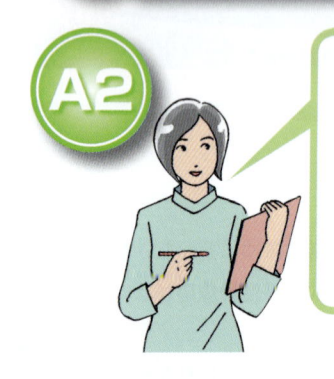

A2 診断されにくいのは腫瘍が小さく，爪下に存在するのでみつけにくいためです。最近では超音波ではっきりとグロムス腫瘍を描出できることがわかり，診断しやすくなりました。手術では爪を片側から持ち上げると爪下全体を見ることができ，腫瘍を取り除くことが可能となります。切除したら爪を元の位置に戻します。仮に剥がしてしまっても爪は再生します。

Q3 MRIのT1，T2のことがよくわかりません。

A3

図23は大腿前内側に発生した軟部腫瘍（→）のMRIです。T1強調画像では脂肪が高信号で白く見えます。皮下の脂肪組織（→）や筋間の脂肪，大腿骨骨髄腔（※）が白く見えています。一方，最も信号が低く黒く見えるのは大腿骨の骨皮質（→）です。筋肉（→）は全体的に信号が低く，灰色くらいに見えます。この腫瘍は筋肉とほぼ同じ輝度を呈しています。T2強調画像では脂肪のほかに水分や血流が多いところが高信号になり白く見えます。図23bでは膝窩動脈の中がリング状に高輝度を呈し（→），腫瘍内部も高信号を呈し白く見えています。
多くの腫瘍はこのようにT1で低信号（low signal），T2で高信号（high signal）になります。これに対し脂肪腫では脂肪だけですから，T1，T2とも（high signal）で白く見えます（図24）。

図23　大腿部MRI横断像（軟部腫瘍）
a　T1強調画像　　b　T2強調画像

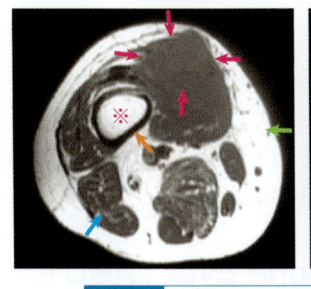

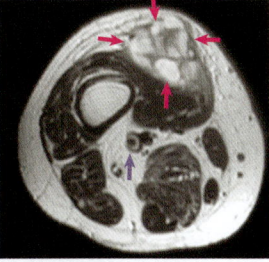

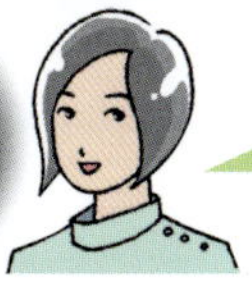

図24　大腿部MRI横断像（脂肪腫）
a　T1強調画像　　b　T2強調画像

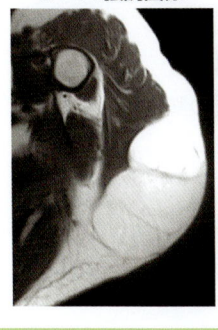

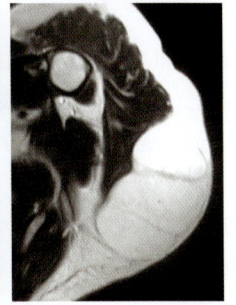

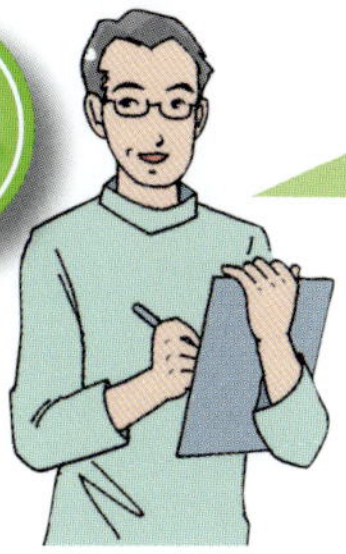

Q4 悪性の軟部腫瘍では痛みがないことが多く，境界が不明瞭のことも多いのはなぜでしょうか？
また，衛星病変は境界明瞭でも周囲にあるのでしょうか？
生検は何の確認のために行うのでしょうか？

A4

悪性軟部腫瘍（軟部肉腫）でなぜ痛くないことが多いのかは不明ですが，そのために放置する患者さんが多いので非常に重要です。境界明瞭でも周囲にミクロレベルの衛星病変があるので広範切除が必要ですから，手術の前に生検をして良性か悪性か組織診断で確認し，悪性であれば広範切除を行うことが必要です。

Stage 14 骨腫瘍類似疾患・骨系統疾患

骨腫瘍類似疾患

●骨腫瘍に似ているが真の腫瘍ではない疾患

単発性骨嚢腫(solitary bone cyst)(図1)

●漿液性の液を入れた空洞と,これを裏打ちする線維性組織が特徴
●病的骨折を起こしやすい
●10歳以下に多い
●上腕骨,大腿骨の近位骨幹端(active phase)に好発
 • 成長とともに骨幹部へ移動(latent phase)
●単純X線像:境界明瞭な骨透亮像,骨折を伴うと fallen fragment sign
●治療:混濁ステロイド注入,ドレナージ,人工骨充填

動脈瘤様骨嚢腫(aneurysmal bone cyst;ABC)(図2)

●血液を充満する多房性嚢胞,線維組織が隔壁を作る(図3)
●20歳代に多い
●長幹骨の骨幹端,骨盤,脊椎(後方成分)に好発
●単純X線像:ballooned out(偏心性の骨皮質の膨隆)
 • ときに soap-bubble appearance を呈する
●MRI:fluid-fluid level が認められる
●治療:掻爬骨移植,切除,(放射線),再発が多い
※最近の知見:Ch17短腕の異常が多い ⇒ 腫瘍と考える説あり

線維性骨異形成(fibrous dysplasia;FD)

●骨内に結合織と未熟な骨 ⇒ 変形
●全年齢でみられる
●好発部位
 • 大腿骨近位:内反変形(図4)が生じやすい
  進行すると Shepherd's crook deformity となる
 • 肋骨:肋骨に何かあればFDを第一に考える
●病理組織像:Chinese-character like(図5)
●単純X線像:すりガラス様(ground glass appearance)
●治療:経過観察でよい,ときに変形の矯正
※ Albright(オルブライト) syndrome:褐色色素斑
 性的早熟(内分泌系の異常)
 多骨性線維性骨異形成

+αガイド

単発性骨嚢腫と動脈瘤様骨嚢腫はどちらも骨幹端が好発部位です。

単発性骨嚢腫は治療法に特徴があります。ステロイドの注射液のなかでも白濁したものを注入したり,壁に穴をあけて持続的に空洞内の圧力が下がるようにすると,多くの例で空洞のところに骨が形成され治癒します。骨折後に治癒することもしばしば経験されます。また一度治癒しても再発しやすいことも特徴です。

soap-bubble appearance は動脈瘤様骨嚢腫だけでなく骨巨細胞腫でも観察されます(Stage 11「良性骨腫瘍」(p.82)を参照)。

Shepherd's crook deformity,日本語では「羊飼いの杖様変形」です。

図1 単発性骨嚢腫

a 骨折（active phase）　　b 治癒　　c 遠位に再発（latent phase）

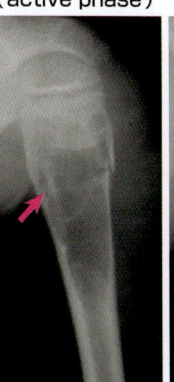

空洞の中に骨片（骨折片）が入り込んだ像である fallen fragment sign がみられる（→）

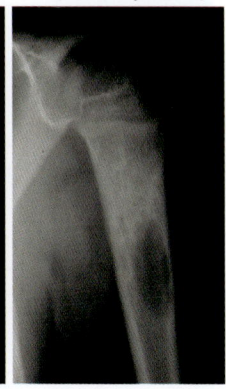

図2 動脈瘤様骨嚢腫

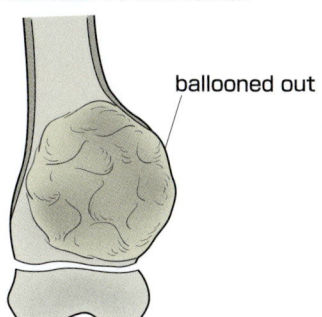

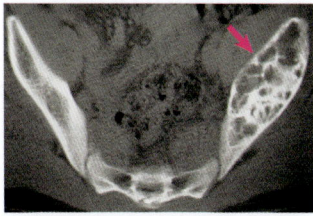

ballooned out

soap-bubble appearance がみられる（→）

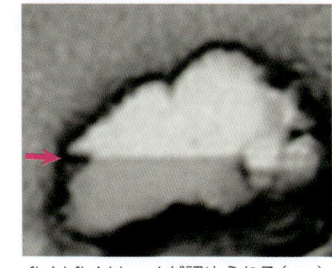

fluid-fluid level が認められる（→）

図3 動脈瘤様嚢腫の病理組織像

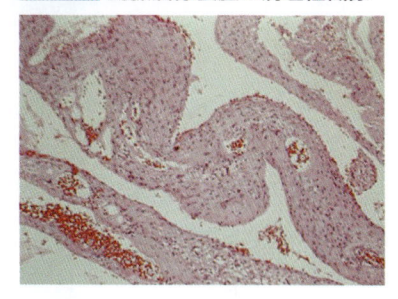

図4 線維性骨異形成の好発部位

a 大腿骨近位部（内反股）　　b 肋骨

すりガラス様陰影

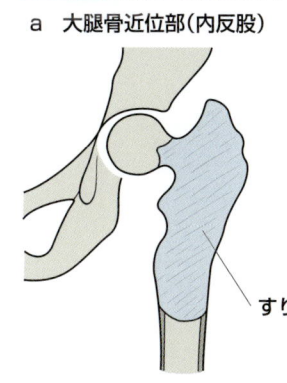

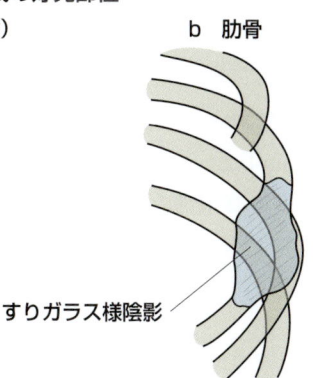

図5 線維性骨異形成の病理組織像（Chinese-character like）

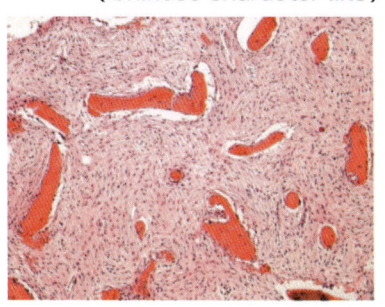

14　骨腫瘍類似疾患・骨系統疾患

骨・関節系統疾患

●先天的(後天的)な骨関節の異常，通常は対症的治療のみ

理解のための基礎知識

●骨の形成(図6)
- 軟骨内骨化：長さ(長軸方向)の成長
- 膜(結合織)性骨化：太さの成長

●骨の組成
- 類骨(Ⅰ型コラーゲン＋非コラーゲン性蛋白)＋ハイドロキシアパタイト

●軟骨の組成
- 水分が75％＋Ⅱ型コラーゲン＋プロテオグリカン

●破骨細胞の働き
- 骨を溶かし良好な改変をする
- 骨髄腔を形成する

軟骨無形成症(achondroplasia)(図7)

●軟骨内骨化の障害

※ fibroblast growth factor receptor 3 (FGFR3)の異常

①太く短い長管骨 ⇒ 四肢短縮型低身長症
②大きい頭部，前額の突出
③腰椎の前弯増強 ⇒ 腰部脊柱管狭窄症を合併しやすい

骨形成不全症(osteogenesis imperfecta)(図8)

●Ⅰ型コラーゲンの構造異常
●細い長管骨
  ⇒ 骨折 ⇒ 変形(骨癒合は正常)，短縮
●青色強膜
●難聴(成人期)，オパール様歯牙
●治療：変形に対し節状骨切り＋髄内釘固定

大理石骨病(osteopetrosis)(図9)

●破骨細胞の機能不全
- 骨は固く，もろい ⇒ 骨折(治癒しにくい)
- 骨髄が形成されない ⇒ 貧血，肝脾腫
- 単純X線像：bone within bone
  脊椎ではラガージャージー様模様

+αガイド

骨関節系統疾患は多数ありますので，代表的な8疾患のみ解説します。

「理解のための基礎知識」をしっかり把握してください。それぞれの疾患の異常のもとがどこなのかが重要です。表1(p.111)にポイントをまとめました。

軟骨無形成症では四肢短縮型低身長症，対照的にp.110の脊椎骨端異形成症では体幹短縮型低身長症となります。

大理石骨病とPaget病(p.110)はどちらも破骨細胞の異常で生じますが，大理石骨病は先天的な疾患なのに対し，Paget病は中高年で発症します。

なぜ肝脾腫が生じるのでしょうか？リアル質問箱(p.113)で解説します。

図6 骨の形成

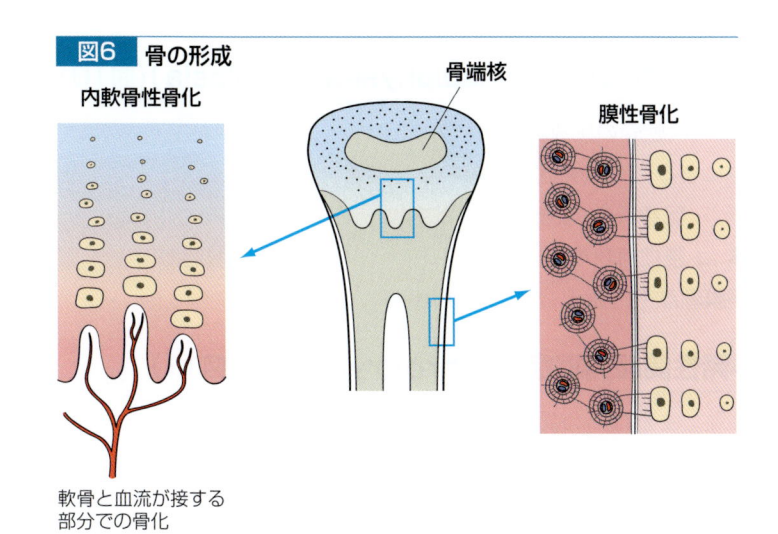

内軟骨性骨化　　骨端核　　膜性骨化

軟骨と血流が接する部分での骨化

図7 軟骨無形成症（四肢短縮型低身長症）

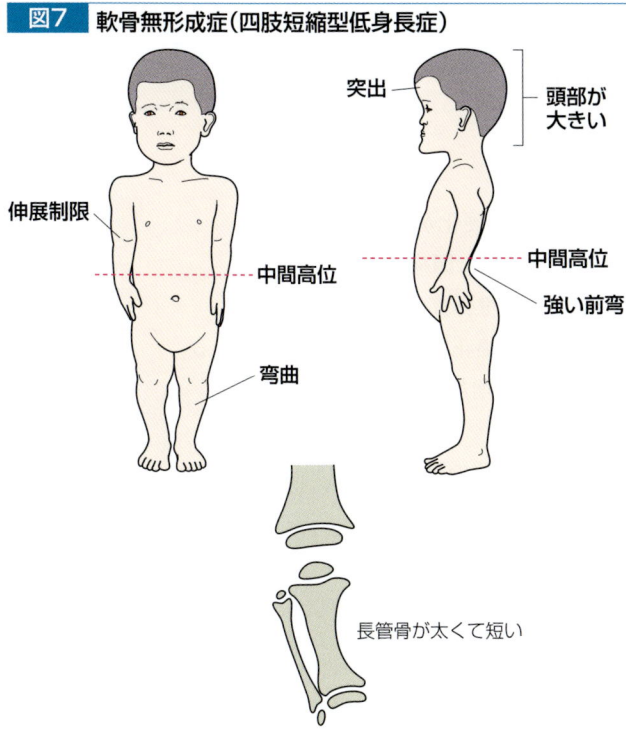

- 伸展制限
- 中間高位
- 弯曲
- 突出
- 頭部が大きい
- 中間高位
- 強い前弯

長管骨が太くて短い

図8 骨形成不全症

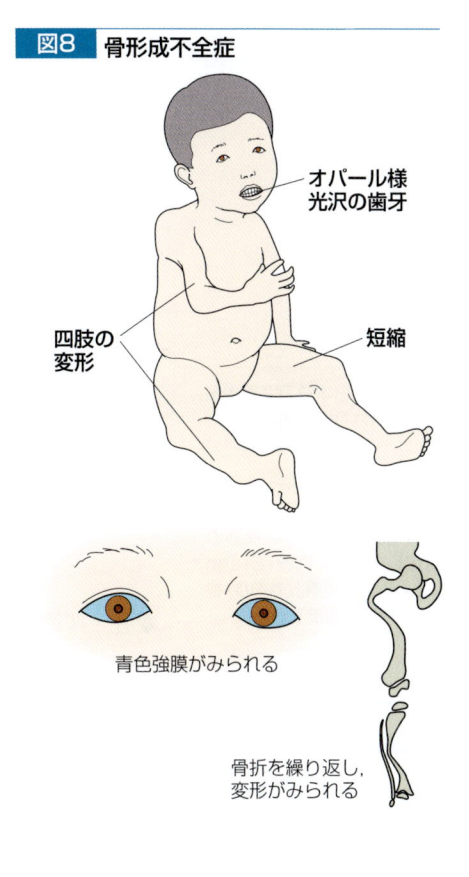

- オパール様光沢の歯牙
- 四肢の変形
- 短縮

青色強膜がみられる

骨折を繰り返し，変形がみられる

図9 大理石骨病

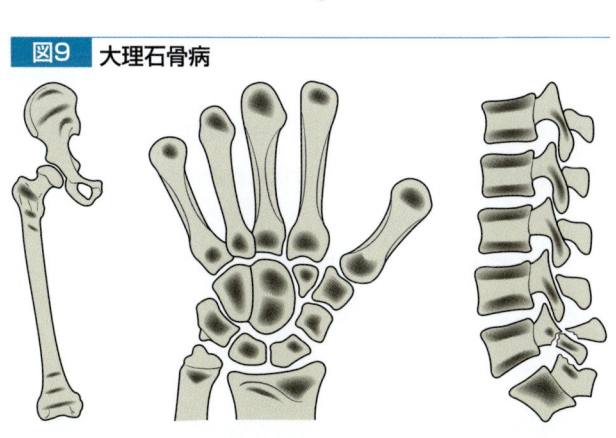

14　骨腫瘍類似疾患・骨系統疾患

脊椎骨端異形成症（spondyloepiphyseal dysplasia）（図10）

- II型コラーゲン（軟骨の主成分）の異常
- 椎体が扁平になる，大腿骨近位骨端の骨化遅延
  ⇒ 体幹短縮型低身長症（上肢が膝に届く）
- 扁平な椎体 ⇒ 腰椎前弯増強
- 漏斗胸，網膜剥離や近眼を合併しやすい

先天性多発性関節拘縮症（arthrogryposis）（図11）

- 脊髄前角細胞，または筋の異常
  - 全身，特に末梢の関節が固くなる
  - 上肢は変形と拘縮
  - 股，膝関節の先天性脱臼
  - 内反足がみられる

+αガイド

股関節の先天性脱臼については Stage 23「小児股関節疾患」（p.178），内反足については Stage 25「足の疾患」（p.194）で解説します。

Paget 病（パジェット）（図12, 13）

- 骨の改変（破骨細胞）の異常
  - 骨の肥厚と変形
  - 長管骨：骨端から溶骨や骨硬化が生じ，弯曲する
    ⇒ 症状として骨痛，頭痛が多い
  - 椎体：椎体肥大（前後長や椎体高が増大する）
  - 頭蓋：綿花様頭蓋（頭蓋に綿花状の広範造骨像が生じる）
  - 病理（図13）：破骨細胞の増加，モザイク状の骨
  - 検査：血清アルカリホスファターゼ高値
  - 治療：bisphophonate，肉腫の合併に注意

mosaic，日本語では寄木細工様と訳されています。

血清アルカリフォスファターゼは骨形成が盛んな疾患で増加します。骨肉腫（Stage 12「悪性骨腫瘍」（p.90）参照）でも増加します。

◆骨・関節系統疾患のまとめを**表1**に示す

リハビリのポイント ―骨腫瘍類似疾患―

☑ 骨腫瘍類似疾患では McCune-Albright 症候群のような高度の変形が治療の対象となることもあるが，ほとんどは痛みで病院を受診するため，リハビリは病的骨折後や手術後に行われることが多い。

☑ リハビリでは疼痛の具合をみながら，できるだけ早期に病変周囲の関節可動域訓練を開始する。荷重開始時期や負荷量は個人差が大きいので，主治医とよく連携をとることが重要である。

図10 脊椎骨端異形成症（体幹短縮型小人症）

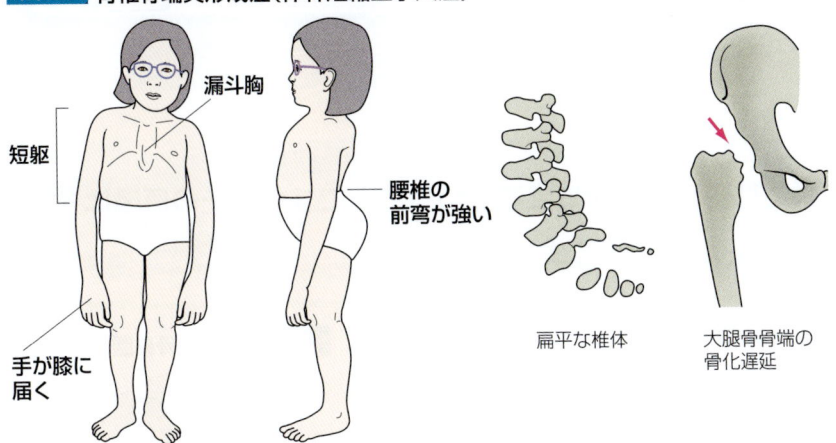

- 短躯
- 漏斗胸
- 腰椎の前弯が強い
- 手が膝に届く
- 扁平な椎体
- 大腿骨骨端の骨化遅延

図11 先天性多発性関節拘縮症

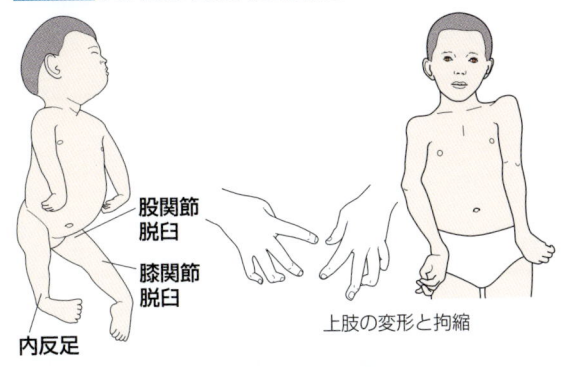

- 股関節脱臼
- 膝関節脱臼
- 内反足
- 上肢の変形と拘縮

図12 Paget 病

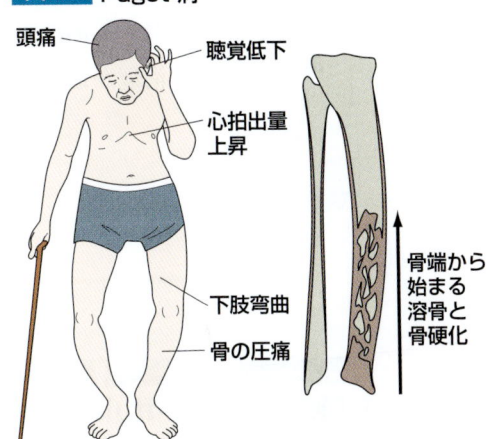

- 頭痛
- 聴覚低下
- 心拍出量上昇
- 下肢弯曲
- 骨の圧痛
- 骨端から始まる溶骨と骨硬化

図13 Paget 病（病理組織像）

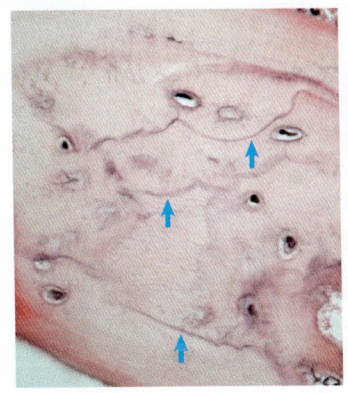

モザイク状の骨，多数のセメント線（→）がみられる

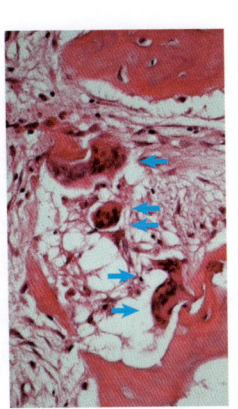

破骨細胞（→）の増加がみられる

表1 骨・関節系統疾患のまとめ

疾患	異常部位	特徴	症状など
軟骨無形成症	軟骨内骨化	短く太い骨	四肢短縮型低身長症
骨形成不全症	Ⅰ型コラーゲン	細い骨	骨折，変形
大理石骨病	破骨細胞	固く脆い骨	bone within bone
脊椎骨端異形成症	Ⅱ型コラーゲン	扁平な脊椎，骨端	体幹短縮型低身長症
Paget 病	破骨細胞（後天的）	骨の弯曲	mosaic

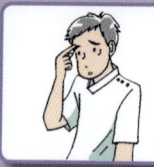

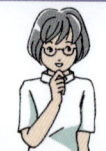

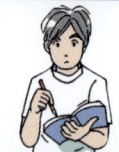

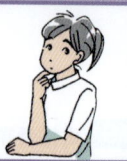

リアル質問箱
～学生さんから実際にあった質問をまとめました～

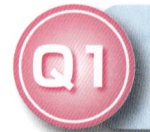

Q1 単発性骨嚢腫では骨に空洞ができるということですが，その原因は？

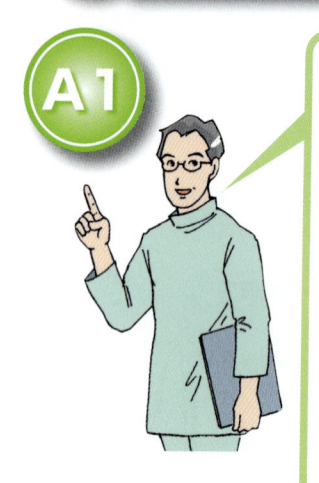

A1
単発性骨嚢腫の原因は明らかになっていません。これまで炎症，骨壊死，循環障害，外傷など，いろいろな説が提唱されましたが，明らかとなっていません。1つだけ言えるのは嚢腫内の圧を下げると治癒が進むという点です。

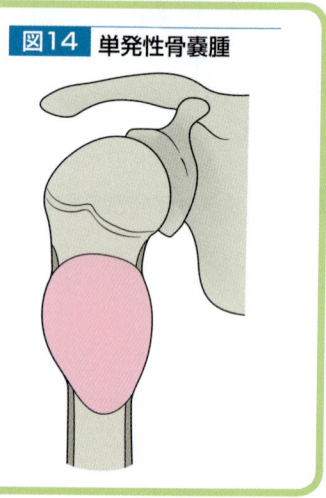

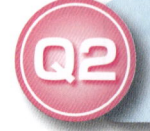

図14 単発性骨嚢腫

Q2 動脈瘤様骨嚢腫の「動脈瘤様」とはどういう意味でしょうか？ MRIのfluid-fluid levelはどうして見えるのですか？

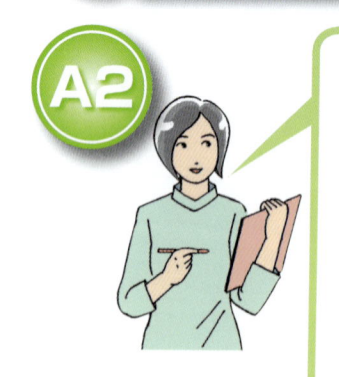

A2
動脈瘤とは動脈の壁の一部が外側へ膨らんだようになることです。膨らんだ部分が腫瘤のように触れ，動脈の拍動を触れることができます。動脈瘤様骨嚢腫でも偏心性に骨皮質が外側へ膨瘤し，内部には血液が入っているのでこの名前がついたと思われます。もちろん真の血管ではありませんので拍動は触れません。動脈瘤様骨嚢腫の内部は線維性の組織で区切られ，多房性になり，それぞれに血液が充満しています。貯留した血液成分が層状に分離しfluid fluid levelとして観察されるとされています。fluid-fluid levelはほかの腫瘍でもみられますし，外傷で出血を伴った場合でも観察されます。

Q3 軟骨無形成症での短い手足は伸ばせるのでしょうか？
また，腰部脊柱管狭窄症にはどのような治療を行うのですか？

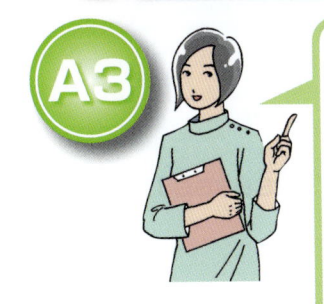

A3 現在，短い四肢に対しては創外固定器を用いた脚延長術という方法が必要に応じて行われています。また腰部脊柱管狭窄症には腰椎の後方の骨を手術的に削り，圧迫された硬膜を広げる手術が行われています。Stage 20「腰椎疾患」(p.154)で詳しく述べますが，模式図は以下の通りです。

図15 軟骨無形成症による腰部脊柱管狭窄症に対する手術

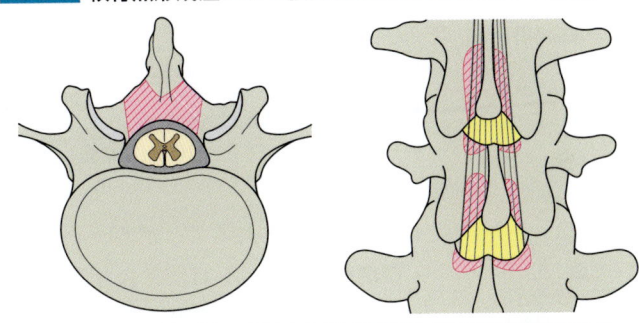

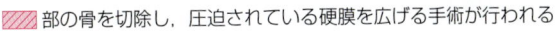

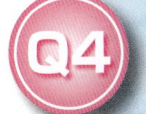

部の骨を切除し，圧迫されている硬膜を広げる手術が行われる

Q4 大理石骨病では，なぜ貧血や肝脾腫になるのでしょうか？

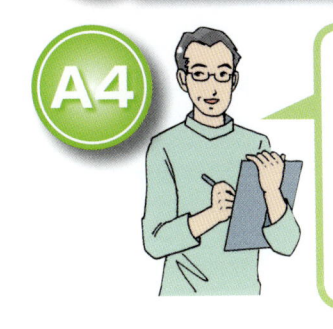

A4 破骨細胞の働きは，骨の吸収と骨髄腔の形成です。大理石骨病では破骨細胞の機能異常で骨が作られてばかりの状態のため骨髄腔がなくなってしまいます。そのため，本来，骨髄で行われるはずの造血が行われず貧血になります。また，これを補おうとして髄外での造血が行われます。骨髄以外で最も盛んに造血が行われるのが肝臓と脾臓であるため肝脾腫が生じます。

Stage 15 骨壊死・骨端症

骨端症（epiphyseopathy）とは

● 骨端部の循環障害による障害，病因はほとんどが不明

ペルテス病（Legg-Calve-Perthes' disease）

● 小児の大腿骨頭の骨壊死，自然治癒傾向が強い
● 種々の変形（巨大扁平化など）を残すことあり
● 疫学
  - 4〜8歳に多い（まれに〜14歳）
  - 男児が85％を占める
  - 片側性が多い（5〜10％は両側）
● 症状
  - 跛行で発見されることが多い
  - 股関節痛，しばしば膝部痛を訴える（図1a）
  - 開排と内旋制限が認められる（図1b）
● 病期（図2）
  ① 初期（滑液膜炎期）
    骨頭涙痕間距離の拡大＝Waldenström 徴候
  ② 壊死（硬化）期〜分節（再生）期
  ③ 修復期
● Catterall 分類（壊死範囲に基づいた分類）（図3）
  ① Group Ⅰ：前方に限局　　② Group Ⅱ：前1/2以下
  ③ Group Ⅲ：前1/2以上　　④ Group Ⅳ：骨頭全体
● head at risk sign
  これが認められると自然治癒が不良（図4）
  ① Gage's sign　　② 骨端核外方の石灰化
  ③ 骨幹端の嚢腫　　④ 成長軟骨の水平化
● 予後不良因子
  ① 年長児　　② 女児
● 治療方針
  - Group Ⅰ, Ⅱ, head at risk sign（−）
    ⇒ 杖の使用，運動を控える
  - Group Ⅱ, head at risk sign（＋），Group Ⅲ, Ⅳ
    ⇒ 外転装具（荷重装具と非荷重装具あり）（図5a）
    必要なら大腿骨内反骨切り術（図5b, c）
※治療の基本は containment（包み込み）理論：
  骨頭を求心位に保ち，寛骨臼で包まれるようにする

+αガイド

骨端症の循環障害の病因としては疲労骨折説や先天性の説などがありますが定説はありません。骨端症はたくさんありますが，取り上げた6疾患が代表的です。

一見，症状が不思議です。股関節の疾患なのに，膝周辺を痛がります。そのため見落とされることもあります。小児が膝を痛がったら，股関節を必ず診ることが大事です。

ペルテス病では，Catterallという人の提唱した Group 分類と head at risk sign が治療方針に関わるので重要です。

求心位とは関節の凸と凹の部分の適合性のことです。股関節では臼蓋（寛骨臼）と大腿骨頭の適合性は一般に外転位をとると向上します。

図1　ペルテス病

a　痛みの部位

b　症状，股関節の内旋制限

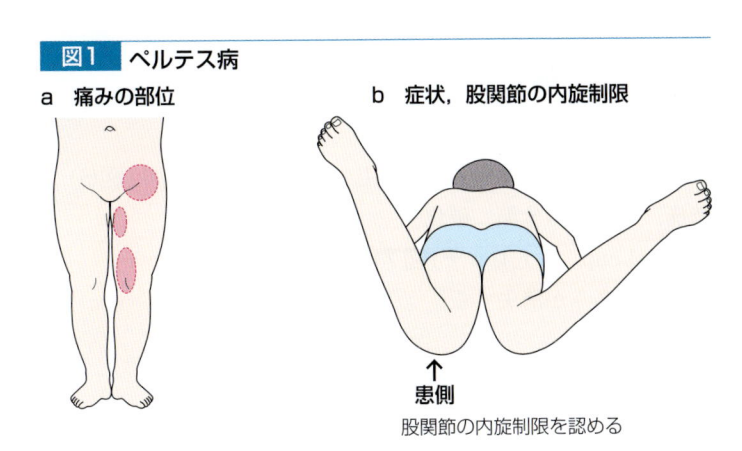

↑患側

股関節の内旋制限を認める

図2　ペルテス病の病期

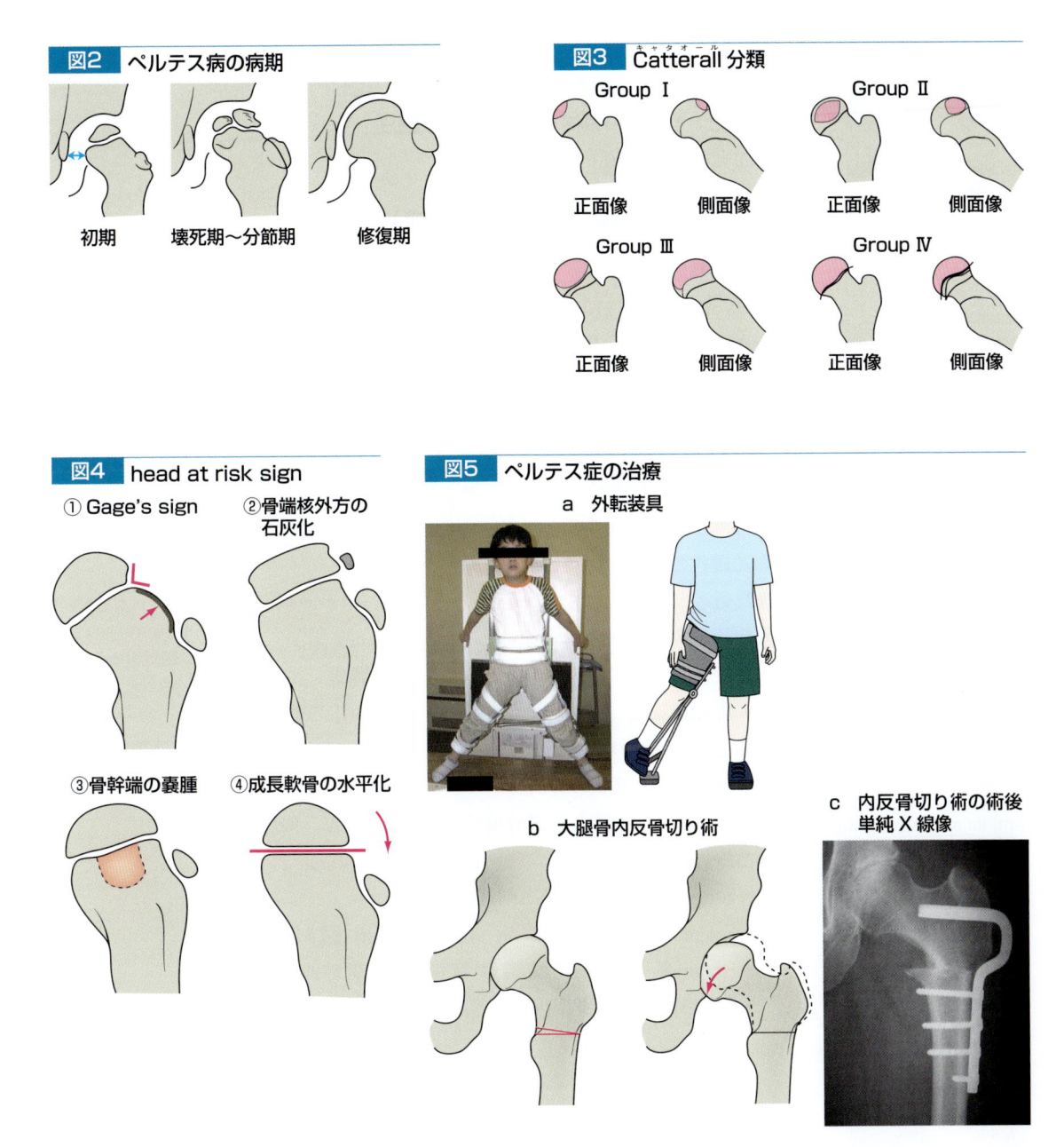

初期　　壊死期〜分節期　　修復期

図3　Catterall分類

Group Ⅰ
正面像　側面像

Group Ⅱ
正面像　側面像

Group Ⅲ
正面像　側面像

Group Ⅳ
正面像　側面像

図4　head at risk sign

① Gage's sign
② 骨端核外方の石灰化
③ 骨幹端の囊腫
④ 成長軟骨の水平化

図5　ペルテス症の治療

a　外転装具

b　大腿骨内反骨切り術

c　内反骨切り術の術後単純X線像

15　骨壊死・骨端症

踵骨骨端症（Sever 病）

- 10歳前後の男児に多い
- アキレス腱と足底腱膜による牽引力が関与しているという説あり（図6）
- 踵部の運動時痛，骨端核の分節，硬化
- 安静，cooling，heel cup，ストレッチ（図7）
- 予後良好で，次第に痛みが消失する

第1Köhler 病

- 足舟状骨の骨壊死
- 5〜8歳前後に多い
- 足部痛を訴える
- 単純 X 線像：舟状骨の骨硬化と扁平化（図8）
- 治療：足底板で縦アーチを支える（図9）
- 2年ほどで治癒する

> **+αガイド**
> 足の縦アーチには内側縦アーチと外側縦アーチがあり，舟状骨は内側縦アーチのほぼ頂点にあります。

Freiberg 病（第2Köhler 病）

- 中足骨頭の骨壊死，第2中足骨が多い（図10）
- 10〜20歳の女性に多い
- 趾背屈時や，歩行時の痛みが特徴的
- 治療：中足パッド＋足底板
- 年長者は予後不良で痛みが残りやすい

> 若年者の骨端症は痛みなく治るものが多いのですが，子供でも年長児や成人に生じるものは治癒傾向が少ないです。

月状骨軟化症（Kienböck 病）（図11）

- 男性が80％，利き手が80％
- 20歳代の労働者に多い（特に大工，農業など）
- 尺骨のマイナスバリアント（minus variant）が多い
- 症状
  - 圧痛
  - 労作時の鈍痛
  - 腫脹
  - 可動域制限
  - 握力低下
  - 中指の伸展が痛い
- Kienböck 病の病期 Stage 分類（図12）
  - Stage Ⅰ　線状の骨折線
  - Stage Ⅱ　硬化，扁平化
  - Stage Ⅲ　圧潰と有頭骨偏位
  - Stage Ⅳ　関節症変化
- 治療方針
  - Stage Ⅰ　装具，NSAIDs
  - Stage Ⅱ　橈骨短縮術，有頭骨短縮術（図13）
  - Stage Ⅲ　関節形成術（月状骨摘出＋腱球挿入）
  - Stage Ⅳ　手関節固定術，月状骨有頭骨関節固定術

> バリアント（variant）とは一般的でないものをいう言葉です。図13の左の図のように尺骨が橈骨に比べ短い状態を尺骨の minus variant といいます。

> NSAIDsは，Non Steroidal Anti-Inflammatory Drugs の略で，非ステロイド性抗炎症薬のことです。いろいろな疼痛に対して使われます。

> 尺骨マイナスバリアントのある Kienböck 病では「橈骨が長く，相対する月状骨に圧がかかりやすい」という考えに基づき，橈骨を短縮する手術が行われます。

図6　踵骨骨端（Sever 病）

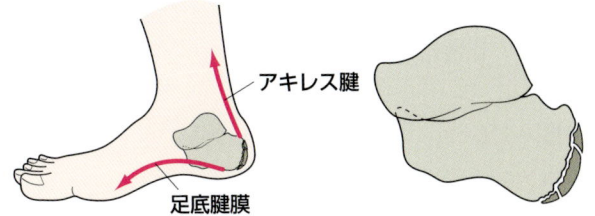

アキレス腱
足底腱膜

アキレス腱と足底腱膜による牽引力が関与しているという説あり

図7　足底ストレッチ

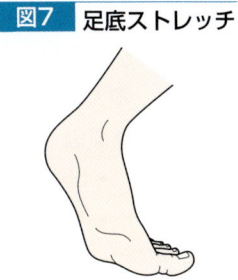

図8　第1Köhler 病の単純 X 線像

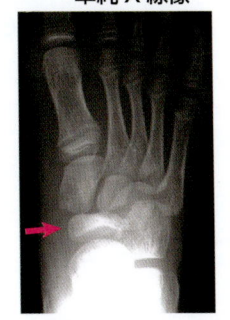

矢印で示した部分に舟状骨の骨硬化と扁平化がみられる

図9　内側縦アーチの構造

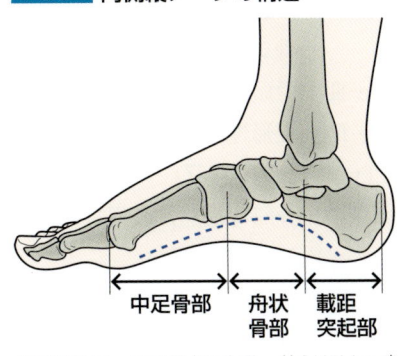

中足骨部　舟状骨部　載距突起部

舟状骨はアーチの頂点にある。第1Köhler 病では足底板で縦アーチを支えるようにする

図10　Freiberg 病（第2Köhler 病）

a　単純 X 線像　　b　健側と患側の比較

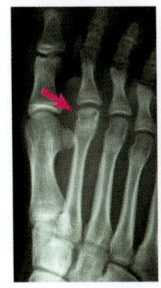

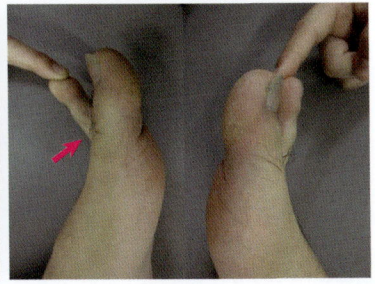

第2中足骨頭に壊死がみられ，関節可動域に制限がある

図11　月状骨軟化症（Kienböck 病）

a　単純 X 線像　　b　MRI T1強調画像

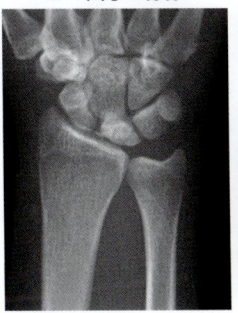

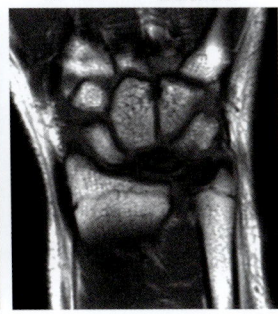

図12　Kienböck 病の病期 Stage 分類

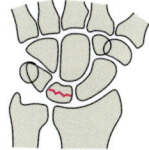

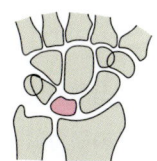

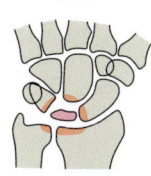

Stage Ⅰ　Stage Ⅱ
Stage Ⅲ　Stage Ⅳ

図13　橈骨短縮術

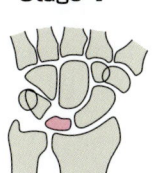

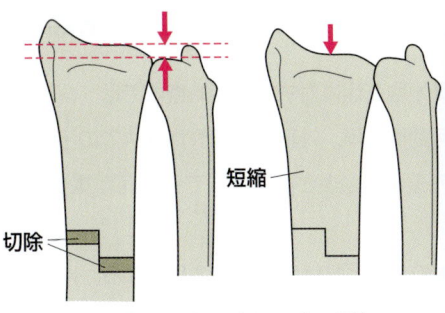

短縮
切除

尺骨マイナスバリアントの短縮

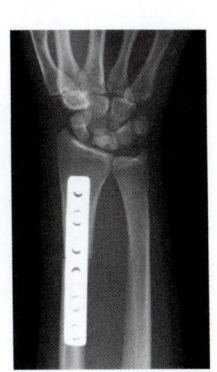

15　骨壊死・骨端症

大腿骨頭壊死

- 大腿骨頭（特に前方荷重部）の骨壊死（図14）
- 原因
  - 特発性，ステロイド性，アルコール性でそれぞれ1/3ずつ
  - 男性に多い，女性ではSLEの治療後に多い
  - 徐々に進行する股関節痛が主な症状
- 病期（Stage）分類（図15）
  - Stage Ⅰ　単純X線像では異常なし　MRIでは帯状硬化像
  - Stage Ⅱ　単純X線像で帯状硬化像，圧潰なし
  　　　　　骨シンチグラフィでcold in hot（骨頭内に部分的集積）（図16）
  - Stage Ⅲ　骨頭の圧潰あり
  - Stage Ⅳ　変形性関節症
- 病型（Type）分類（図17）
  　壊死領域の寛骨臼荷重部との相対的位置で分類
  - A　　内側の1/3未満
  - B　　内側の2/3未満
  - C-1　2/3以上，臼蓋外側縁を越えない
  - C-2　2/3以上，臼蓋外側縁を越える
- 治療方針
  - Stageにより異なる（図18）
  - 関節温存手術
    　内反骨切り術
    　回転骨切り術（杉岡式）（図19）
    　　⇒ 後方の健常部を前方の荷重部に回す方法
  - 人工骨頭置換術
  - 人工関節置換術

◆本章の骨端症のまとめを図20に示す。

+αガイド

特発性とは原因が不明という意味です。

大腿骨頭壊死では，原因がアルコール性，ステロイド性でも慣習的に特発性大腿骨頭壊死とよばれることが多いようです。

大腿骨頭壊死では分類がStageおよびTypeの2種類あります。

Stageにより治療法が異なり，Stage Ⅰ～Ⅱの初期までは杖，回転骨切り術など関節を残す治療が行われます。Stage Ⅱの後期～Stage Ⅳには人工物で関節全体か，大腿骨頭を置換する手術が選択されます。

リハビリのポイント ―大腿骨頭壊死症―

☑ 大腿骨頭壊死症に対する保存的療法では，疼痛緩和のための温熱療法，患肢，特に股関節の可動域訓練，外転筋訓練や背臥位での下肢挙上訓練などの筋力訓練が行われる。

☑ 骨頭の圧潰が危惧される状況では免荷が重要である。杖使用状況下でのADLの改善を図る。

☑ 手術後のリハビリは手術法により異なる。たとえば回転骨切りが行われた場合では，荷重が許可されるまで保存療法と同様の訓練が行われる。

図14 大腿骨頭壊死

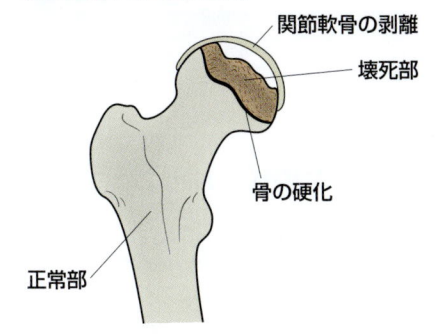

- 関節軟骨の剥離
- 壊死部
- 骨の硬化
- 正常部

図15 大腿骨頭壊死の病期（Stage）分類

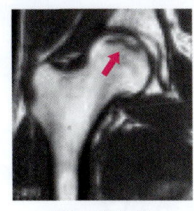

帯状硬化像

- Stage I
- Stage II　帯状硬化像
- Stage III　圧潰がみられる
- Stage IV　変形性関節症がみられる

図16 大腿骨頭壊死 Stage II の骨シンチグラフィ

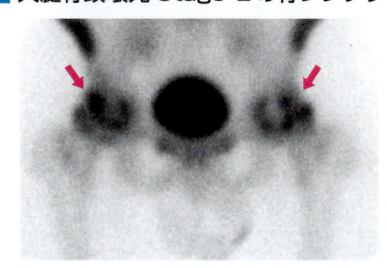

骨頭内に部分的集積（cold in hot）がみられる

図17 大腿骨頭壊死の病型（Type）分類

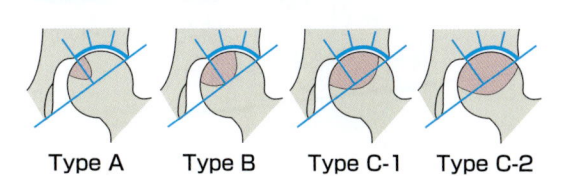

Type A　Type B　Type C-1　Type C-2

図18 大腿骨頭壊死の治療方針

	保存療法	関節温存手術	人工骨頭（関節）
Stage I			
Stage II			
Stage III			
Stage IV			

図19 回転骨切り術（杉岡式）

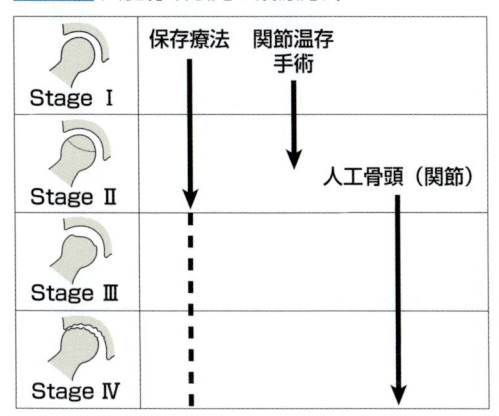

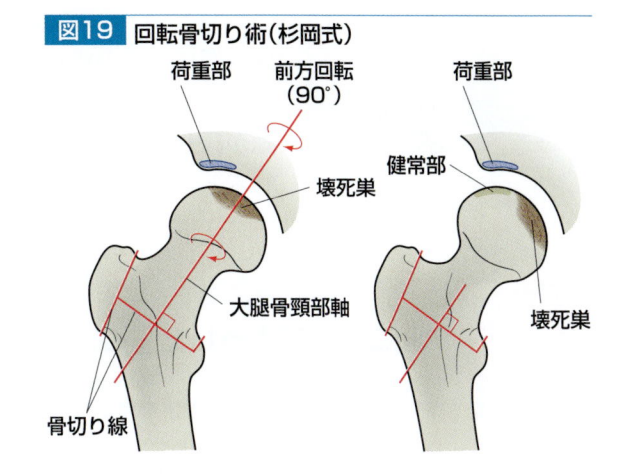

- 荷重部
- 前方回転（90°）
- 壊死巣
- 大腿骨頸部軸
- 骨切り線
- 健常部
- 壊死巣

図20 骨端症まとめ

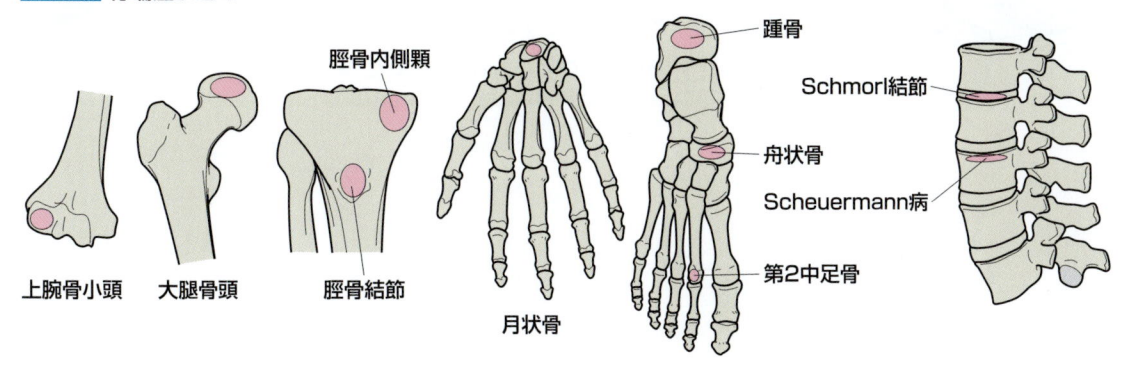

- 上腕骨小頭
- 大腿骨頭
- 脛骨内側顆
- 脛骨結節
- 月状骨
- 踵骨
- 舟状骨
- 第2中足骨
- Schmorl結節
- Scheuermann病

骨壊死・骨端症

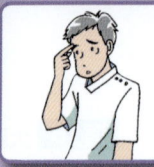

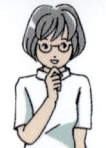

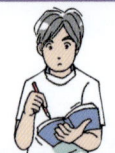

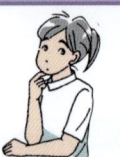

リアル質問箱
～学生さんから実際にあった質問をまとめました～

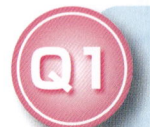

Q1 ペルテス病の，Group Ⅰ，Ⅱで head at risk sign（－）から進行することはあるのでしょうか？

A1 ペルテス病では壊死の範囲が徐々に広がることはなく，発症したときにすでに壊死の範囲は決まっている，と考えられています。よって，基本的には壊死に進行はありません。発症直後は画像で壊死範囲がわかりにくいので，6カ月後くらいに Group 分類します。

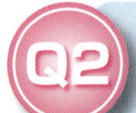

Q2 Sever（シーバー）病の原因がアキレス腱や足底腱膜による繰り返しての牽引とありますが，皆に共通していることでは？

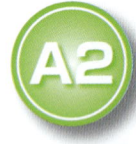

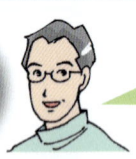

A2 成長期には骨の成長のほうが筋や靱帯の成長よりも早いのが特徴で，筋や靱帯は相対的に短い状態にあります。ここで繰り返し運動が行われると骨端に牽引力が加わり，一部の人では骨端症が生じるとされています。個人差の原因は不明です。

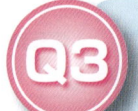

Q3 アルコールでどうして骨の循環障害が生じるのでしょうか？

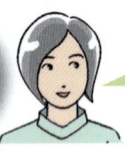

A3 アルコールの慢性摂取は不整脈や高血圧の原因の1つであることが知られています。ここから骨内の血管内皮細胞の障害が生じ，循環障害へと進行します。ただ，こういった変化がなぜ大腿骨頭に生じやすいのかは解明されていません。

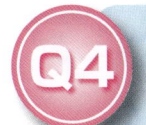

Q4 回転骨切り術では靱帯などはどうなるのでしょうか？

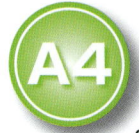

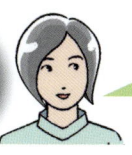

A4 回転骨切りでは靱帯も一時的に切離し，骨切りをし，回転して骨を金属で止め，靱帯を再縫合します。転子間部後方にある大腿骨頭を栄養している後頸動脈を痛めないように手術を行います。熟練を要する手術です。

Q5 尺骨のプラスバリアントでも障害になるのでしょうか？

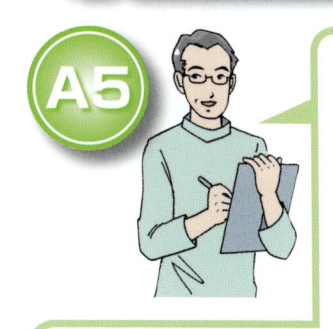

A5 尺骨は通常手根骨とは接していません。両者の間には三角線維軟骨（TFC）といわれる関節円板があります。TFC と手関節尺側側副靱帯（UCL），橈尺靱帯（DRUL）を合わせて三角線維軟骨複合体（TFCC）と言います（図21）。尺骨プラスバリアントがあると，この TFCC に負担がかかり痛みが出ます（図22）。これを尺骨突き上げ症候群といいます。なお，尺骨のマイナスバリアント，プラスバリアントの判定は単純 X 線像で行いますが，この撮影時の肢位は回内外中間位とするのが一般的です。

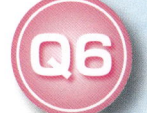

図21 三角線維軟骨複合体（TFCC）

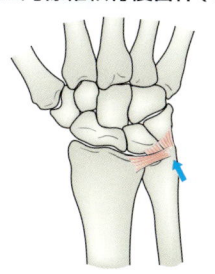

図22 尺骨突き上げ症候群
UCL
DRUL

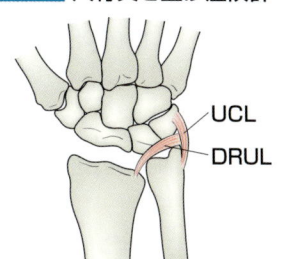

Q6 月状骨軟化症の Stage Ⅳに関節固定術を行うと関節拘縮が生じるのでは？

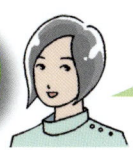

A6 手関節固定術では手根中央関節＋橈骨手根関節，または橈骨手根関節のみの関節組織を切除し，骨移植して1つの骨にします。これが関節固定術です。よって周辺の関節の働きが術後には重要です。Stage Ⅳですと周辺の関節には拘縮がすでに存在するので，リハビリテーションが重要です。

Stage 16 外傷のプライマリ・ケア

+αガイド

外傷患者を診たときには全身的なチェックが第一です。

初期治療の基本

A	Airway	気道確保と頸椎の保護
B	Breathing	呼吸評価
C	Circulation	循環状態の評価
D	Disability	中枢神経の評価　意識レベル，麻痺
E	Examination	脱衣と体温管理

致死的となりやすい運動器の外傷

頸椎損傷が疑われるときには，できるだけ動かさずにカラー固定をし，それから硬いボードに乗せて移送します。

① 頸椎損傷（図1）：横隔膜の運動をつかさどる横隔神経はＣ３～５支配
② 骨盤骨折：後腹膜に大量出血しやすい
③ 主要血管損傷を伴った四肢損傷，切断

緊急性の高い外傷

● 開放骨折（p.124参照）
● 圧挫症候群（crush syndrome）（図2）

長時間重量物の下敷きになったときなど，筋の崩壊により生じたいろいろな物質が，圧迫が解除されてから全身に広がり，圧挫症候群が生じます。圧迫解除の直後は，状態が安定していますがその後徐々に状態が進むことが特徴です。

- 長時間の圧迫 ⇒ 骨格筋の崩壊
  ⇒ 圧迫解除で血流再開通（直後は状態安定）
  ⇒ 細胞逸脱物質が全身へ（徐々に全身状態が悪化）（図3）
  ① 高カリウム血症（不整脈）
  ② 高ミオグロビン血症（腎不全）
  ③ 代謝性アシドーシス
  ④ 血管透過性亢進（図4）
  ⑤ 筋細胞が膨化（細胞外液の流入による）
  ⑥ 脱水（低容量性ショック）
  ⑦ コンパートメント症候群

詳しくは p.124を参照してください。

高ミオグロビン血症のため，ミオグロビンが尿中に出て赤褐色の尿となります。

- 症状：圧迫部の圧挫と痛み，点状出血，運動麻痺，
  ミオグロビン尿，血清Ｋ↑，CPK↑
- 治療：早期から輸液，高カリウム血症の補正

● 四肢血管損傷（血行障害）では以下の５Ｐが認められる

外傷で血行障害が生じることがあります。最も障害されやすい血管名を覚えておきましょう。

① Pain（痛み）　　　　② Pallor（蒼白）
③ Paralysis（運動麻痺）　④ Pulselessness（脈拍消失）
⑤ Paresthesia（知覚鈍麻）
パレステジー

- 外傷では膝窩動脈が損傷されやすい（図5）
- 治療：血行再建，圧挫症候群と同様の病態に注意

図1 頸椎損傷

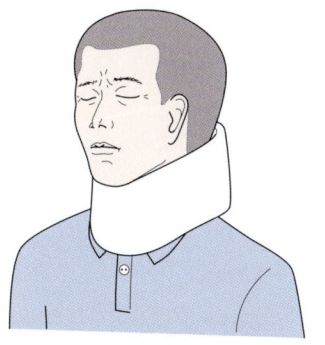

頸椎カラーによる固定

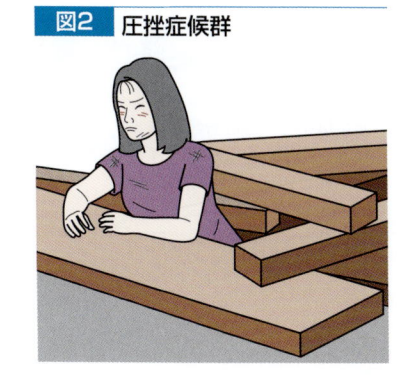

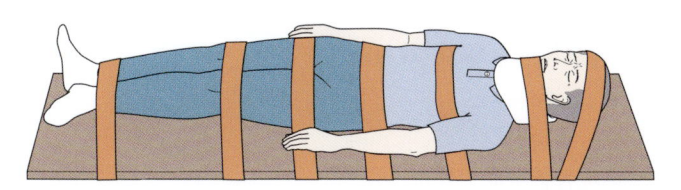

硬いボードに乗せ移動

図2 圧挫症候群

図3 細胞逸脱物質が全身へ移行

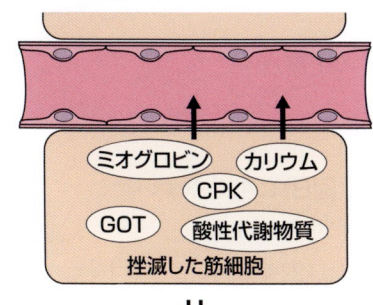

ミオグロビン　カリウム
CPK
GOT　酸性代謝物質
挫滅した筋細胞

⇩

① 高ミオグロビン血症 → 腎不全
② 高カリウム血症 → 不整脈
③ 代謝性アシドーシス
④ 骨格筋逸脱酵素の上昇

図4 血管透過性亢進

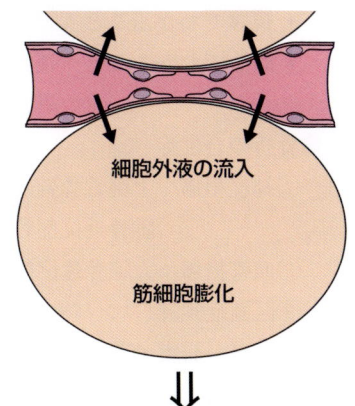

細胞外液の流入

筋細胞膨化

⇩

① 脱水（低容量性ショック）
② コンパートメント症候群

図5 外傷による膝窩動脈の損傷

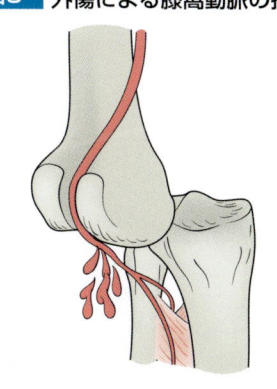

16 外傷のプライマリ・ケア

骨折

- ●骨の連続性が絶たれた状態
- ●原因による分類
  - ①外傷性骨折：最も一般的，異常な外力による骨折
  - ②病的骨折：骨粗鬆症，転移性骨腫瘍などがあり，軽微な外力で生じる骨折
  - ③疲労骨折：軽微な外力の繰り返しによる骨折
- ●形態的分類(図6)
  - 横，斜，粉砕，圧迫(図6a)，らせん(図6b)，剥離(図6c)，亀裂，若木(図6d)
  - 重複（1つの骨に複数骨折），多発（複数の骨に骨折）
- ●創の有無による分類
  - 開放(性)骨折＝複雑骨折
  - 閉鎖(性)骨折＝単純骨折＝皮下骨折
- ●特殊な分類：骨端線損傷の分類（Salter Harris）(図7)
- ●骨折の症状
  - 安静時痛があり，ときにショック症状を呈する
  - 視診でわかること：腫脹，変形，皮下出血
  - 触診でわかること：運動痛，Malgaigne の圧痛点，異常可動性，軋音
- ●骨折の合併症
  - ①神経損傷：上腕骨骨幹部骨折で橈骨神経(図8)に生じやすい
    腓骨近位部骨折で総腓骨神経に生じやすい
  - ②血管損傷：大腿骨遠位部骨折で膝窩動脈(p.122参照)に生じやすい
  - ③区画症候群（コンパートメント症候群）(図9)
    - 厚い筋膜で囲まれた部(区画)の内圧が上昇し，種々の症状が出現する
    - 原因：循環障害，筋の損傷など
    - 部位：前腕前方区画，下腿前方区画に生じやすい
    - 症状：障害された区画の痛み，区画内筋・神経の麻痺症状
    - 治療は減張(筋膜)切開
  - ④Volkmann拘縮
    - 小児の上腕骨顆上骨折(図10a)で生じやすい
      ⇒ 前腕部の区画症候群
      ⇒ 手の屈筋の阻血，正中・尺骨神経の麻痺
        ※指の passive stretch test が陽性となる
      ⇒放置するとVolkmann拘縮へ(図10b)
  - ⑤内臓損傷：肋骨で肺，骨盤で尿管などの損傷がありうる
  - ⑥脂肪塞栓(図11)
    骨髄の脂肪滴が肺や脳血管で塞栓を起こす
    呼吸苦，脳神経症状，腋窩や結膜の点状出血がみられる

+αガイド

骨折にはいろいろな分類があります。原因，形態，創の有無による分類などです。

骨粗鬆症を背景とした病的骨折を特に脆弱性骨折といいます。

若木骨折は幼児など，まだ柔らかい骨でみられる骨折です。若木を折るときのように完全には折れません。

複数の骨折線が入り混じった状態が複雑骨折ではありません。これは粉砕骨折とよばれます。複雑骨折は開放骨折と同義で，骨折部に創があり，外界と骨折部がつながっている状態のことです。

骨折部に一致して圧痛がみられます。これをMalgaigneの圧痛点といいます。

骨折では合併症の有無が重要です。部位によって血管や神経が障害されやすいところがあります。

p.122の圧挫症候群でも生じます。

骨折の合併症で有名なのがVolkmann拘縮です。小児の上腕骨顆上骨折で循環障害などが生じると区画症候群となり，正中，尺骨神経の麻痺，前腕屈筋の阻血が生じ，迅速に処置をしないと完全麻痺となり，Volkmann拘縮となってしまいます。

骨折では骨髄の脂肪が血中に流れこみ，肺や脳の小血管に塞栓を生じます。これが脂肪塞栓です。図11は肺胞の壁にみられた脂肪滴で，赤く染まっています。

図6　骨折の形態的分類

a　圧迫骨折　　b　らせん骨折　　c　剥離骨折　　d　若木骨折

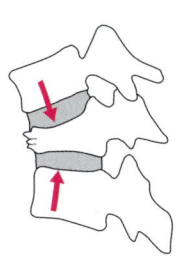

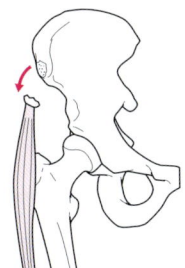

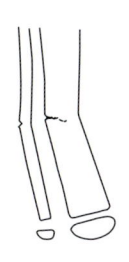

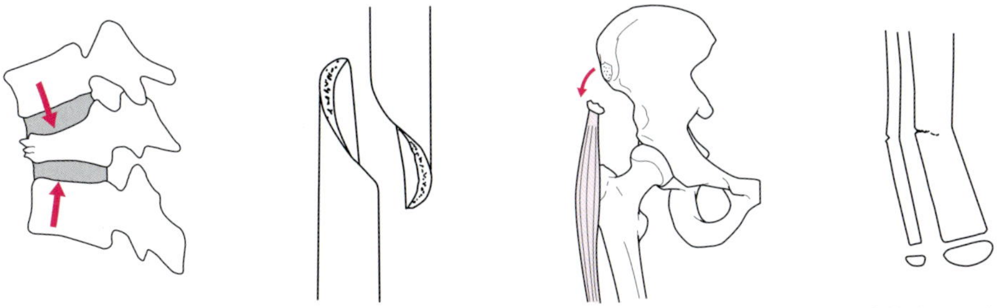

文献1)より引用　　文献1)より引用　　　　　　　　文献1)より引用

図7　骨端線損傷の分類（Salter Harris）

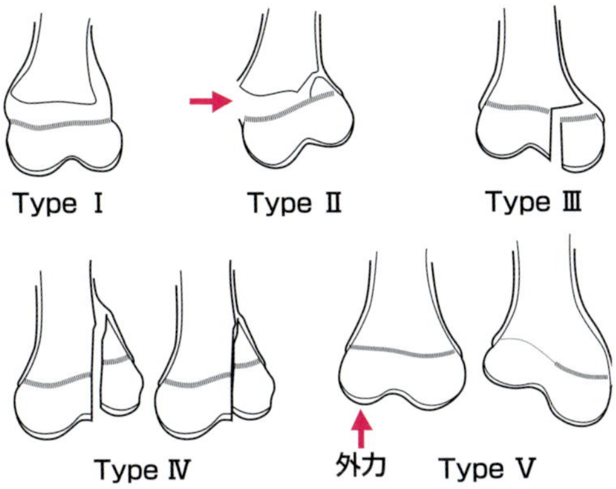

Type Ⅰ　　Type Ⅱ　　Type Ⅲ

Type Ⅳ　　外力　Type Ⅴ

文献2)より引用

図8　骨折による橈骨神経損傷

a　上腕骨骨幹部の骨折　　b　橈骨神経麻痺による下垂手＋下垂指

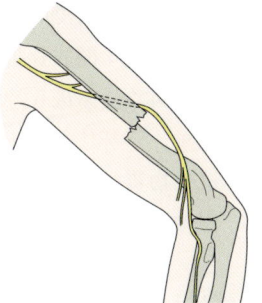

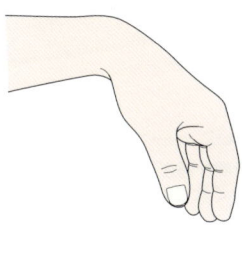

図9　区画症候群

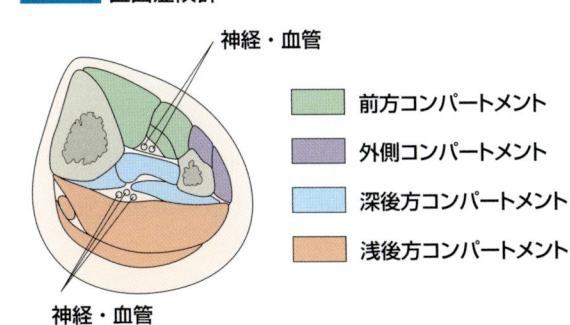

神経・血管

- 前方コンパートメント
- 外側コンパートメント
- 深後方コンパートメント
- 浅後方コンパートメント

神経・血管

図10　上腕骨顆上骨折からVolkmann拘縮へ

a　上腕骨顆上骨折

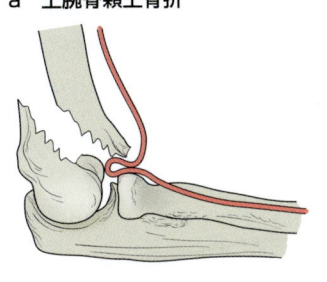

b　Volkmann拘縮

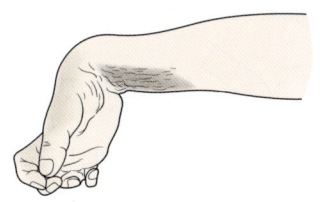

図11　脂肪塞栓（模式図）

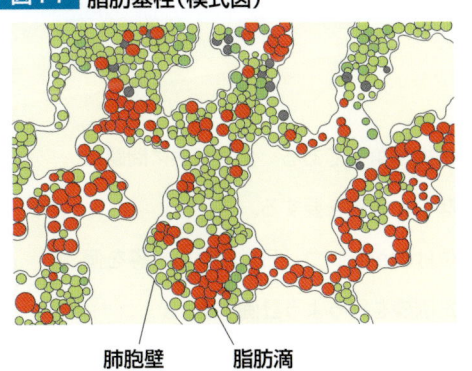

肺胞壁　　脂肪滴

16　外傷のプライマリ・ケア

+αガイド

被虐待児症候群は大きな社会問題です。図12からは暗い表情，乱れた髪，首を絞められた痕，背中など隠れた部分の傷，タバコを押し付けたやけどの痕などがみられます。

徒手整復とは手で力を加えて行う整復です。牽引による整復には，粘着性バンドと包帯を用いた介達牽引（図13a）と，骨に皮膚の上から鋼線を入れその鋼線を引く直達牽引（図13b，c）があります。観血的整復とは手術による整復です。

6時間が過ぎると感染が生じやすくなります。

開放骨折（別名 複雑骨折）では創の処置と骨折の処置の仕方が，受傷してからの時間で分かれます。6時間以内と，6時間以上で分けて整理しておきましょう。図16aは洗浄をしているところ，図16bは創外固定で骨折を固定しているところです。

デブリドマンとは汚染挫滅した組織を切除して除去することをいいます。

ウェットドレッシングとは生理食塩水などを含ませたガーゼで創を覆う方法です。

- ●診断：理学所見＋単純X線像，CT，MRIなどで行う
  ※被虐待児症候群を見逃さないように（図12）
- ●治療の順序
  - ①循環障害，神経損傷の有無を確認
  - ②整復：徒手整復，牽引（介達，直達）（図13），観血的整復
  - ③固定
  - ④リハビリテーション
- ●固定の種類
  - ①外固定（図14）
    ギプス（cast），副子（splint），装具（brace）
    固定範囲：骨折した骨の上下の関節を含めて固定する
    例）脛骨骨折：膝関節と足関節も含めて固定する
  - ②内固定：手術で内固定用金属を挿入し行う（図15）
  - ③創外固定：開放骨折のとき
- ●開放骨折：受傷後6時間（golden hour）が分岐点（図16）
  - ①洗浄，デブリドマンを優先して行う
  - ②抗生物質，破傷風トキソイド投与
  - ③創の治療　　〜6時間：一次的に閉鎖
  　　　　　　　6時間〜：縫合せずウェットドレッシング療法
  - ④骨折の治療　〜6時間：創外固定，外固定，内固定
  　　　　　　　6時間〜：創外固定，外固定
- ●骨折の後遺症
  - ①変形治癒：上腕骨顆上骨折後の内反肘（図17）
  - ②遷延治癒や偽関節：4カ月が経過しても治らない骨折
  - ③関節拘縮，筋萎縮：早期のリハビリ開始が必要
- ●脱臼：関節面の相互の位置関係が失われた状態
  - ①先天性脱臼：股関節に多い（Stage23「小児股関節疾患」(p.178)参照）
  - ②外傷性：肩関節が多い，次に肘関節（Stage 17「上肢の骨折と脱臼」(p.130)参照）
  - ③習慣性：肩関節に多い

✎ リハビリのポイント ―外傷一般―

☑ 外傷後のリハビリでは，外傷の状況と治療経過の把握が第一である。全身状態に問題はないか，運動負荷は全身的に，また局所的にどうなのか確認を要する。

☑ 温熱療法など疼痛緩和を図りながら，動かせる部位は動かしつつ，日常動作の指導を個別に行うが，受傷部位だけでなく，健常部を含めた訓練を行うよう計画する。

図12　被虐待児症候群

- 乱れた髪
- タバコによるやけど
- 皮下出血
- 首を絞められた痕
- 衣服に隠れた部分の傷
- 皮下出血

図13　牽引

a　介達牽引
b　直達牽引
c　直達牽引

文献3）より引用

図14　外固定

a　ギプス
b　装具（brace）

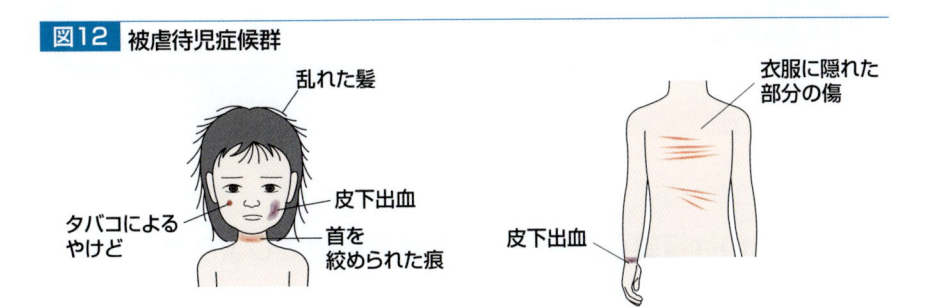

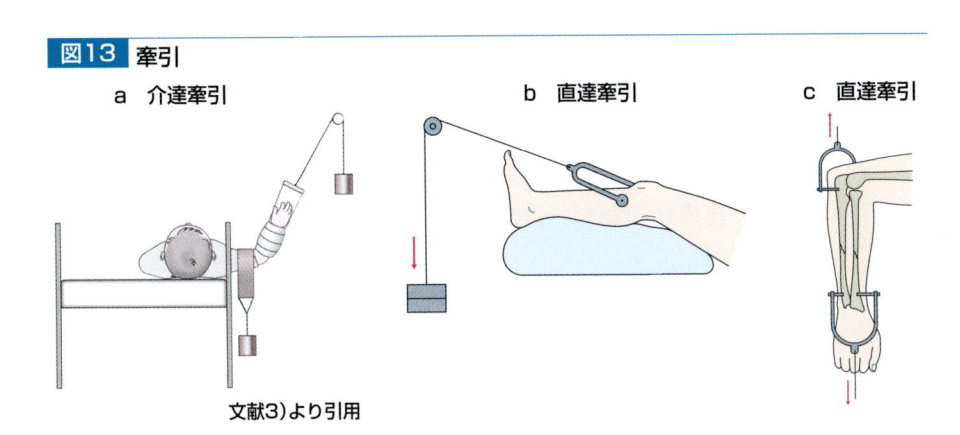

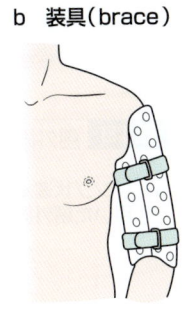

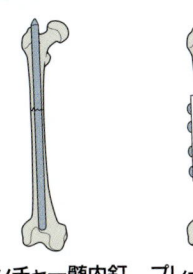

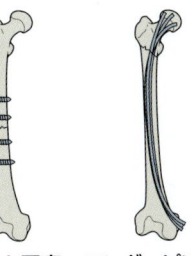

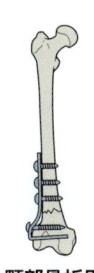

図15　内固定

キュンチャー髄内釘　　プレート固定　　エンダーピン固定　　顆部骨折用 blade plate

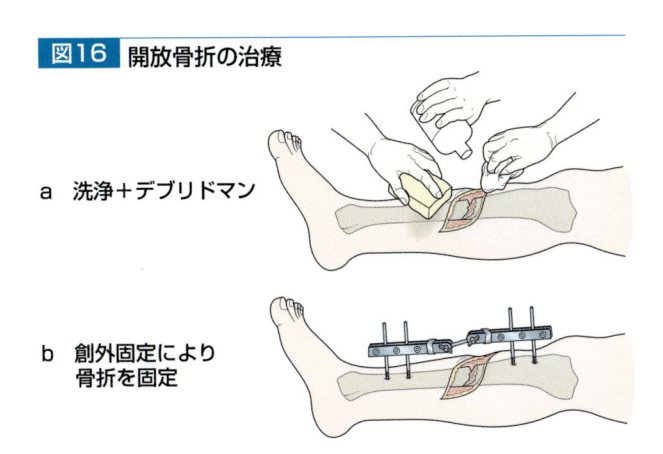

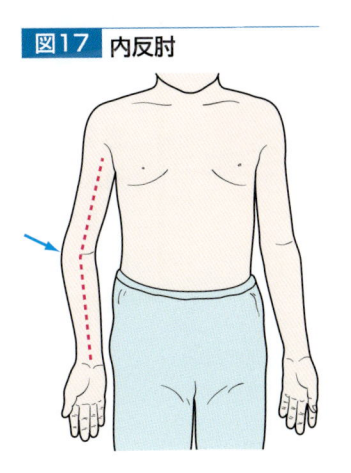

図16　開放骨折の治療

a　洗浄＋デブリドマン
b　創外固定により骨折を固定

図17　内反肘

16　外傷のプライマリ・ケア

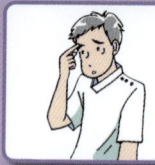

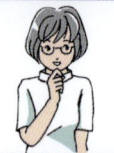

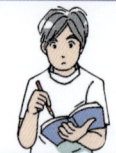

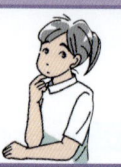

リアル質問箱
～学生さんから実際にあった質問をまとめました～

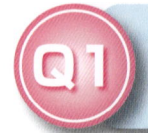

Q1 「複雑骨折」というのは複雑な骨折のことではないのでしょうか？

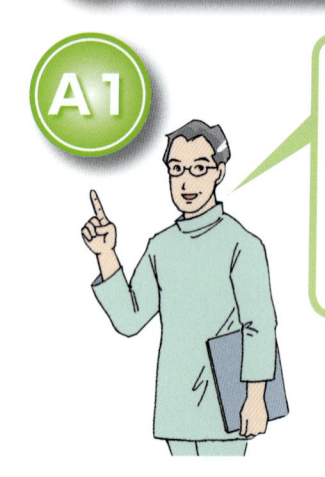

A1 これが骨折で一番誤解されやすい点です。複雑に骨折線が入り乱れた骨折は「粉砕骨折」といわれます。骨折線がシンプルな骨折には特に名称はありません。複雑骨折はあくまで皮膚に創があって，骨折部が外界と交通している骨折のことです。開放骨折と同義です。皮膚に創がない骨折が「単純骨折」または「閉鎖骨折」または「皮下骨折」です。

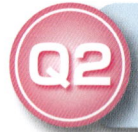

Q2 創外固定はどのようなものですか？

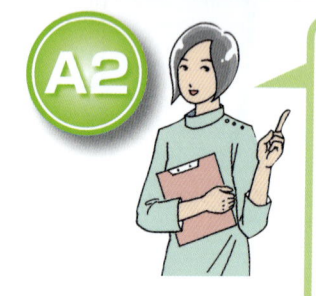

A2 図18のように，創から離れたきれいな皮膚を貫通させて目的の骨にピンを入れ，このピン同士を体外でつないで固定する方法です。図18aはリング状連結器を用いた新しい型です。図18bは通常型の創外固定器です。装着には麻酔が必要です。器具が体表から飛び出した形になり，外見上，抵抗感を覚える患者さんもいますが，適応のあるときにしばしば選択されます。骨折が治癒したら全身麻酔をかけ抜去します。

図18 創外固定
a リング状連結器を用いた創外固定
b 通常型の創外固定

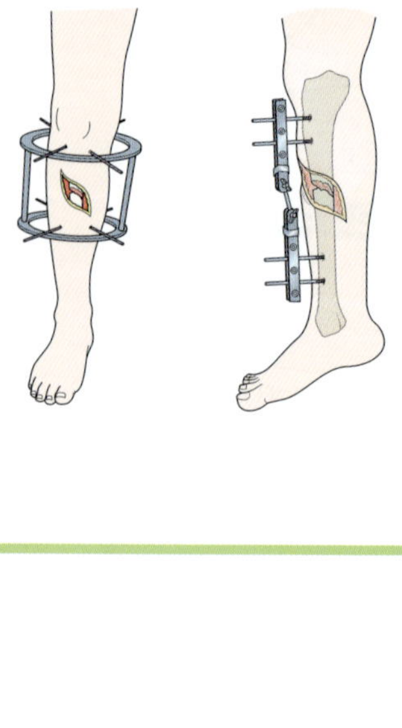

Q3 創外固定はどのようなときに使われるのですか？

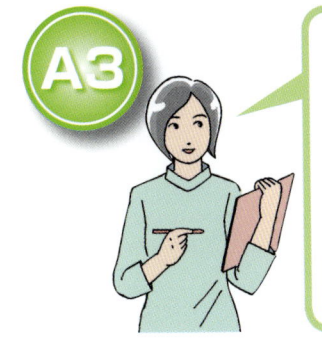

A3 骨折の固定方法は部位と型に合わせて，①外固定，②内固定，③創外固定から選ばれます。通常の骨折では外固定（ギプスか副子）か，内固定（金属で固定）が行われます。しかし開放骨折では感染の予防が重要であり，体内に金属という異物が残る内固定は感染を起こしやすくなるので，避けられる傾向があります。特に受傷して6時間（golden hour）を過ぎた場合には外固定か，創外固定が選択されます。

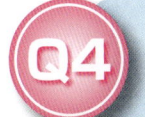

Q4 副子とはどのようなものですか？

A4 図19のような四肢の骨折などの固定に用いられる板状のもののことです。かつては木で作られることが多く，副木ともよばれましたが，今は金属性，紙性など多種あります。

図19 副子

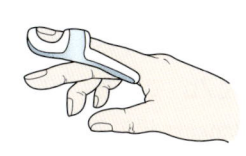

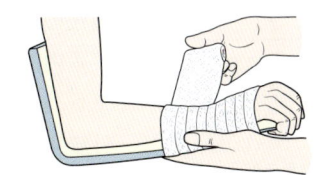

Q5 Volkmann（フォルクマン）拘縮は発見しにくいのでしょうか？また，一度 Volkmann 拘縮になると治らないのでしょうか？

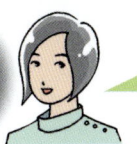

A5 Volkmann 拘縮は広く知られるにつれ，発生が少なくなりました。小児なら骨折でギプスを巻かれていても泣くのは当たり前，という考えは危険です。受傷時はもちろんのこと，骨折の治療中にも循環障害が生じていないか，5Pの徴候はないか，特に異常な Pain（痛み）がないか観察を怠らないことが大事です。しかし，一度 Volkmann 拘縮となってしまうと残念ながら治りません。

16 外傷のプライマリ・ケア

Stage 17 上肢の骨折と脱臼

肩関節脱臼

- 肩関節：最も大きく動き，最も脱臼しやすい関節
- 前方脱臼が98％
- 脱臼時に下関節上腕靱帯が損傷する
  - 特に関節窩付着部での損傷が75％に合併する
    = Bankart損傷（骨，または関節唇の損傷）（図1）
- 原因：コンタクトスポーツまたはウインタースポーツ
  - 特に外転，外旋，水平伸展を強制される介達外力によることが多い
- 症状：痛み，運動制限
  - 体幹前屈位で，患肢を支える姿勢
  - 肩の丸みがなくなり，肩峰の突出が目立つ（図2）
  - 肩峰の前下方に骨頭を触れず，烏口突起下方に触れる
- 臨床所見：単純X線像（図3）
- 合併症：Bankart損傷，Hill-Sacks損傷（図4）
  腋窩神経麻痺，肩腱板損傷（高齢者）
- 整復：通常は無麻酔で可能
  ①外旋法（図5） ②Stimson法（図6） ③Hippocrates法
- 整復後の固定方法（図7）
  ①下垂内旋位（図7a）で3週：再脱臼が60％以上
  ②下垂外旋位（図7b）で3週：再脱臼が15％
    外旋するとBankart損傷部がお互いに接近する
- 後療法：関節可動域訓練，筋力訓練

反復性肩関節脱臼

- 2回以上の脱臼歴があること
  - 再脱臼は若年者ほど高率に発生する
- Bankart損傷の不完全治癒が主因
- 投球時，挙上動作で不安感が生じやすい
- 脱臼すると初回脱臼と同じ症状を呈する
- 病歴から診断可能
  - 前方不安感テストが有用（図8）
    （90°外転外旋位で水平伸展を強制する）
- 単純X線像：Bankart損傷，Hill-Sacks損傷がみられる
- MRI：微小なBankart損傷，Hill-Sacks損傷も検出可能
- 治療：関節鏡視下Bankart修復術

+αガイド

図1の矢印部分にBankart損傷がみられます。

格闘技やラグビー，サッカーなど，ほかのプレーヤーと接触する，ぶつかり合うスポーツをコンタクトスポーツといいます。

投球動作に似た肢位，すなわち外転，外旋，水平伸展を強制されたときに肩の脱臼が生じやすいといわれています。

外旋法とは脱力させ，肩関節をゆっくりと静かに外旋する整復法で，現時点では最も侵襲の少ない方法として広く用いられています。

Stimson法は腹臥位で患肢に軽い重りをつけ，力を抜いてリラックスするように指示します。すると，5〜10分程度でこの肢位のまま整復され，患者さん自身が整復されたことに気がつきます。

下垂内旋位の固定とは三角巾での通常の固定法で，再脱臼率の高さが問題となります。

前方不安感テスト（anterior apprehension test）では，患者さんが不安感を訴えたり，この肢位を嫌がることから陽性と判断します。

図1 Bankart損傷

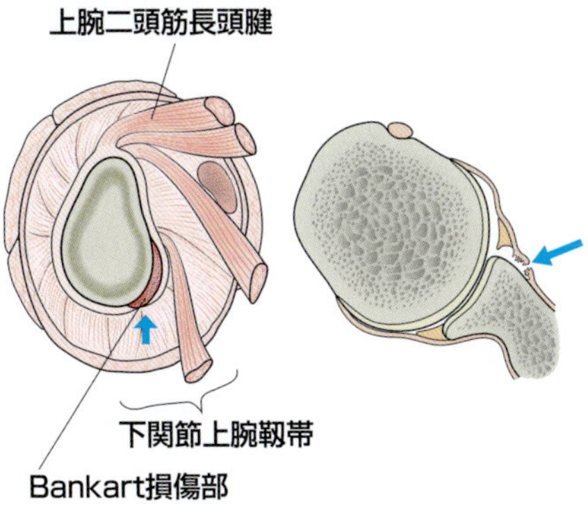

- 上腕二頭筋長頭腱
- 下関節上腕靱帯
- Bankart損傷部

図2 肩峰の突出

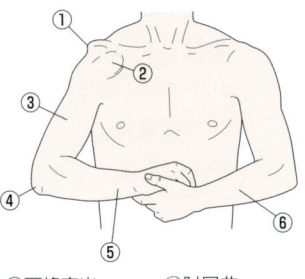

① 肩峰突出
② 脱臼した骨頭
③ 軽度外転
④ 肘屈曲
⑤ 前腕回内位
⑥ 健側で支える

図3 肩関節脱臼の単純X線像

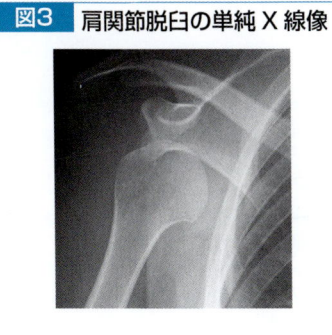

図4 Hill-Sacks損傷

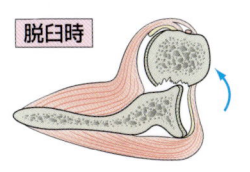

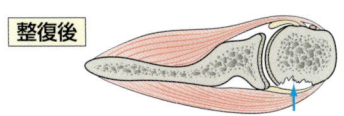

脱臼時
整復後

図5 外旋法

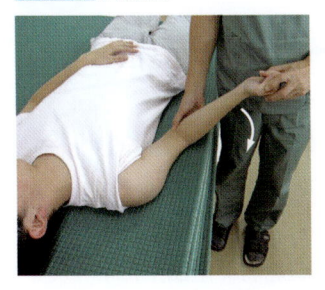

図6 Stimson法

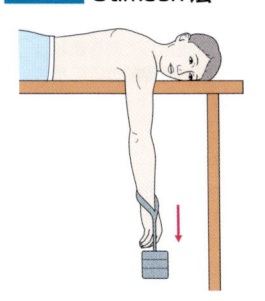

図7 固定法

a　下垂内旋位固定 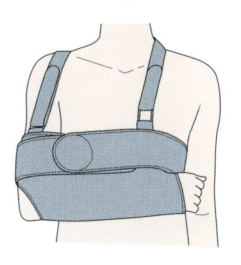
b　下垂外旋位固定 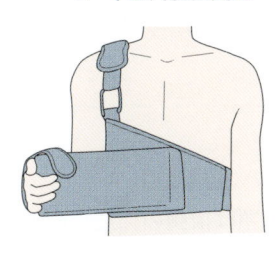
c　下垂内旋位と下垂外旋位

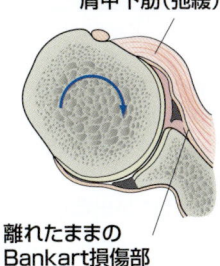

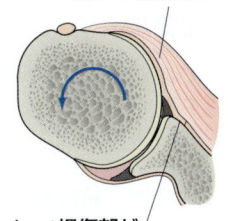

下垂内旋位固定時
肩甲下筋（弛緩）
離れたままのBankart損傷部

下垂外旋位固定時
肩甲下筋（緊張）
Bankart損傷部が互いに接近

図8 前方不安感テスト

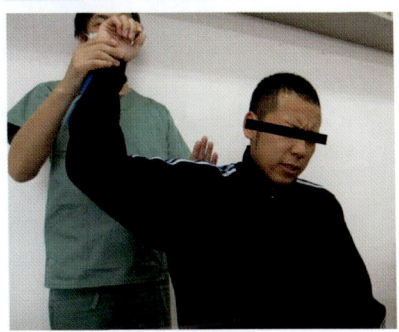

17　上肢の骨折と脱臼

上腕骨頸部骨折（図9）

- 骨粗鬆症を基盤とする病的骨折：脆弱性骨折のうちの1つ
- 外科頸で折れやすい（他に大結節，小結節にも多い）
- 合併症：腋窩神経麻痺
- 治療：保存療法が主体，できるだけ早期に関節可動域訓練を始める（図10）

上腕骨骨幹部骨折

- 腕相撲，投球などの介達外力が原因 ⇒ らせん骨折（別名 投球骨折，図11）
- 直達外力が原因 ⇒ 斜骨折など
- 合併症：橈骨神経麻痺（図12）
- Hanging cast で良好な整復位を保ちつつ，手の運動を始める（図13）
- 整復できないときは観血的整復と内固定を行う

上腕骨顆上骨折（図14）

- 小児で最も多い骨折
- 伸展位で手をついた場合の介達外力で生じやすい
- 血行障害，神経麻痺が生じやすい

  コンパートメント症候群
  ⇒ 前腕屈筋群阻血，正中・尺骨神経の不完全麻痺
  5Pと passive stretch test が認められるようになる
  ⇒ 前腕屈筋群の壊死，正中・尺骨神経の完全麻痺
  ⇒ 放置すると Volkmann（フォルクマン）拘縮

- 整復：介達牽引，直達牽引，全身麻酔下で徒手整復
- 後遺症：内反肘（図15）⇒ 矯正骨切を行う場合もある

上腕骨外顆骨折

- 小児に多い
- 単純X線像では診断が難しい（図16）
- 骨片が回転転位しやすい（外顆は前腕の伸筋群の起始であるため）
- 転位していれば手術を要する
- 放置すると偽関節になりやすい（図17）
  ⇒ 成長に伴い外反肘変形が進行 ⇒ 遅発性尺骨神経麻痺

+αガイド

上腕骨頸部骨折では外科頸単独の骨折のほかに，外科頸＋大結節，外科頸＋大結節＋小結節のように重複した骨折もしばしばみられます。

肩関節の可動域訓練のため，体幹を深く前屈して患肢を自重でぶら下げるようにする方法は Codman 体操とよばれています。

腋窩神経，橈骨神経の走行をもう一度復習しておきましょう。上腕骨骨幹部位での橈骨神経麻痺では下垂手＋下垂指となります。

上腕骨顆上骨折は小児では最も多い骨折です。Stage16「外傷のプライマリ・ケア」（p.122）で5Pとは何か，Volkmann 拘縮に至る経緯，コンパートメント症候群などを復習しておきましょう。

内反肘は顆上骨折で，外反肘は外顆骨折で生じます。「外」は「外」と覚えましょう。

リハビリのポイント ―上腕骨近位部骨折―

- ☑ 初期の固定は通常三角巾など下垂位で行われる。この期間に肘が拘縮しないように可動域訓練，上肢に浮腫が生じにくいように手指の運動を指導する。更衣や起き上がりの指導も必要である。
- ☑ この固定期間は徐々に短縮される傾向にある。固定期間が終了したら肩関節の可動域訓練を開始する。
- ☑ Codman（コッドマン）体操〜健側を利用した自動介助運動と進めるが，特に挙上で肩甲骨の代償が出ないように指導する。

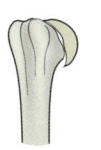

図9　上腕骨頸部骨折

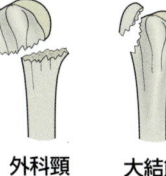

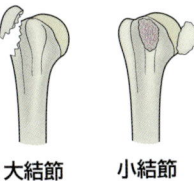

解剖頸　外科頸　大結節　小結節

図10　可動域訓練（Codman 体操）

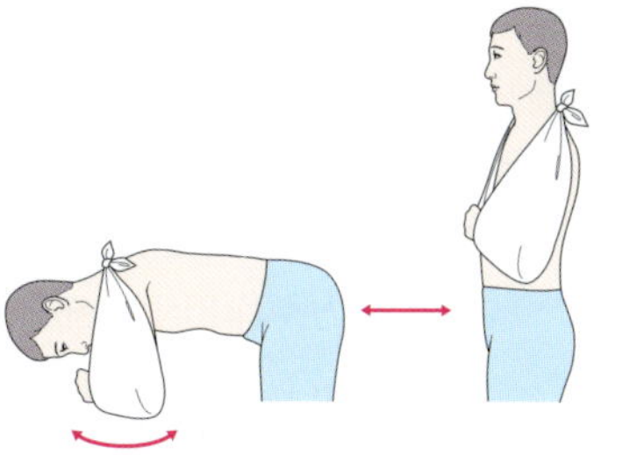

図11　らせん骨折

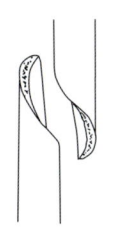

文献1)より引用

図12　橈骨神経麻痺

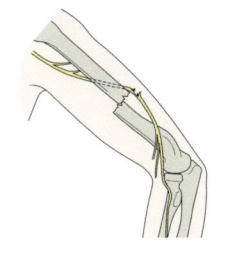

a　上腕骨骨幹部の骨折
b　橈骨神経麻痺による下垂手＋下垂指

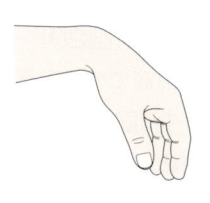

図13　Hanging cast による整復

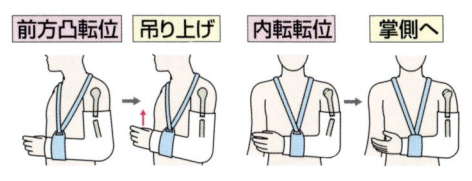

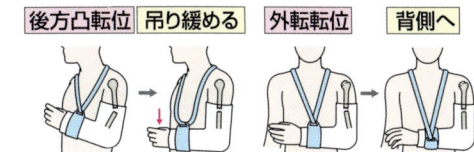

前方凸転位　吊り上げ　内転転位　掌側へ
後方凸転位　吊り緩める　外転転位　背側へ

図14　上腕骨顆上骨折

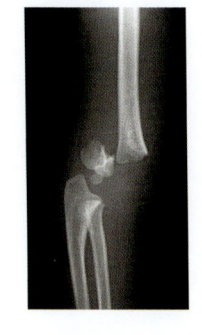

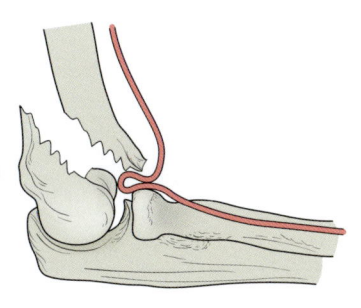

図15　内反肘（上腕骨顆上骨折治癒後）

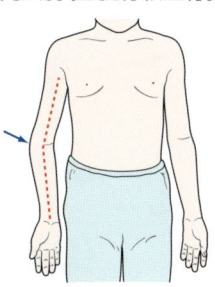

図16　肘部の単純X線像

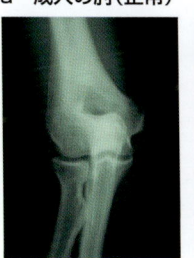

a　成人の肘（正常）
b　小児
c　小児（外顆骨折）

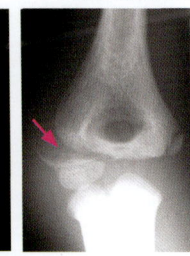

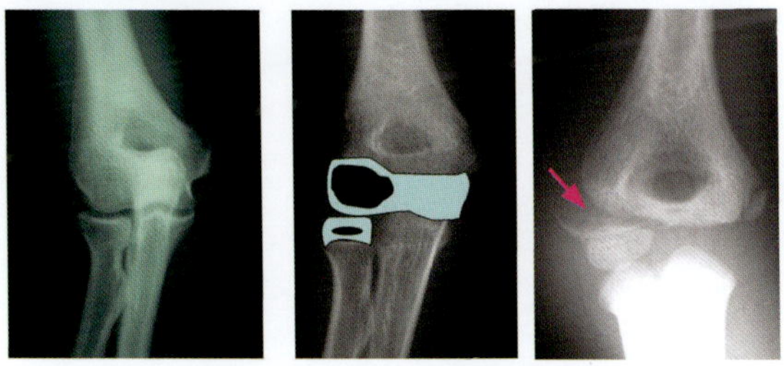

小児では青色部は軟骨のため見えない

矢印部分が開大している

図17　上腕骨外顆骨折後の遅発性尺骨神経麻痺

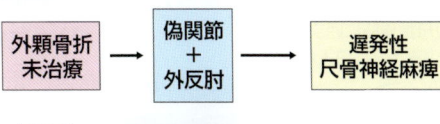

外顆骨折未治療 → 偽関節＋外反肘 → 遅発性尺骨神経麻痺

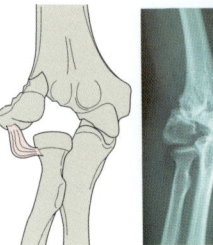

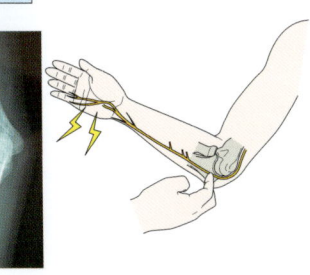

肘頭骨折（図18a）

- 上腕三頭筋の付着部の骨折
- 肘を曲げると骨折部を引き離す張力が働く
   ⇒ 通常の固定法では肘の早期運動をすることができない
   この張力を骨折部を押し付ける力に変えるには
   ⇒ 最大張力が作用する部分に鎹（かすがい）をうつ
   ：tension band wiring 法（図18b）

> **+αガイド**
> tension band wiring の理論は質問の多いところです。リアル質問箱（p.136）で解説します。

前腕骨骨幹部骨折

- 骨折部位により転位の形が異なる（図19）
- 徒手整復あるいは手術で治療する
- 通常は骨折のみだが，小児で特殊な脱臼骨折あり
   ① Monteggia（モンテジア）骨折：尺骨骨幹部骨折（図20）
    ＋近位橈尺関節での橈骨頭脱臼
   ② Galeazzi（ガレアッジ）骨折：橈骨骨幹部骨折（図21）
    ＋遠位橈尺関節での尺骨頭脱臼

> 前腕骨の脱臼を伴った骨折では，脱臼が見逃されることがあります。

橈骨遠位端骨折

- 非常に多い，特に中高年の女性
- 徒手整復＋ギプスまたは手術
- 手関節〜手指の拘縮が生じやすい
- 早期リハビリテーションが重要
   ① Colles（コーレス）骨折：遠位骨片が背側転位（図22）
    dinner folk 変形が特徴的
   ② Smith（スミス）骨折：遠位骨片が掌側転位
   ③ Barton（バートン）骨折：骨折線が関節面にかかる骨折

> 橈骨遠位端骨折は骨粗鬆症を背景とした脆弱性骨折の1つです。Stage9「骨粗鬆症」（p.66）を復習しておきましょう。

舟状骨骨折（図23）

- 手根骨骨折のなかでは最も多い
- 手関節の背屈強制で生じる
- 嗅ぎタバコ部や舟状骨結節部に圧痛
- 癒合しにくい骨折の1つ ⇒ 偽関節になりやすい
   ※舟状骨では血流が途絶しやすい部分に骨折が多い
- 偽関節の場合，骨移植＋内固定手術を行う

> 母指を伸展したときに長母指伸筋と短母指伸筋に囲まれたくぼみを「嗅ぎタバコ入れ」といいます。

図18 tension band wiring

a 肘頭骨折

上腕三頭筋力が骨折部に張力として働く

b tension band wiring

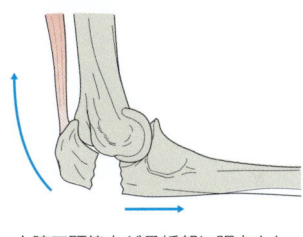

最大張力部に鎹として装着された鋼線

図19 骨折部位による転位の形の違い

上腕二頭筋／回外／回外筋／回内

上腕二頭筋／回外（軽度）／円回内筋／回外筋／回内

図20 Monteggia 骨折

脱臼／骨折

図21 Galeazzi 骨折

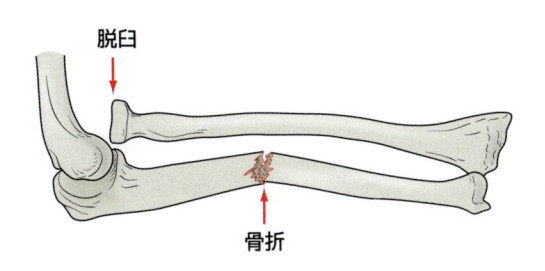

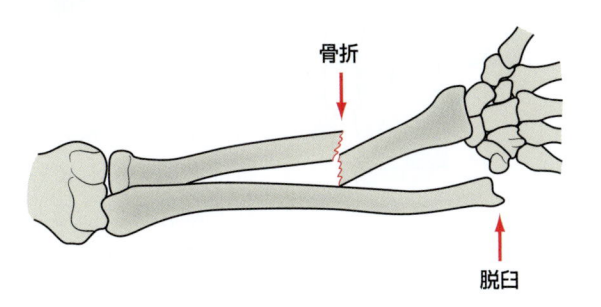

骨折／脱臼

図22 Colles 骨折と Smith 骨折

a Colles 骨折

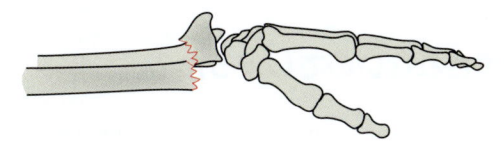

b Smith 骨折

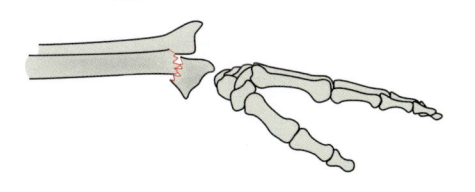

図23 舟状骨骨折

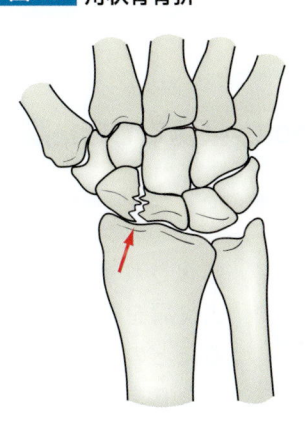

17 上肢の骨折と脱臼

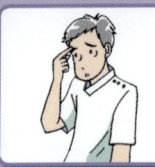

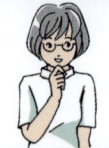

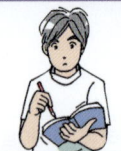

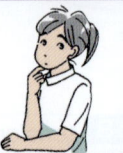

リアル質問箱
～学生さんから実際にあった質問をまとめました～

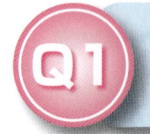

Q1 tension band wiring の理論がわかりません。

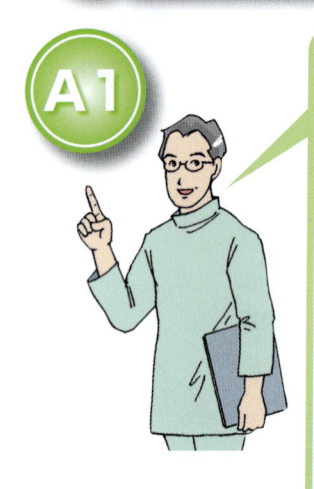

A1 図24を用いて解説します。(a)尺骨頭の骨折に対し，太い2本の鋼線を図のように入れたとします。(b)しかしこの部は上腕二頭筋と三頭筋が相対する方向に強く作用しているため，肘を曲げると骨折部には強い引き離すような力，すなわち張力が働き，骨折部が開いてしまいます。これでは骨折は治癒しません。(c)そこで張力が最も強い骨折部の表面に，骨折部をまたぐように鎹（かすがい）を置きます。実際には鎹として強い鋼線を骨折部をまたぐように骨表面に置きます。(d)そうすると，肘を曲げるときに発生していた張力が今度は骨折部を押し付けようとする力に代わりますので，骨折の治癒が得られます。関節運動をしながら骨折の治癒が得られるという優れた方法，これが tension band wiring です。

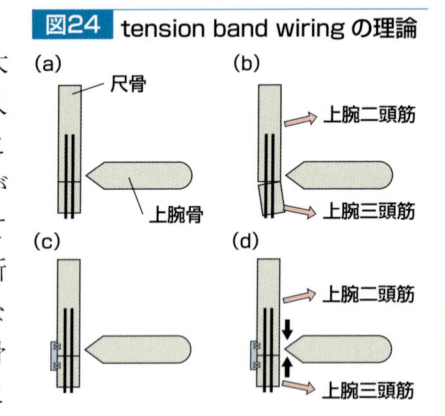

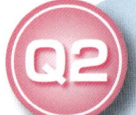

図24 tension band wiring の理論
(a) 尺骨／上腕骨
(b) 上腕二頭筋／上腕三頭筋
(c)
(d) 上腕二頭筋／上腕三頭筋

Q2 Hill-Sacks（ヒルサックス）損傷でできた陥没は修復されないのでしょうか？

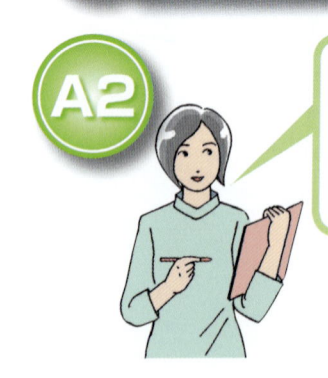

A2 修復されません。よってこれが単純X線像で認められると，過去に肩を脱臼したことがあるといえます。また関節面が小さくなるほどの大きな Hill-Sacks 損傷になると，再脱臼しやすい原因ともなります。

Q3 投球骨折（腕相撲）の発生機序を教えてください。

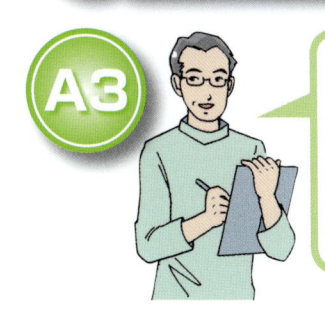

A3 投球骨折のタイプはらせん骨折ですので，上腕骨の近位側と遠位側に異なる方向の回旋力が働き生じることは確かです。しかし現時点ではそれ以上の機序はわかっていません。投球の時期（phase）により，異なった高さに骨折が生じるなど，事情は大変複雑です。

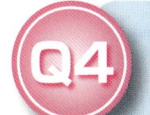

Q4 肩関節脱臼でStimson（スティムソン）法を行うとき，徒手で引っ張っても良いのでしょうか？

A4 Stimson法はおもりの重さや，強く引くことで整復するのではありません。乱暴な手技でやると整復でさらに損傷部位が増えます。あくまでも肩周囲の筋の緊張をとることで低侵襲性に自然に整復されることを目的としています。

Q5 上腕骨外顆骨折で偽関節になった場合，肘を動かすことはできるのでしょうか？

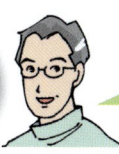

A5 動かせます。ほぼ正常の可動域が得られます。そのため異常に気づきにくく，外反肘，遅発性尺骨神経麻痺が生じてから医療機関にかかることが多いのです。

Stage 18 骨盤・下肢の骨折

骨盤骨折

- 剥離骨折(図1)
    ① 上前腸骨棘骨折(縫工筋の起始)
    ② 下前腸骨棘骨折(大腿直筋の起始)
    ③ 坐骨結節骨折(大腿二頭筋の起始)
- 直達外力による骨折
    ① 腸骨翼骨折
    ② 恥骨・坐骨骨折(別名 サドル骨折):尿道損傷が生じやすい
    ③ 尾骨骨折:通常,治療は不要
    ④ 骨盤輪骨折:骨盤輪の連続性が断たれた状態
        - 2カ所以上のとき,Malgaigne(マルゲイン)骨折(図2)
        - 治療
            ◎ 全身的な治療
                - 尿検査,単純X線撮影,CT撮像,動脈造影などを行う
                - 大量出血のため出血性ショックとなることあり
                - ショック対策として輸液,輸血
                - 止血:経カテーテル塞栓術で止血する
            ◎ 骨折の治療
                - 安静,バンド固定
                - キャンバス牽引,直達牽引,創外固定(図3)
                - 必要があれば内固定
- 病的骨折:癌の転移,恥骨の脆弱性骨折

+αガイド

剥離骨折は筋の起始,停止や靭帯の付着部の骨に牽引力が加わって生じます。

骨盤輪骨折では迅速な全身状態のチェックと,疼痛対策としての固定が必要です。

例として後腹膜腔などが挙げられます。

大腿の血管から細い管を挿入し,骨折部周辺に血管塞栓物質を入れるのが経カテーテル塞栓術です。

キャンバス牽引はクラシックな方法で,現在では創外固定がしばしば用いられます。

股関節脱臼骨折

- 後方脱臼に寛骨臼後壁の骨折を合併する例が多い(図4)
- 原因:dashboard injury が多い(図5)
- 下肢は屈曲,内転,内旋位となる
- 24時間以内の整復が必要
- 2次性の変形性股関節症,大腿骨頭壊死に注意
    ※中心性脱臼には直達牽引を行う

股関節脱臼(+骨折)では,発生原因と受傷後の肢位がチェックポイントです。

変形性股関節症についてはStage 4「変形性関節症」(p.26),大腿骨頭壊死についてはStage15「骨壊死・骨端症」(p.114)を参照してください。

大腿骨近位部骨折

- 骨粗鬆症を基盤とした脆弱性骨折の1つ
- 高齢者の転倒が原因として多い
- 骨頭,頸部,頸基部,転子部,転子下(図6)に分類される
- 下肢は伸展,外旋位をとる
- 受傷すると歩行不能となる

大腿骨近位部の骨折では股関節脱臼とは逆の肢位となります。

図1 剥離骨折

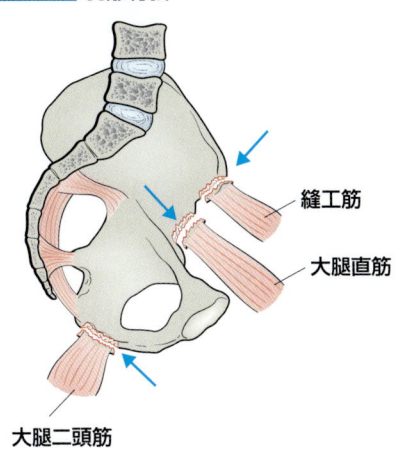

- 縫工筋
- 大腿直筋
- 大腿二頭筋

図2 Malgaigne骨折

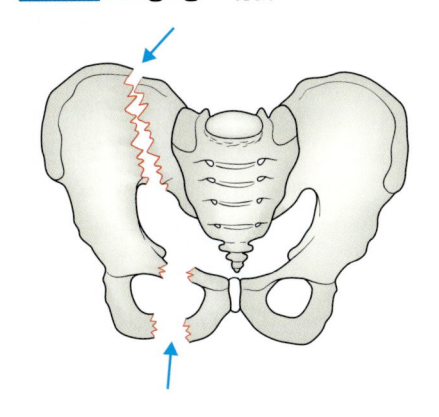

図3 骨盤輪骨折の治療

a キャンバス牽引

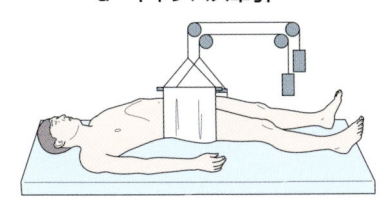

骨折部に転位がある場合，図のように重垂を用いて吊り上げ，骨盤を左右から締めつけるような圧迫力を加えて固定する

b 創外固定

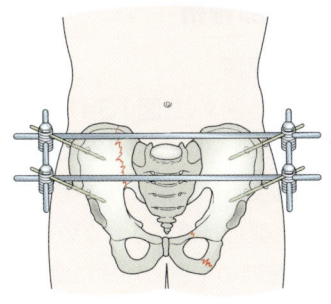

図4 股関節脱臼骨折

- 寛骨臼後壁の骨折による骨片
- 後方へ脱臼した骨頭
- 内旋位
- 内転位

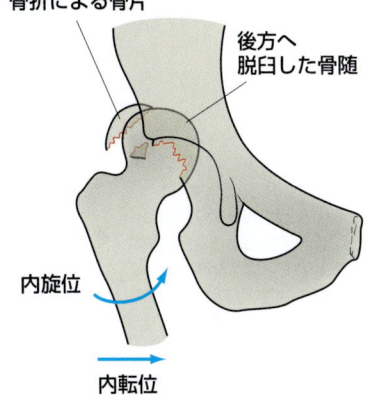

図5 dashboard injury

a 受傷の様子

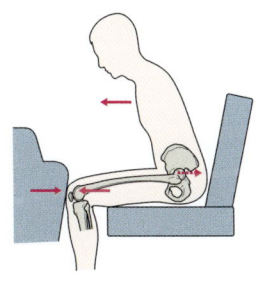

交通事故の際，膝屈曲位でdashboardに膝を強打すると股関節の後方へ大腿骨が脱臼し，寛骨臼後壁の骨折を伴う

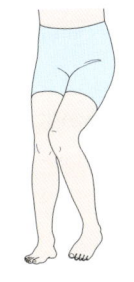

b 脱臼後の肢位

内旋内転位になる

図6 大腿骨近位部骨折の発生部位による分類

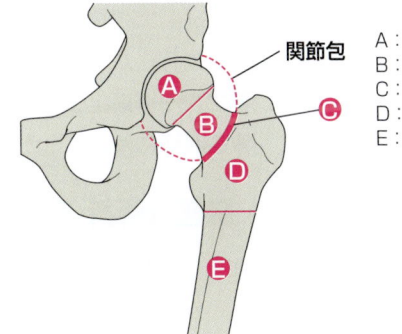

- 関節包
- A：骨頭
- B：頸部
- C：頸基部
- D：転子部
- E：転子下

18 骨盤・下肢の骨折

+αガイド

大腿骨頸部骨折と転子部骨折では，発生年齢，治癒しやすさ，治療法の選択などに違いがあります。これを把握しておきましょう。

- ●大腿骨頸部骨折
  - 関節包内の骨折のため骨折部の血流が悪く偽関節になりやすい
  - Garden stage（ガーデン）に従い治療する（図7）
    - Ⅰ 不完全骨折 ⇒ 安静，ピン固定
    - Ⅱ 完全骨折で転位なし ⇒ ピン固定（図8）
    - Ⅲ 骨頭が回転転位 ⇒ ピン固定または人工骨頭置換術（図9）
    - Ⅳ 骨頭が回転せず遠位が転位 ⇒ 人工骨頭置換術
    - ※ stage Ⅲ，Ⅳでは回旋動脈の損傷が多い（図10）
    - ⇒ 骨接合術後には偽関節や遅発性分節性圧潰（late segmental collapse）が生じやすい
- ●大腿骨転子部骨折
  - 頸部骨折よりもやや発生年齢が高い
  - 治癒しやすいが，早期離床を目的に手術を行う
  - compression hip screw，γ-nail（図11，12）

大腿骨骨幹部骨折

- ●小児：転倒が原因
  - 5歳未満は垂直牽引（図13a）
  - 5歳以上は90°−90°牽引（図13b）
    屈曲，短縮変形は良好にリモデリングされる
    しかし回旋変形は矯正されない
    ⇒ 牽引治療時の下肢の回旋に留意する
- ●成人：交通事故などが原因
  - 髄内釘横止めなどの内固定（図14）

5歳以下の小児では下肢長が短いので，下肢全体を使い介達牽引を行います（図13a）。5歳以上になると下肢長も長くなるので，図13bのように膝を屈曲させ大腿部を牽引する90°−90°牽引が行われます。いずれも回旋変形が生じないよう頻回に観察します。

大腿骨顆上骨折（図15）

- ●交通事故によることが多い，人工膝関節置換術後に生じることがあるので注意
- ●膝窩動脈の損傷に注意
- ●遠位骨片が腓腹筋に引っ張られ後方へ回転しやすい
- ●プレート固定などの内固定を行う
- ●膝関節に及ぶことが多く，膝関節拘縮が生じやすい

大腿骨顆上骨折は，血管損傷を最も生じやすい骨折です。

膝蓋骨骨折（図16）

- ●直達外力によることが多い
- ●tension band wiringで早期に運動を開始する

膝蓋骨の骨折では大腿四頭筋と膝蓋腱の働きにより，膝屈曲するときに，骨折部を離開させようとする張力が働きます。この張力を逆に骨折部の固定に変えてやる方法がtension band wiringです。Stage17「上肢の骨折と脱臼」のリアル質問箱（p.136）で理論を解説しています。

図7 Garden stage

stage Ⅰ　　stage Ⅱ　　stage Ⅲ　　stage Ⅳ

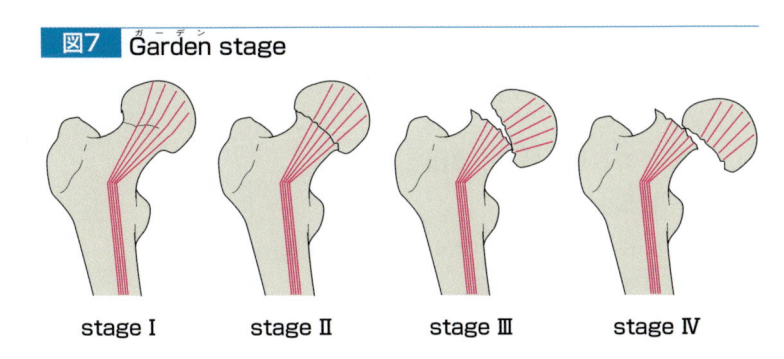

図8 ピン固定（stage Ⅱに対する手術例）

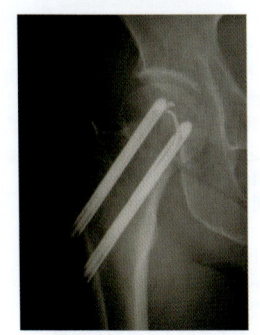

図9 人工骨頭（stage Ⅳに対する手術例）

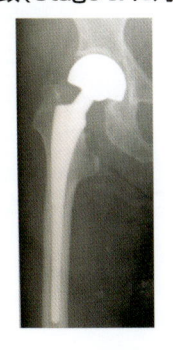

図10 回旋動脈の損傷（stage Ⅲ，Ⅳ）
外側大腿回旋動脈
内側大腿回旋動脈

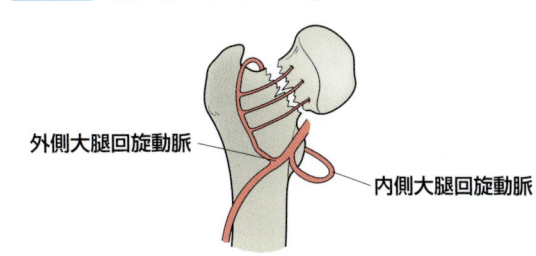

図11 compression hip screw

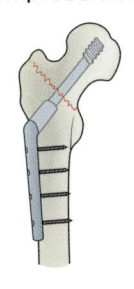

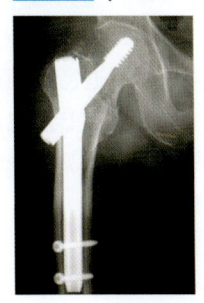

図12 γ-nail

図13 小児の大腿骨骨幹部骨折に対する牽引法
a　垂直牽引　　　b　90°−90°牽引

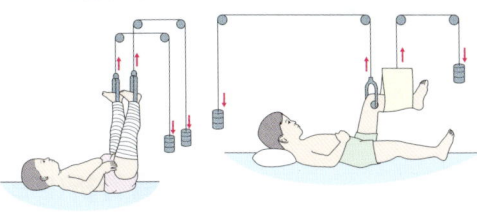

図14 髄内釘横止め

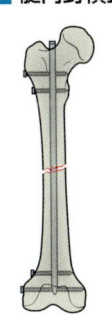

図15 大腿骨顆上骨折
a　概観　　b　内固定

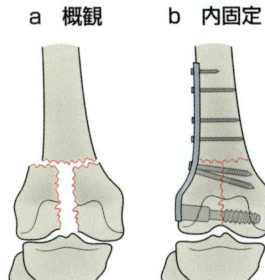

図16 tension band wiring

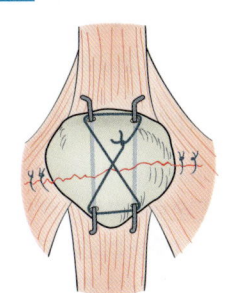

18 骨盤・下肢の骨折

脛骨骨幹部骨折（図17a）

- 開放骨折になりやすい
- 直達外力，捻転による介達外力が原因として多い
- 外固定：大腿～足
- PTB（patella tendon bearing）brace/cast（図17b）
  - 荷重歩行および膝の運動が可能
- 髄内釘横止めなどの内固定
- 中下1/3の骨折が偽関節になりやすい

足関節果部骨折

- 骨と靱帯の損傷が合併する
- Lauge-Hansen分類（図18）
  - 受傷時の足の肢位と，距骨の動きに基づく分類
- 外固定：下腿～足
- 内固定 （＋靱帯の縫合）
- 後遺症：背屈制限，変形性足関節症

踵骨骨折

- 高所からの転落が主因
- 距踵関節面の圧迫骨折が多い（図19）
- 単純X線像：Böhler角の減少，外側壁の破壊（図20）
- 治療：徒手整復（大本法）＋圧迫包帯（図21）
  - Graffinの有窓歩行ギプス（PTBで免荷）（図22）
  - 手術：Westhues法 ⇒ 痛みが残りやすい

距骨骨折（図23）

- 周辺の骨折が合併しやすい
- 転位があれば手術が必要
- 偽関節，骨壊死になりやすい
  ⇒ 骨折で血管が損傷されやすいため
  - 骨折後に血流再開 ⇒ 軟骨下骨の萎縮像（Hawkins sign）

＋αガイド

脛骨骨幹部骨折には大腿から足までのギプス固定，PTB brace，手術などが状況に応じて選択されます。PTB braceは早期から歩行練習が可能な装具で，鐙で着地するため踵が浮いています（図17b）。よって骨折部に荷重がかからず，膝蓋骨の下面と膝蓋靱帯（図17b）で荷重を受けるように工夫された装具です。

Lauge-Hansen分類では受傷時の足の肢位と距骨の動きで4型に分類されます。足にも前腕と同じく回内（pronation），回外（supination）という動きがあり，回内は足底面が外を向く動き，回外は足底面が内側を向く動きです。距骨は内転（adduction）または外転（abduction）または外旋（external rotation）する3つの場合があります。

距骨は血管が少なく，骨折後に血流が十分回復しないと骨壊死となり，単純X線像では真っ白（透過性の減弱）になります。もし血流が再開すると単純X線像でやや黒く（透過性の亢進，これが骨萎縮）みえるようになり，Hawkins signとよばれます。

リハビリのポイント —大腿骨頸部，転子部骨折—

☑ 人工骨頭置換術やγ-nailによる骨接合術後の高齢の患者さんが多いので，バイタルサインなど全身状態に注意しながらリハビリを行う。

☑ 一般的には骨折以前に可能であった日常生活動作が目標となる。具体的には疼痛を生じないような等尺性運動から始め，起き上がり，立ち上がり，歩行へと進めていく。荷重に関しては主治医の指示に従う。

☑ 人工骨頭置換術後では股関節屈曲，内転，内旋で脱臼が生じやすいので注意を要する。

図17 脛骨骨幹部骨折

a 脛骨骨幹部骨折　　b PTB (patella tendon bearing) brace / cast

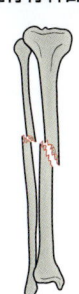

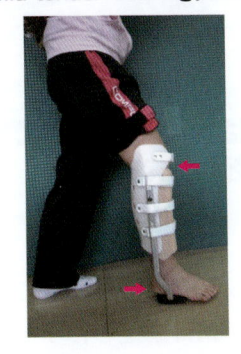

図18 Lauge-Hansen 分類

a supination-adduction

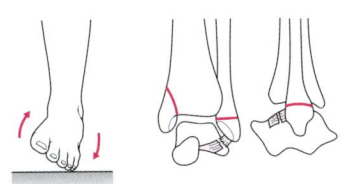

b pronation-external rotation

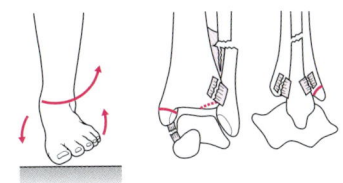

c pronation-abduction

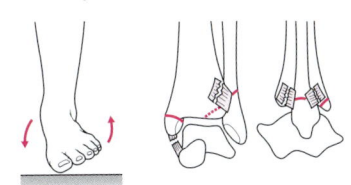

d supination-external rotation

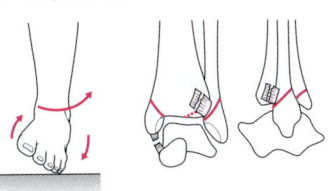

図19 距腿関節面の圧迫骨折

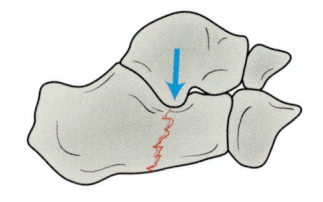

図20 Böhler 角の減少
a 正常　　　　　　b 踵骨骨折

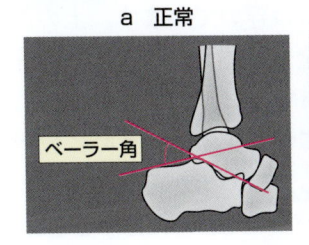

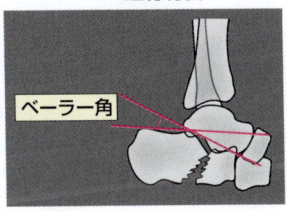

図21 徒手整復(大本法)＋圧迫包帯

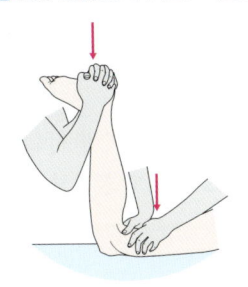

図22 Graffin の有窓歩行ギプス

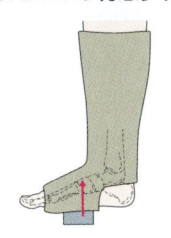

図23 距骨骨折

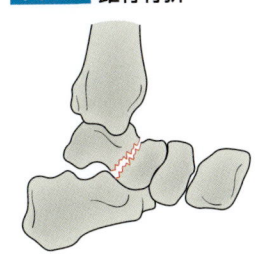

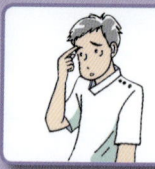

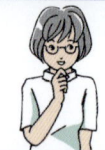

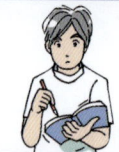

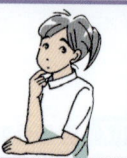

リアル質問箱
～学生さんから実際にあった質問をまとめました～

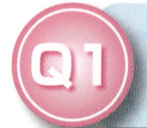

Q1 骨盤骨折に対する創外固定は痛くはないのですか？
骨盤骨折で坐骨神経障害は起きますか？

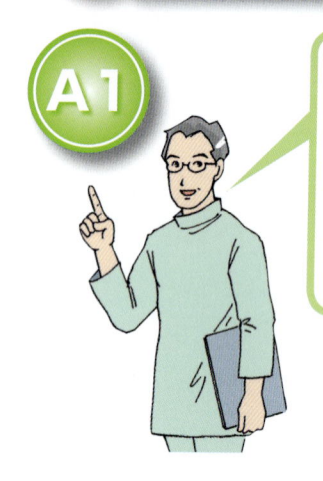

A1 骨盤骨折ではベッドが揺れただけで激しい痛みが生じることがたびたびあります。創外固定を行うと，麻酔覚醒後に挿入部に対して多少痛みを訴えますが，骨盤骨折の激烈な痛みに比べると我慢できる程度で，徐々に軽減します。骨盤骨折による坐骨神経の障害もときどきみられます。特に仙骨部の骨折があると合併しやすくなります。

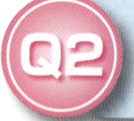

Q2 PTBがよくわかりません。鐙（あぶみ）とは何ですか？

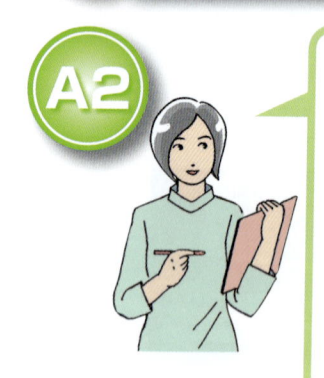

A2 図17b（p.143），図24で示したものが鐙付きPTB装具です。一番下が鐙で，足底は浮いています。上の部分は膝蓋腱全体と膝蓋骨の下部に膝伸展力が加わっていない状態でぴったりフィットさせて作ります。歩行時に鐙が最初に着地し，この床からの力は両側の金属製のバーを伝わり上行します。膝に伸展力が加わった時点，すなわち荷重したときに膝蓋腱が緊張し装具との接触が増すと，上行してくる力を膝蓋腱と膝蓋骨下面で受けることができます。脛骨骨幹部に骨折があるときPTB装具を使用すれば，骨折部に荷重することなく歩行練習が可能で，下肢全体の廃用性萎縮を予防することができます。

図24 鐙付きPTB装具

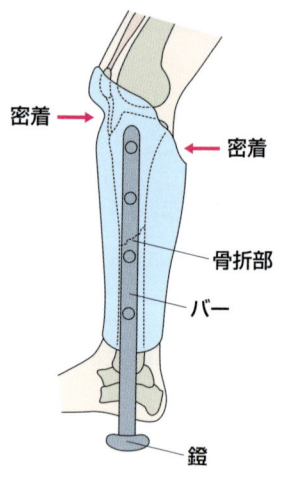

密着／密着／骨折部／バー／鐙

Q3 足部の回内外と，外返し内返しの違いがわかりません。
また，内反外反とは何ですか？
距骨は内転・外転・外旋するのでしょうか？

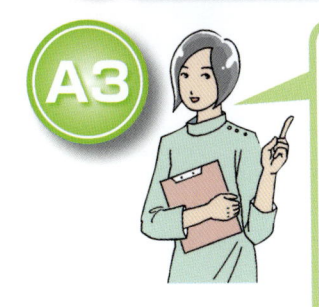

A3 足部の通常の動きを分けると足部長軸を中心とした回内，回外，足関節を中心とした背屈，底屈，中足骨を中心とした前足部の内転，外転に分けられます。足部は立位ですでに前額面に垂直なので第1，2中足骨間，または第2中足骨を基準に外転，内転と定義します。外返しは回内，外転，背屈の複合運動で，足底が外側を向く運動です。内返しは回外，内転，底屈の複合運動で足底が内側を向く運動です。似ていますが病的な外力を受けた方向を示す場合に内反，外反という言葉を内返し，外返しと同様の動きに対し使っています。

距骨の内転，外転，外旋は果部骨折の際に関与する距骨の異常な動きです。下腿軸に対する外旋と，下腿前額面における内転と外転です。

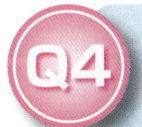

図25 足部・距骨の動き

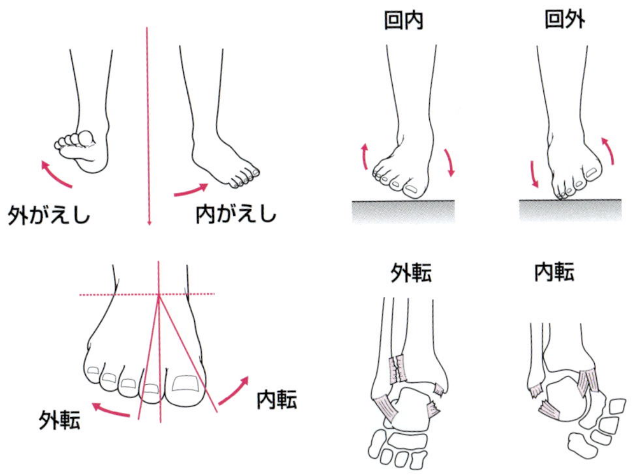

Q4 大腿骨近位部骨折の不完全骨折では歩行は可能でしょうか？

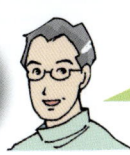

A4 まれに歩行が可能な場合もあります。単純X線像でも確認できず，あとで徐々に骨折が判明することがあります。

Stage 19 頸椎・胸椎疾患

頸椎椎間板ヘルニア

● 椎間板組織の突出が原因，C5/6に多い（図1）
● 症状は3段階に分かれる
● 頸椎症状：頸部痛，運動時痛，肩こり
● 神経根症状：一側上肢への放散痛やしびれ感
　　　　　　⇒ 頸部神経根症：Spurling test（＋）（図2a, 3a）
● 脊髄症状
　　⇒ 頸(部脊)髄症とよばれる：Jackson test（＋）（図2b, 3b）
　① 灰白質の障害 ⇒ 上肢に髄節徴候（segmental sign）とよばれる症状がみられる
　　● 巧緻運動障害＋筋力低下（myelopathy hand）
　　　Alternative motion rate 低下
　　● 反射：障害高位の支配する反射は低下
　　　　　　それ以下が支配する反射は亢進
　　● 異常反射の出現（Hoffmann反射）（図4a）
　　● 知覚障害（特徴ある分布がみられる）（表1）
　② 白質の障害 ⇒ 体幹と下肢に長路徴候（long tract sign）とよばれる症状がみられる
　　● 痙性歩行，膀胱直腸障害
　　● 下肢の反射亢進＋病的反射の出現（Babinski反射，クローヌス）（図4b）
　　● 体幹以下の知覚障害
● 障害高位の診断（表1）
　● 上肢の知覚，筋力，反射，画像所見から推定
　● 椎間板高位と脊髄レベルとのずれに注意（図5）

＋αガイド

頸椎椎間板ヘルニアで神経の障害のないものが頸椎症状，頸部神経根が障害されたものが神経根症状，脊髄が障害されたものが脊髄症状です。

脊髄症状では神経細胞のほかに脊髄の上行路，下行路が障害がみられます。神経細胞の障害は上肢に現れ，「髄節徴候」とよばれます。上行路と下行路の障害は体幹と下肢に現れ，「長路徴候」とよばれます。

手指の握りと開く動作をすばやく行う回数のことです。通常は10秒で25回以上可能です。

Hoffmann反射は中指の指尖部をはじいたときに母指の屈曲が生じるのが陽性です。正常ではみられませんが，頸椎の脊髄症状があるとC8レベルが支配する指屈曲反射が亢進しやすく，陽性となります。

この表は複雑ですが重要です。脊髄レベルと神経根レベルのずれを表した図と一緒に確認しましょう。例えばC5神経の障害には2種類あり，C5の神経細胞の存在する脊髄はC3/4の椎間板ヘルニアで障害され，C5の神経根はC4/5の椎間板ヘルニアで障害されます。

表1　頸椎椎間板ヘルニアの高位診断

障害神経		C5	C6	C7	C8
病変高位	神経根症	C4/5	C5/6	C6/7	C7/T1
	脊髄症	C3/4	C4/5	C5/6	C6/7
反射低下		二頭筋	二頭筋 腕橈骨筋	三頭筋	
筋力低下		肩外転 肘屈曲	肘屈曲 手関節背屈	肘伸展 手関節掌屈	指屈曲 指開閉
知覚障害					

文献1）より改変引用

図1　頸椎の解剖

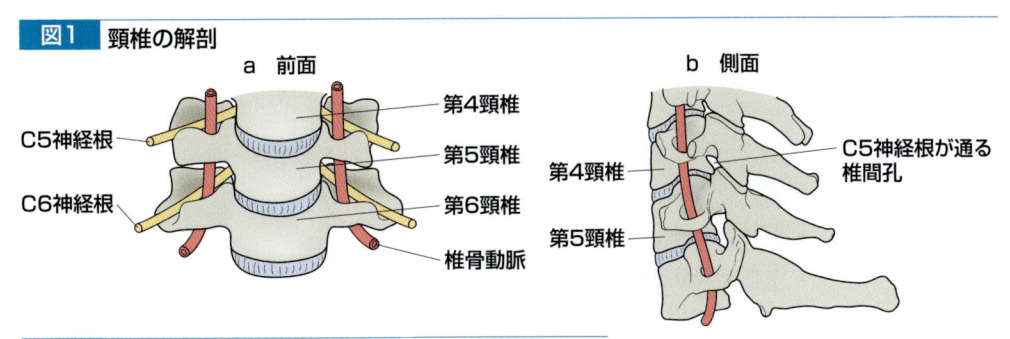

a　前面

- 第4頸椎
- C5神経根
- 第5頸椎
- C6神経根
- 第6頸椎
- 椎骨動脈

b　側面

- 第4頸椎
- C5神経根が通る椎間孔
- 第5頸椎

図2　頸椎椎間板ヘルニア

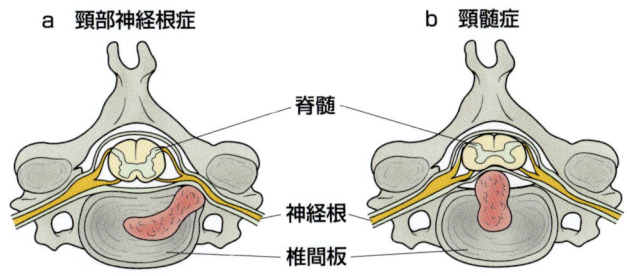

a　頸部神経根症　　**b　頸髄症**

- 脊髄
- 神経根
- 椎間板

図3　誘発テスト

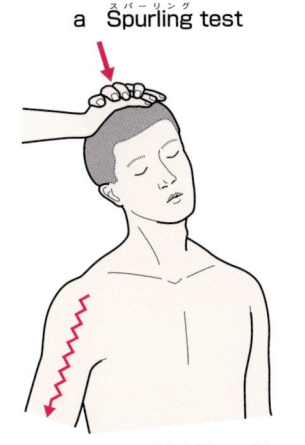

a　Spurling test（スパーリング）
斜め後方への頸椎伸展で一側の上肢に放散痛が生じる

b　Jackson test（ジャクソン）
頸椎の伸展で背部や両上肢に放散痛が生じる

図4　異常反射

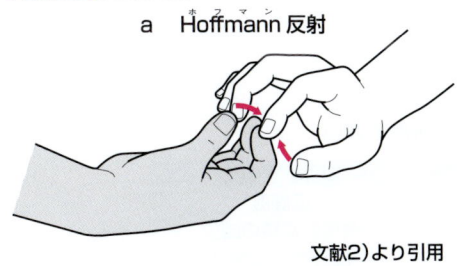

a　Hoffmann反射（ホフマン）
中指先端をはじくと母指が屈曲する反射

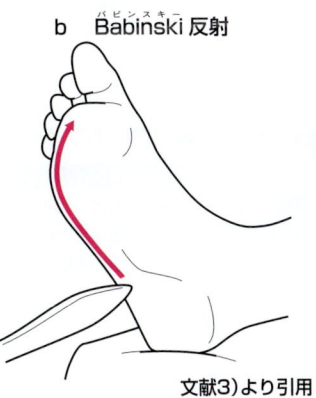

文献2）より引用

b　Babinski反射（バビンスキー）
母趾が背屈し，ほかの趾が開扇する反射

文献3）より引用

図5　脊椎・脊髄高位差

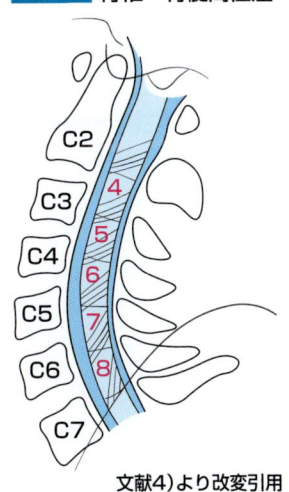

C2／C3／C4／C5／C6／C7

文献4）より改変引用

第5頸髄神経の始まりである前角細胞はC3/4椎間板の高位にある

19　頸椎・胸椎疾患

- ●単純X線像
  - 椎間板腔の狭小化
  - 発育性脊柱管狭窄（12mm以下）があると症状が生じやすい（図6）
- ●MRI T2強調像における各組織の輝度の違いを表2に示す
- ●鑑別疾患
  - 運動ニューロン疾患
  - 末梢神経疾患
- ※胸椎に椎間板ヘルニアが生じると
  ⇒長路徴候＋肋間神経の痛み：胸髄症とよばれる
- ●保存療法：神経根症状は基本的に保存療法を行う
  - 頸椎後屈を避ける生活指導，頸椎カラー（図8）による固定
  - NSAIDs，頸椎牽引，温熱療法
- ●手術療法：高度，進行性の脊髄症状のとき
  - 前方除圧＋椎体間固定（図9）
  - 脊柱管拡大術（後方除圧）

+αガイド

脊髄は通常は高輝度の脳脊髄液に囲まれていますが，椎間板ヘルニアにより脳脊髄液の入っているくも膜下腔と脊髄が圧迫されています（図7）。

胸椎椎間板ヘルニアでは上肢の症状，すなわち髄節徴候がみられません。体幹下肢の長路徴候が主な症状です。

ヘルニアを切除した後，ぐらぐらしないように椎体間に骨移植をして固定します。切除された椎間板で行われていた動きは上下の椎間板が担うようになります。長期間経つと負荷の大きい下の椎間板に変化がでてきます。

頸椎症

- ●中高年者，頸椎の変形性変化による症状の総称
- ●頸椎の変性の単純X線像所見（図10）
  - 椎間板腔の狭小化
  - 椎体の骨棘形成
  - 椎間孔の狭小化
  - dynamic stenosis（動きに伴った狭窄のこと）（図11）
    ⇒ 別名 pincer mechanism
- ●症状
  - 初期は頸椎症状のみ
  - 進行すると，神経根症状から脊髄症状へと進行
  - ヘルニアと比べ，経過が長く，障害部位が広範囲
  - 外傷（転倒など）で症状が増悪することがある
- ●診断，治療：頸椎椎間板ヘルニアと同じ
- ●手術は脊柱管拡大術（後方除圧）が主体（図12）

誰でも加齢に伴い頸椎症が生じます。ひどくなり脊髄症状を伴った場合，「頸椎症性脊髄症」とよばれます。

一般に頸椎疾患では前屈しすぎると症状が悪くなります。例外は関節リウマチの環軸椎亜脱臼です（Stage 5「関節リウマチ」（p.34）参照）。

表2　MRI T2強調像における脊髄の輝度の違い

	正常時	変性／圧迫時
髄核	高輝度（水分が多いため）	低輝度
くも膜下腔	高輝度（脳脊髄液のため）	高輝度領域の減少
脊髄	低輝度	部分的に高輝度

図6	発育性脊柱管狭窄

12mm以下

脊柱管（←→）が通常より狭くなっている

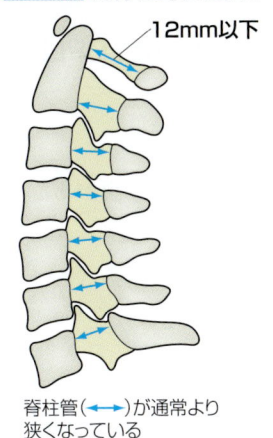

図7	MRI T2強調像

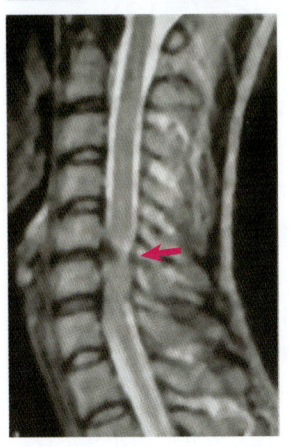

図8	頸椎カラー

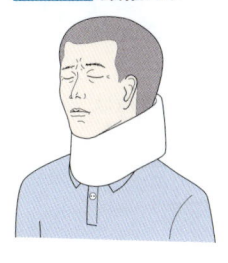

図9	手術療法

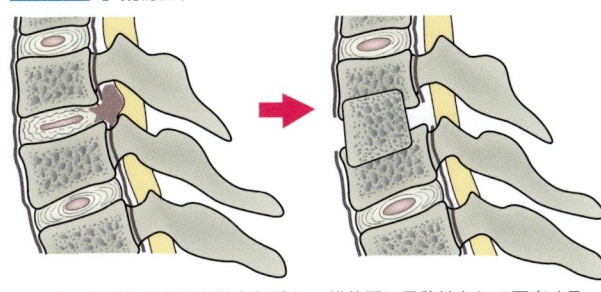

ヘルニアが生じた椎間板を切除し，椎体間に骨移植をして固定する

図10	頸椎症

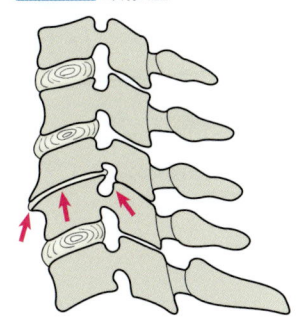

図中の矢印部分，左から順に骨棘形成，椎間板の狭小化，椎間孔の狭小化がみられる

図11	dynamic stenosis

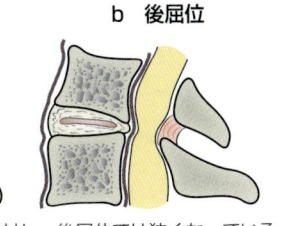

a　前屈位　　　b　後屈位

前屈位では脊柱管が広いのに対し，後屈位では狭くなっている

図12	脊柱管拡大術

a　片開き式　　　b　棘突起縦割式

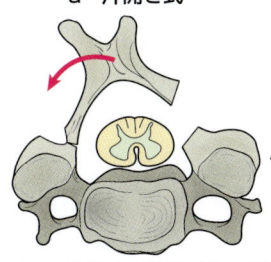

椎弓の片側だけを切り離し，椎弓を回して脊柱管を拡大する

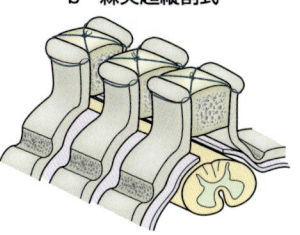

棘突起を中央で割って左右に開き，間に人工骨を挟んで固定する

19　頸椎・胸椎疾患

🖊 リハビリのポイント ―頸椎疾患―

☑ 症状緩和のため，ホットパックや頸椎牽引を行う。頸部のストレッチと筋力増強訓練の際は，過伸展で症状が増悪しやすいので注意する。

☑ 筋力訓練では等尺性運動を主に行う。四肢に神経麻痺が認められる場合は，上下肢のストレッチ，可動域訓練，装具療法，筋力増強訓練，手指の巧緻運動障害に対するハンドセラピーを状況に応じて行う。

| +αガイド |

後縦靱帯骨化症（図13）
(ossification of posterior longitudinal ligament；OPLL)

脊椎の後方の椎弓と脊髄をはずして，椎体を後ろから見た状態が図13です。後縦靱帯は椎体のすぐ後方にあり，上下に連なっています。

- 後縦靱帯の骨化 ⇒ 脊柱管が狭くなる
- 日本人，アジア人に多い
- 家族内発生がみられることがあり，遺伝因子が関与するという説がある
- 糖尿病の合併が多い
- 頸椎に多く，次いで胸椎に多い
- 厚生労働省により難病の1つに指定されている
- 形態的分類（図14）
  ①連続型，②分節型，③混合型
- 画像：CT画像で骨化の広がりがわかりやすい（図15）
- SAC（space available for the cord）（図16）
  - A（脊柱管前後径）からB（骨化巣の前後径）を引いた長さのこと
  - 12mm以下になると脊髄症が生じやすい

脊柱管が狭くなる場合に，脊髄の入るスペースがどれだけ残存しているかを知るための指標がSACです。

- 症状
  - 多くは無症状，骨化が増大すると脊髄症となる
  - 転倒などで急に脊髄症（麻痺）が出現しやすい

転倒などで脊髄症状が現れたり，悪化したりするのは重篤な頸椎症やOPLLの患者さんでしばしばみられます。

- 治療
  - カラー固定
  - 脊柱管拡大術（後方除圧）

黄色靱帯骨化症（図17）
(ossification of yellow ligament；OYL)

- 黄色靱帯：脊髄の後方にあるV字型の靱帯
- 黄色靱帯の骨化 ⇒ 脊柱管が狭くなる
- 胸椎下部に多い ⇒ 胸髄症が生じやすい
- しばしばOPLLと合併
- 大腿部のしびれが初発症状として多い
- 画像：CT画像で骨化を確認しやすい
- 治療
  - 保存療法はあまり効果がみられない
  - 椎弓切除による除圧

図17は椎体と脊髄をはずして椎弓の脊柱管面を見た図です。V字型の黄色靱帯が椎弓間に存在します。これが骨化した状態を黄色靱帯骨化症（OYL）とよびます。OPLLは頸椎に多く，OYLは胸椎下部に多いという特徴があります。

図13 後縦靱帯

椎体
椎間板
後縦靱帯

椎体後面を後方から見た図

図14 後縦靱帯骨化症の形態的分類

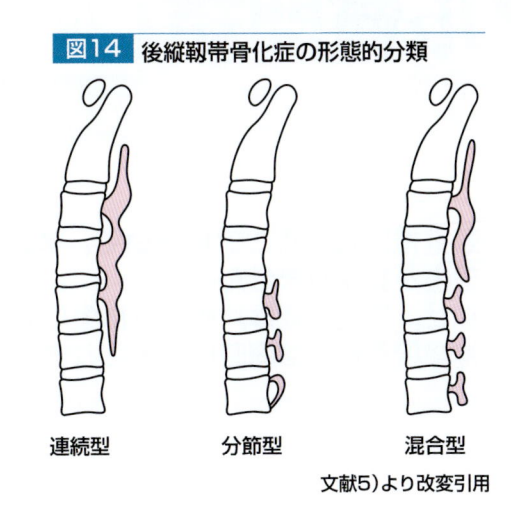

連続型　分節型　混合型

文献5)より改変引用

図15 後縦靱帯骨化症の画像所見

a　単純X線側面像　　b　頸椎CT像

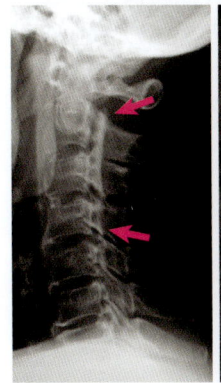

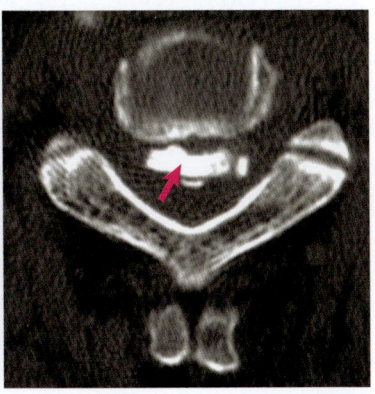

a, bともに矢印で示した箇所(後縦靱帯)に骨化がみられる

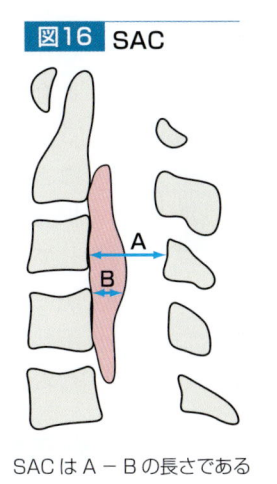

図16 SAC

SACはA－Bの長さである

19 頸椎・胸椎疾患

図17 黄色靱帯骨化症

a　黄色靱帯

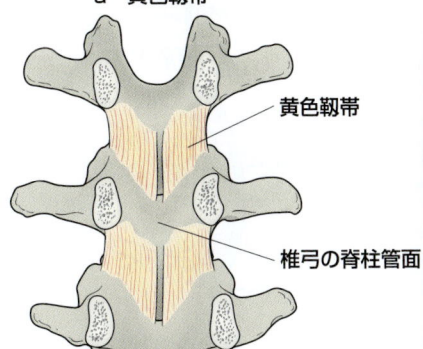

黄色靱帯
椎弓の脊柱管面

椎弓前面を前方から見た図

b　胸椎CT像

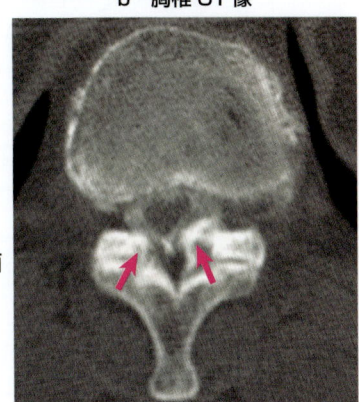

矢印部分に黄色靱帯の骨化がみられる

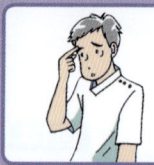

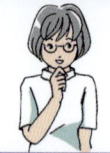

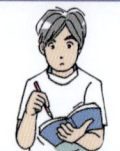

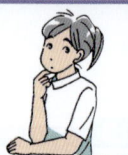

リアル質問箱
～学生さんから実際にあった質問をまとめました～

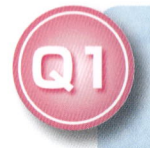

Q1 頸椎椎間板ヘルニアにおいて，神経根症と脊髄症で障害神経が異なる理由がわかりません。
なぜ，神経根症は片側だけに生じるのでしょうか？
神経根と脊髄は同時に障害されますか？

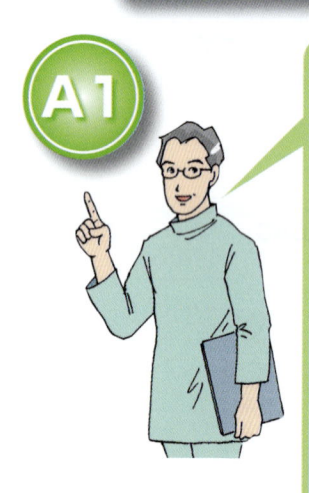

A1 脊髄前角の前角細胞（神経細胞）から軸索が出て，それが神経根となり椎間孔から外に出ていきます。
C4/5の椎間板ヘルニアを例にして解説します。ヘルニアが左右どちらかに寄って生じると，右，または左の椎間孔付近で一側のC5神経根を圧迫します（図18a）。一方，ヘルニアが正中に出ると脊髄が圧迫されます（図18b）。このときC4/5の椎間板で圧迫されるのはどの脊髄でしょうか？ 図18c をみると，C6の脊髄が障害されやすいことがわかります。言い換えると，C5の神経根の根元にあたる前角細胞は1つ上のC3/4椎間板高位の脊髄に存在しているのです。
頭で考えると神経根と脊髄は同時に障害されてもよいはずですが，実際に患者さんで経験する症状は神経根症か，脊髄症のどちらかです。

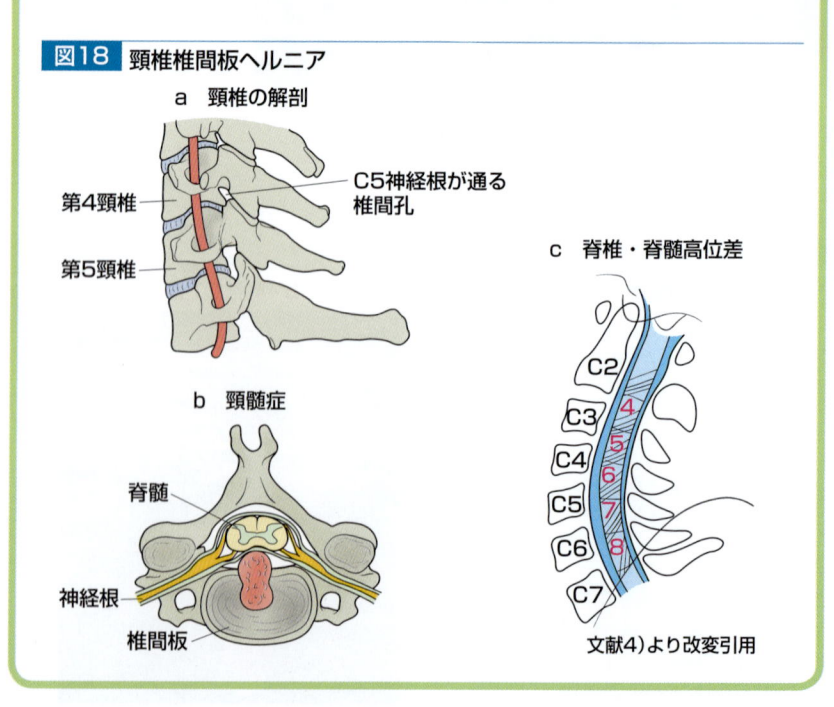

図18 頸椎椎間板ヘルニア

a 頸椎の解剖
第4頸椎
第5頸椎
C5神経根が通る椎間孔

b 頸髄症
脊髄
神経根
椎間板

c 脊椎・脊髄高位差

文献4）より改変引用

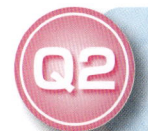

Q2 椎体間固定のあと，長時間経過してからその上下に生じた変性や障害はどのように治療するのでしょうか？

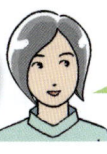

A2 症状が重篤であれば再びその部の手術を要します。人工椎間板などの開発が待たれます。

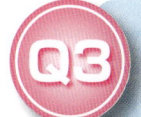

Q3 脊椎症では知覚障害が dermatome（デルマトーム）に一致せず，手袋，靴下型になると習いましたが，どのように診断すべきでしょうか？

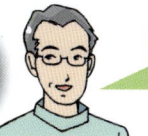

A3 多くの脊椎疾患で dermatome に一致しない知覚異常が認められます。典型的パターンを覚えて，ほかの所見と併せて障害部位を診断することが勧められます。手袋，靴下型の知覚障害は polyneuropathy（ポリニューロパチー）や糖尿病で有名な徴候で，頸椎症では例外的所見です。

Q4 なぜ障害高位以下の反射が亢進するのでしょうか？

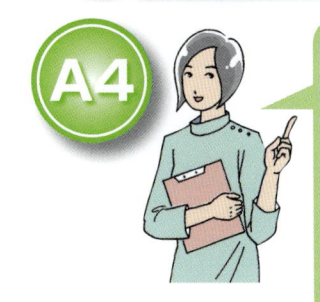

A4 すべての反射（特に伸張反射）は図19のように脳と上位の脊髄により抑制されており，正常では簡単には反射はでません。大腿四頭筋が伸張されるたびに膝蓋腱反射が出現するようでは歩けないからです。頸髄症では，この抑制がなくなるため下肢の腱反射が亢進します。

図19 深部腱反射

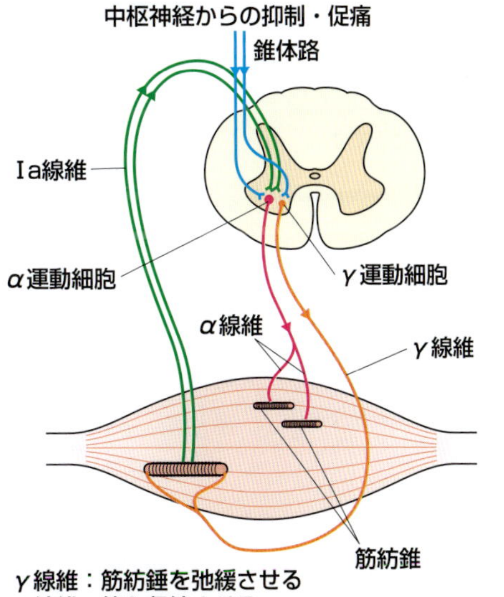

中枢神経からの抑制・促痛
錐体路
Ia線維
α運動細胞
γ運動細胞
α線維
γ線維
筋紡錘

γ線維：筋紡錘を弛緩させる
α線維：筋を収縮させる
筋紡錘：長さの変化に反応しIa群とⅡ群求心性線維を介して信号を出す

19 頸椎・胸椎疾患

Stage 20 腰椎疾患

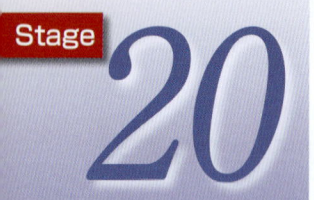

+αガイド

腰痛疾患は愁訴が多彩です。また，腰椎疾患のほかにも腰痛を訴えることがしばしばあります。

愁訴の多様性

- 腰痛：部位，痛むときの時間帯，姿勢，安静時痛の有無を確認する
  - 安静時痛 ⇒ 尿路結石，解離性大動脈瘤，癌転移なども考慮する
  - 前屈位で痛みが緩和 ⇒ 腰部脊柱管狭窄症が疑われる
- 下肢痛やしびれ ⇒ 糖尿病でも認められる
- 間欠跛行 ⇒ 腰部脊柱管狭窄症または閉塞性動脈硬化症が疑われる
- 下肢麻痺 ⇒ 頸椎・胸椎の障害，腫瘍，癌転移などを考慮する

腰椎椎間板ヘルニア

腰椎椎間板ヘルニアは比較的若年層に多い疾患です。椎間板の髄核が後方へ飛び出す病態です。好発部位と障害される神経の関係が重要です。図2をみると，例えばL4/5の椎間板ヘルニアではL5の神経根が障害されることがわかります。

- 椎間板組織の後方突出が原因
- 20～30歳に多い
- 分類
  - 突出型，脱出型，脱出遊離型（図1）
  - L4/5，L5/Sに好発，特に傍正中に多い
  - 通常は下位の神経根が障害される（図2）
    例）L4/5椎間板ヘルニアでL5の神経根障害
  - 正中に椎間板ヘルニアが突出すると，馬尾が圧迫され膀胱直腸障害が生じることあり
- 症状と徴候

疼痛性側弯とは，ヘルニアがでた側の反対側へ体幹を曲げ，痛みがでないように防御している姿勢のことです。

  - 腰痛，前屈姿勢，疼痛性側弯（図3），運動制限
  - 障害神経領域の下肢痛，しびれ，麻痺症状
  - Kemp test（図4）陽性
  - 下肢伸展挙上テスト（SLR；straight leg raising test）（図5a）陽性
    坐骨神経（L5，S1由来）の緊張・圧迫があると陽性になる
    陽性：70°までの挙上で下肢に放散痛が生じる
  - 大腿神経伸張テスト（FNST；femoral nerve stretch test）（図5b）
    大腿神経（L3，4由来）の緊張・圧迫があると陽性となる
    陽性：大腿前面に痛みやしびれが生じる

表1は腰椎椎間板ヘルニアの生じる高位別に障害されやすい神経根と神経学的所見をまとめたものです。一見複雑ですが，典型像として把握しておきましょう。

- 診断：理学所見，MRI画像所見，神経学的所見（表1）
- 治療：ヘルニアには自然吸収・消失がある
  - 短期間の安静（側臥位，Semi Fowler位）
  - NSAIDs

Semi Fowler位とは股関節と膝関節を屈曲した姿勢をいいます。

  - 温熱療法
  - 牽引：Semi Fowler位が効果的（図6）
  - コルセット：腹圧を高めることが目的

図1 腰椎椎間板ヘルニアの分類

a 突出型　b 脱出型　c 脱出遊離型

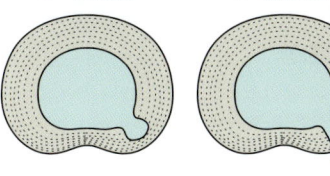

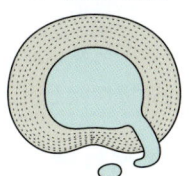

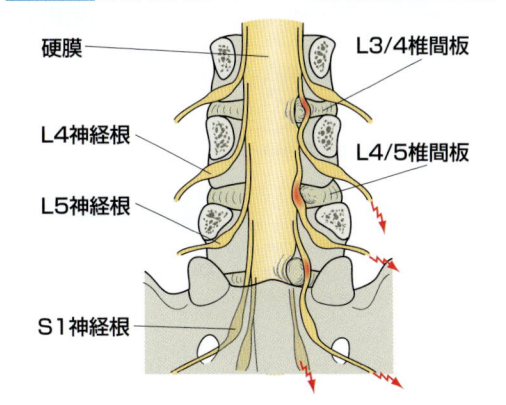

図2 腰椎椎間板ヘルニアと障害神経根の関係

硬膜
L3/4椎間板
L4神経根
L4/5椎間板
L5神経根
S1神経根

図3 疼痛性側弯（左側に椎間板ヘルニアがある場合）

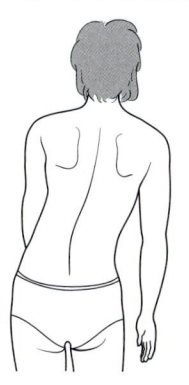

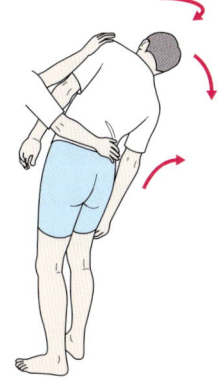

図4 Kemp test

一側へ腰椎を側屈かつ回旋させながら後屈させたときに下肢後面に放散痛が生じた場合，Kemp test 陽性という

図5 腰椎椎間板ヘルニアのテスト

a 下肢伸展挙上テスト（SLR）

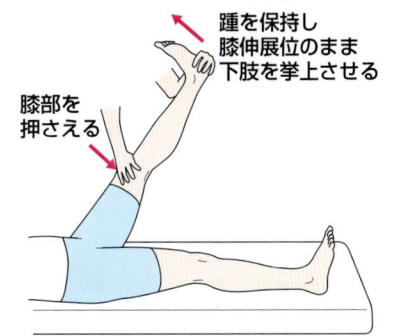

踵を保持し膝伸展位のまま下肢を挙上させる
膝部を押さえる

下腿以下に放散痛が生じたときの角度を陽性を生じたときの角度として記載する

b 大腿神経伸展テスト（FNST）

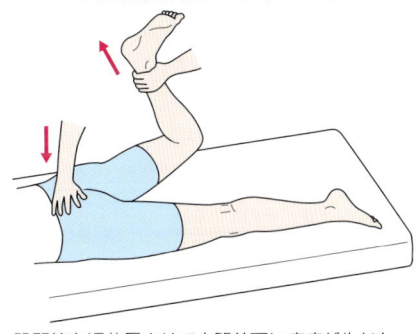

股関節を過伸展させて大腿前面に疼痛が生じたら陽性とする

図6 牽引（Semi Fowler 位）

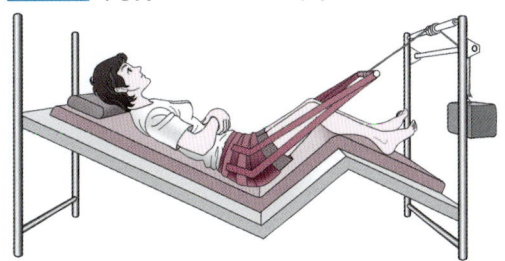

表1 腰椎椎間板ヘルニアの典型的所見

障害神経	L4	L5	S1
病変部位	L3/4	L4/5	L5/S
反射低下	膝蓋腱		アキレス腱
筋力低下	大腿四頭筋 前脛骨筋	長母趾伸筋 長趾伸筋	下腿三頭筋 腓骨筋
知覚障害			

文献1)より改変引用

20 腰椎疾患

＋αガイド

腰痛の患者さんには椎間板内圧を上げないような日常生活の指導が重要です。どんなときに椎間板内圧が上昇するのか，確認しましょう。

日常生活のなかでは腰椎に対するモーメントの小さい荷物の保持のしかた，持ち上げ方などが大事です。

- ●生活指導：椎間板内圧を上げないようにする
  - 椎間板内圧は座位，前屈で増加する(図7)
  - 起き上がり，荷物挙上の指導が重要(図8)
- ●手術：後方からのヘルニア切除(Love法)(図9)
  - ときに前方からの椎間板切除と固定術

脊椎分離症，分離すべり症

- ●関節突起間部の先天的な欠損か，疲労骨折(中高生)
- ●第4，5腰椎に多い(図10)
- ●わが国における罹患率：4～7%
  - このうち1～20%が分離すべり症に進展する
- ●症状：腰痛(特に後屈時)
  - すべり症を生じると，下肢痛，しびれを伴うことあり
  - すべり症になると棘突起が階段状に触れる(図11)
  - Meyerding(マイヤーディング)のすべり度の分類で程度をgrade分類(図12)
- ●単純X線像：斜位でScotch dog(スコッチドッグ)の首輪像(図13)
- ●治療：疲労骨折の初期では安静で治癒可能
  - 完全な分離症となった例や成人例では対症的保存療法
  - 強い痛み ⇒ 分離部修復または椎体固定

下の椎体を基準として，上の椎体が前方へ移動している状態を「すべり症」といいます。その程度はMeyerdingの分類で分類します。

腰椎を斜め後方から見ると，Scotch dogの形をしています。分離症ではこの首の部分の連続性が失われ，首輪をしているように見えます。

腰部脊柱管狭窄症

- ●周囲の構造物による馬尾や神経根の慢性的圧迫(図14)
  - 椎間板・椎間関節の変性，黄色靱帯の肥厚が原因
- ●高齢の男性に多い
- ●L4/5の高位で狭窄が生じやすい
- ●症状：間欠跛行が特徴的
  - 短時間の歩行で下肢痛，しびれ，腰痛など休憩を要するほどの症状が生じ，前屈位で休むと回復する現象
    ⇒ 前屈位で馬尾の狭窄が軽減(図15)
- ●ほかの症状：腰痛，下肢痛・しびれ，膀胱直腸障害
- ※閉塞性動脈硬化症でも間欠跛行がみられるが，姿勢は回復に影響しない

腰部脊柱管狭窄症は高齢者の増加につれ増えている疾患です。

脊髄造影(図15)を行うと，前屈位で狭窄が緩和することがわかります。そのため前屈位で休むと症状が回復すると考えられています。

間欠跛行が認められる2大疾患です。しかし，症状の回復のしかたに大きな違いがあります。

図7　姿勢別の椎間板内圧(立位時を100として)

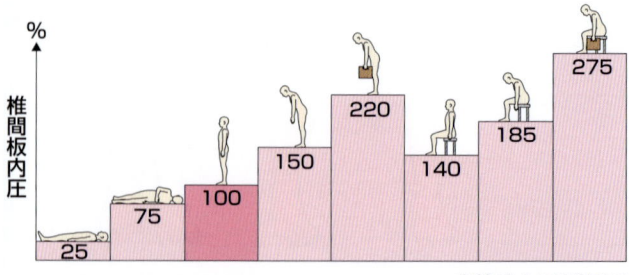

姿勢	%
仰臥位	25
側臥位	75
立位	100
前屈立位	150
前屈立位(荷物)	220
座位	140
前屈座位	185
前屈座位(荷物)	275

文献2)より改変引用

図8 荷物挙上の指導

荷物の保持
✗ モーメント大
○ モーメント小

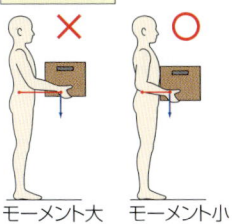

荷物の持ち上げ方
✗
○

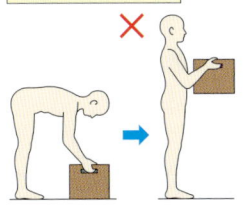

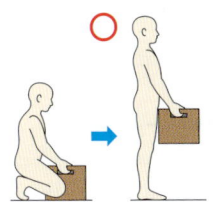

図9 腰椎椎間板ヘルニアの手術（Love法）
切り取る部位
ヘルニア

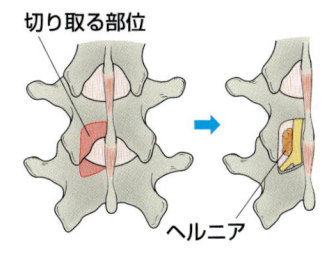

図10 脊椎分離症

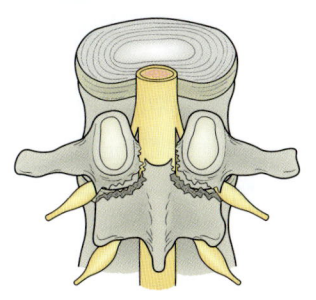

図11 分離すべり症でみられる棘突起の階段状配列

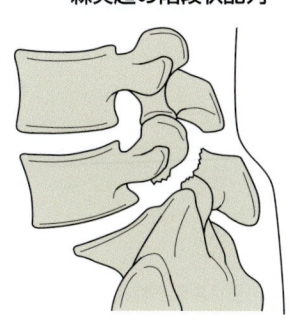

図12 Meyerding（マイヤーディング）のすべり度の分類
すべり椎体の後縁が下位椎体上縁を4等分したときのどこに位置するかで grade 分類する。この場合は grade 2となる。 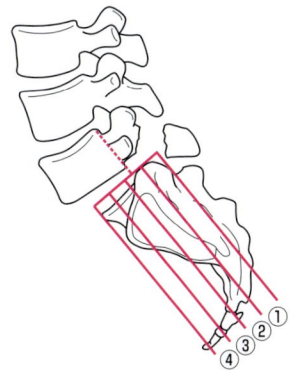

図13 脊椎分離症に特徴的な単純X線像
Scotch dog の首輪像を呈する

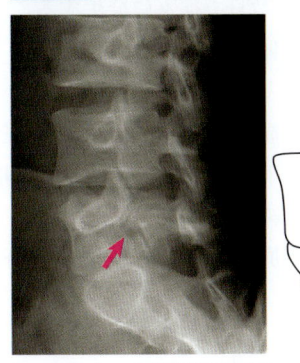

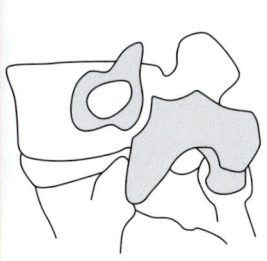

図14 腰部脊柱管狭窄症
圧迫された馬尾，神経根
前方からの椎間板の膨隆
黄色靱帯の肥厚
椎間関節の変形

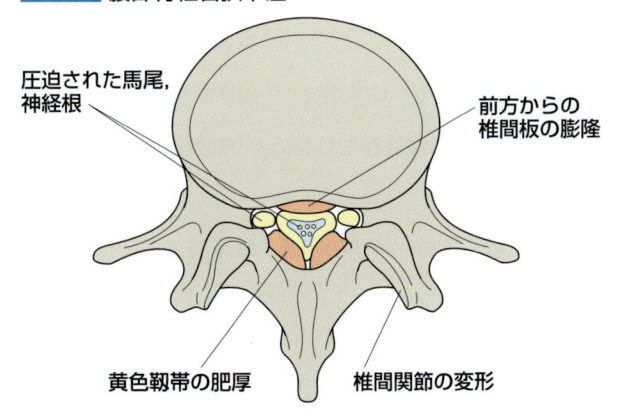

図15 腰部脊柱管狭窄症の脊髄造影像
a 後屈位 — L4 L5 造影剤が途絶
b 前屈位 — L4 L5 造影剤が通過

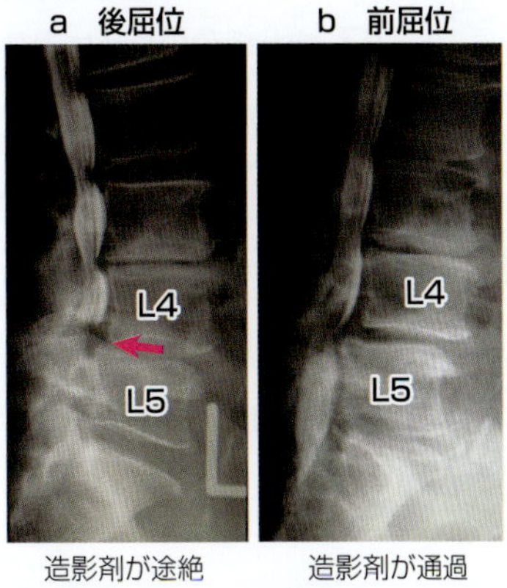

20 腰椎疾患

- ●画像：MRI，脊髄造影
- ●治療：体幹の筋力訓練，姿勢の指導，コルセット
  血管拡張剤
- ●手術：圧迫部の除圧術（椎弓切除または部分的椎弓切除）（図16）

> **+αガイド**
>
> 手術は図16のように椎弓の赤い部分を削り圧迫されていた神経を除圧します。全体的に取る方法（図16a）と，部分的に除圧する方法（図16b）があります。

変性すべり症

- ●分離のないすべり
- ●40歳以上の女性に多い ⇒ 女性ホルモンが関与しているという説もある
- ●椎間板・椎間関節の変性が著明（図17，18）
- ●症状：腰部脊柱管狭窄症と同様の症状が生じやすい
- ●L4が前方に滑りやすい
- ●治療：腰部脊柱管狭窄症と同様に保存的治療を行う
- ●手術：後方進入椎体間固定術（PLIF；posterior lumbar interbody fusion）など（図19）

> すべり症は分離がなくても生じます。これが変性すべり症で，中年以降の女性に生じる疾患です。

ぎっくり腰

- ●椎間関節の不適合が原因で起こる運動障害
- ●簡単な動作で腰部に「ぎくっ」として発症
  ⇒ 数日で徐々に発生することもある
- ●椎体回旋を伴う軽度側弯例に多い
- ●約1週間以内に軽快する
- ●疼痛性側弯，前後屈の制限を伴う
- ●両下肢の同時挙上が困難（図20）
- ●単純X線像で骨盤，椎間関節に傾きがみられる（図21）
- ●治療：安静，椎間関節に注射

> ぎっくり腰は原因不明な疾患でした。1週間以内に回復するためにあまり検討されてこなかった，ともいえます。しかし，詳細に観察すると，椎間関節や骨盤の傾きがしばしばみられることがわかりました。

✏️ リハビリのポイント ―腰痛―

☑ 症状緩和のために温熱療法や腰椎牽引などを行う。

☑ 腹筋や背筋の筋力低下や過緊張がしばしばみられるので，筋力増強や股関節を含めたストレッチングが広く行われているが，背筋の訓練時は痛みが生じないように指導する。装具ではコルセットを使用する場合が多い。

☑ 日常生活動作では起き上がり，荷物の持ち上げ，座位，椅子の指導，臥床肢位（Semi Fowler肢位）などを指導する。

図16 圧迫部の除圧術(椎弓切除)
　a　椎弓切除
　b　部分的椎弓切除(開窓術)

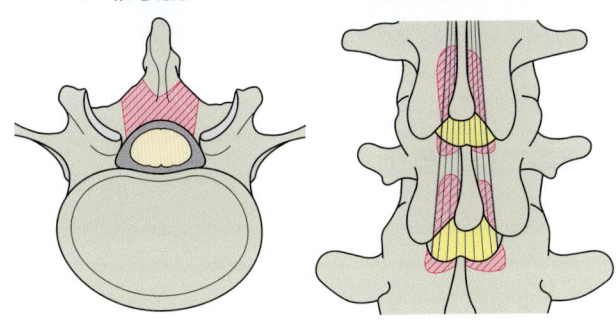

図17 椎間板の変性
正常
変性
後方への突出
椎体のすべり

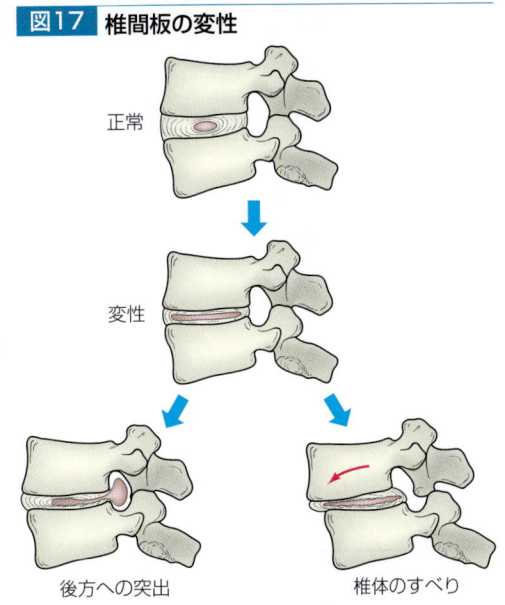

図18 椎間関節の変性

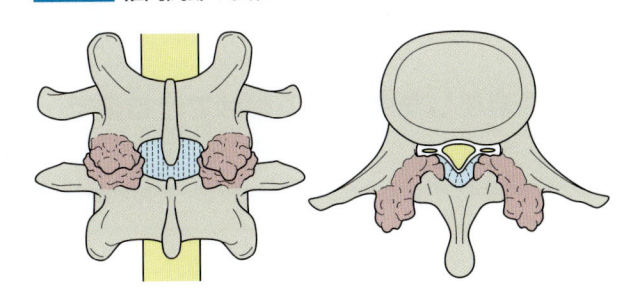

図19 後方進入椎体間固定術 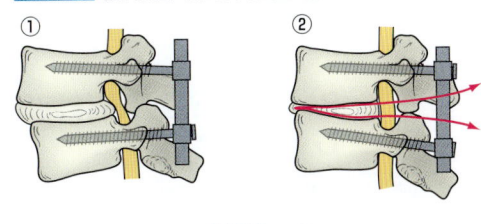
① ② ③ 人工骨 ④
①上下の椎体の椎弓根にスクリューを挿入
②変性した椎間板を切除
③板状の人工骨を挿入
④上下の椎弓根スクリューの連結部を締めつけ固定

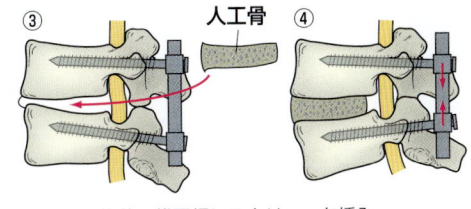

図20 ぎっくり腰での両下肢同時挙上困難

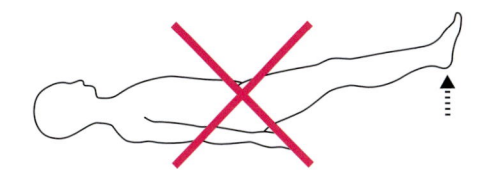

図21 腰椎単純X線像所見
　a　椎間側屈変形
　b　骨盤側方傾斜

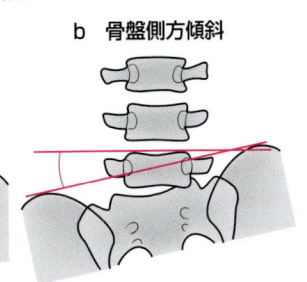

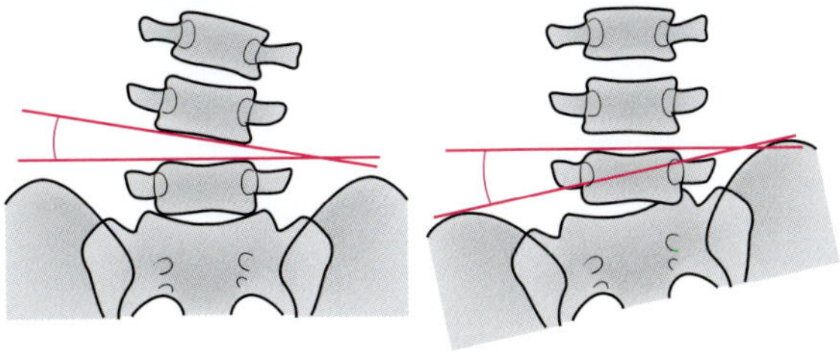

20 腰椎疾患

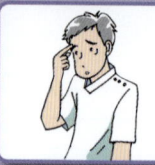

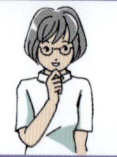

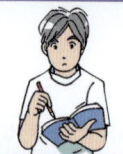

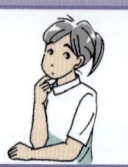

リアル質問箱
～学生さんから実際にあった質問をまとめました～

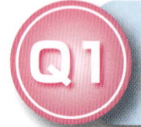

Q1 ヘルニアはなぜ自然吸収されるのでしょうか？

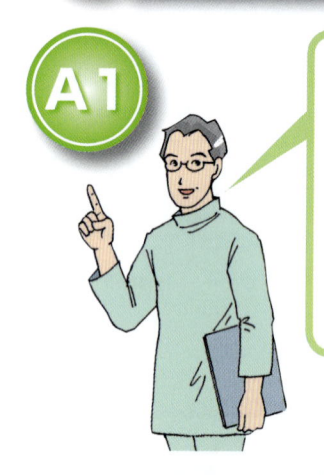

A1 椎間板の髄核には大きな特徴があります。それは血流が全くないということです。この髄核がヘルニアとなり血流のある部位に移動すると，生体が髄核を異物とみなして免疫反応が生じ，ヘルニア周囲にマクロファージなどの貪食能を有する細胞が浸潤し，徐々に吸収が生じます。この吸収が行われる期間は人により条件により異なります。また，ヘルニアのタイプでは血流をより受けやすい脱出遊離型が最も吸収されやすいタイプです。

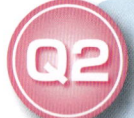

Q2 PLIF（後方進入椎体間固定術）の手術をしたあとに運動はできるのでしょうか？

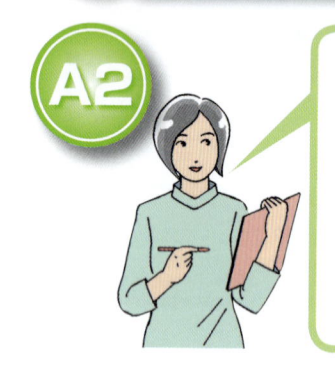

A2 PLIFの手術後は，骨性の癒合が得られるまでは基本的に日常生活のみとし，運動は控えるように指導します。骨癒合したあとでは残存している腰痛や下肢の神経麻痺の程度に合わせて，軽い運動や軽作業が可能となります。強い運動や重労働は勧めませんが，この手術を受けるのは，ほとんどが腰椎疾患のため日常生活が十分できない中高年の患者さんなので，手術により十分な満足が得られます。

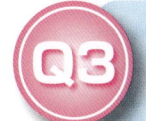

Q3 脊椎分離症と変性すべり症の違いを教えてください。

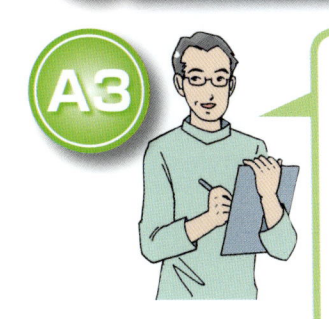

A3 椎間関節突起間部の疲労骨折が治癒せず，骨の連続性がなくなった状態，または同部の先天的欠損が脊椎分離症です。ほとんどは分離症のまま経過しますが，構造的に弱いため周辺の椎間板や椎間関節に変性が早く生じ，特に第5腰椎が仙椎に対して前方にすべることがあり，この状態を「分離すべり症」とよびます。分離症がなく，椎間板と椎間関節の変性が原因で，特に第4腰椎が第5腰椎に対して前方にすべるのが変性すべり症です。変性すべり症は分離すべり症よりも神経障害がでやすいのが特徴です。

Q4 ぎっくり腰になると，繰り返しやすいのはなぜですか？

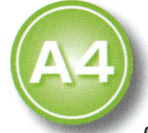

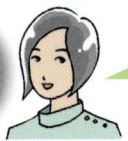

A4 ぎっくり腰を一度起こすと繰り返しやすいのは事実ですが，その理由はいまだ解明されていません。

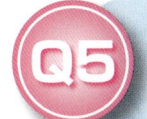

Q5 軽い物を持つ場合でも，屈んでから持ち上げたほうが良いのはどうしてですか？

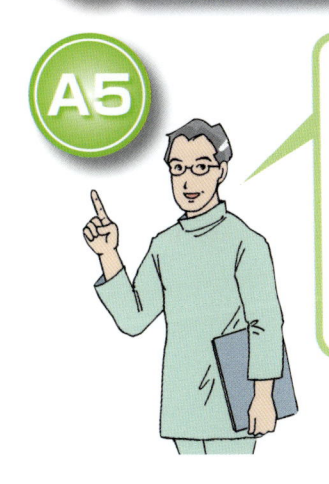

A5 持ち上げる物の重さが問題ではありません。腰痛を生じるきっかけとして最も多いのが中腰の姿勢です。この中腰を避ける，絶対にしないことを徹底するため，「たとえ軽い物でも」と指導することが重要です。また，屈むことは膝関節が健常であることが前提です。多部位にわたり障害がある患者さん，すなわちロコモティブシンドロームの状態である患者さんでは，それぞれの症例に応じた生活指導が必要となります。

Stage 21 脊髄腫瘍・脊椎の炎症と変形

脊髄腫瘍

●脊柱管内で脊髄，馬尾，神経根，脊髄膜から発生した腫瘍

症状

●Frazier分類
- 1期：障害神経領域の痛み(夜間)やしびれ，灼熱感
- 2期：Brown-Séquard症候群(半側脊髄麻痺)(図1)
  障害側の運動障害，深部感覚障害
  ＋対側の温痛覚障害がみられる
  ※対側の温痛覚障害が生じる理由(図2)
  　脊髄視床路が交叉し反対側を上行するため
- 3期：横断性脊髄麻痺

●有名な徴候
① Lhermitte徴候：頸部前屈による背部への電撃痛(図3)
② 解離性感覚障害：脊髄中心部の障害が生じた場合にみられる
  - 後索正常 ⇒ 触覚は正常，温痛覚が障害(図4)
③ Horner徴候：下位頸髄での交感神経の障害
　　　　　　　　縮瞳，眼瞼下垂，発汗異常がみられる
④ うっ血乳頭：脳圧の亢進のため
⑤ Nonne-Froin徴候(脳脊髄液の変化)
  - 蛋白細胞解離(蛋白量↑，細胞数→)
  - 黄染，自然凝固
⑥ Queckenstedt現象陽性：頸静脈圧迫で髄液圧が上昇しないときに陽性とする

画像

●単純X線像：椎弓根管距離の増大，椎体の圧痕像(scalloping)(図5)
●MRI(脊髄造影)が確認しやすい

硬膜内髄外腫瘍(図6)

●MRI画像：騎跨状像(cap formation)が特徴的
●神経鞘腫：最も多い，神経鞘細胞の腫瘍，ときに多発する
●神経線維腫：神経そのものの腫瘍，神経線維腫症1型(NF-1)で多発
●髄膜腫：くも膜から発生，女性に多い，石灰化がみられる

＋αガイド

Brown-Séquard症候群で，なぜ障害側には運動麻痺と深部感覚障害，反対側には温痛覚障害が生じるのかを理解するには図2が必要です。右下肢などで生じた温痛覚に関するシグナルはdermatomeに相当する脊髄の後角から入り，すぐに反対側，すなわち左側の脊髄視床路に入って上行します。よって，左脊髄半側に障害があると右側に温痛覚障害が生じます。

脊髄の中央が障害されると，反対側へ線維が延びている温痛覚が障害されます。しかし，後索の深部の伝導路は障害されないため温痛覚障害だけがみられます。この状態を「解離性知覚障害」といいます。

脳脊髄液の圧は腰椎部でくも膜下腔に針を挿入し測ることができます。この圧は頸静脈を圧迫すると上昇しますが，脳脊髄液の通過障害があると上昇しません。これがQueckenstedt現象陽性です。

椎弓根管距離は通常，下部椎体ほど大きくなります。ところが，脊髄腫瘍などがあると徐々に押し広げられて拡大します。図5aでは上から3番目の椎弓根管距離が異常に大きくなっています。

硬膜内髄外腫瘍では，MRIや脊髄造影では腫瘍と脳脊髄液との境界がはっきりと弧状にみえます。これを「騎跨状像」とよびます。

図1　半側脊髄麻痺でみられる知覚障害

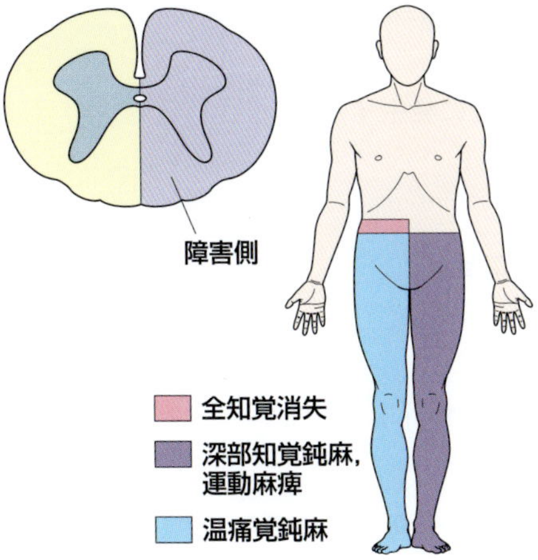

障害側

- 全知覚消失
- 深部知覚鈍麻，運動麻痺
- 温痛覚鈍麻

図2　半側脊髄麻痺時の伝導路の障害

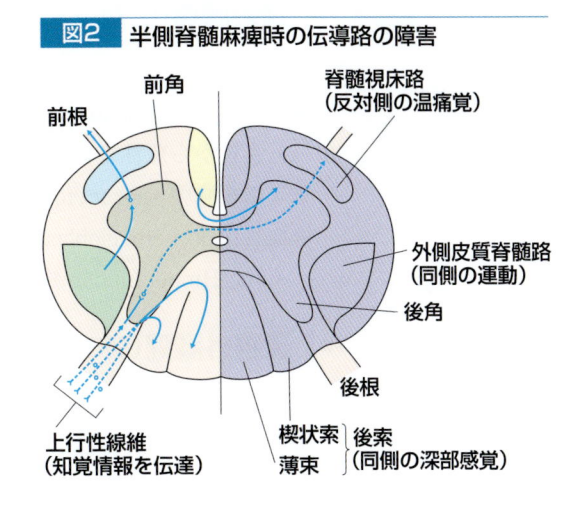

前根　前角　脊髄視床路（反対側の温痛覚）
外側皮質脊髄路（同側の運動）
後角
後根
楔状索　後索（同側の深部感覚）
薄束
上行性線維（知覚情報を伝達）

図3　Lhermitte（レルミット）徴候

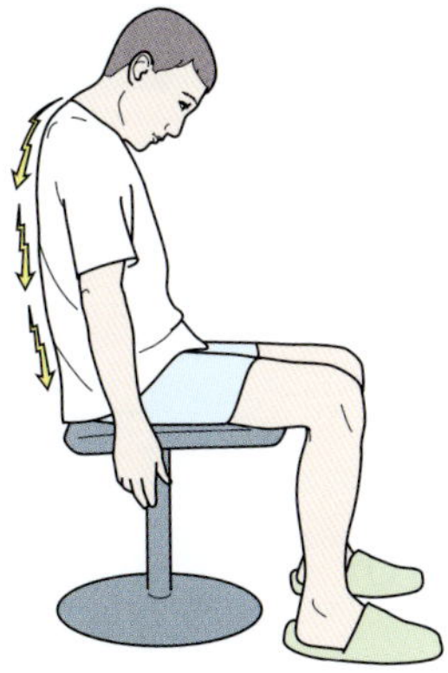

図4　脊髄中心部障害時の脊髄視床路の障害

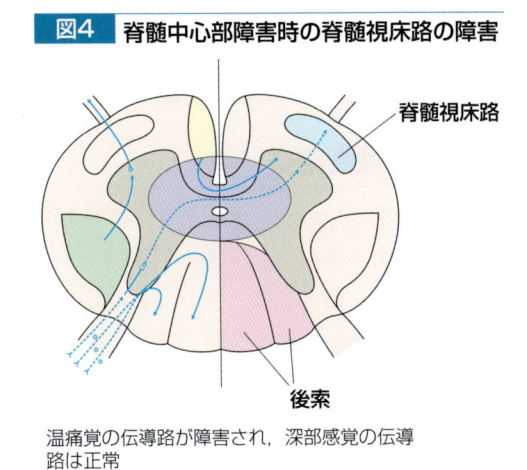

脊髄視床路
後索

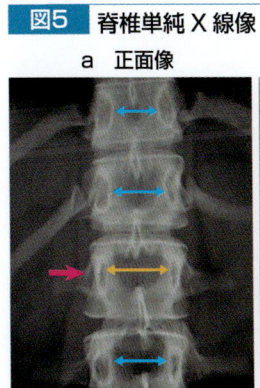

温痛覚の伝導路が障害され，深部感覚の伝導路は正常

図5　脊椎単純X線像

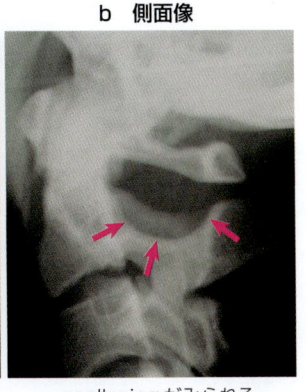

a　正面像　　b　側面像

椎弓根間距離（⟷）が拡大している

scalloping がみられる

図6　硬膜内髄外腫瘍

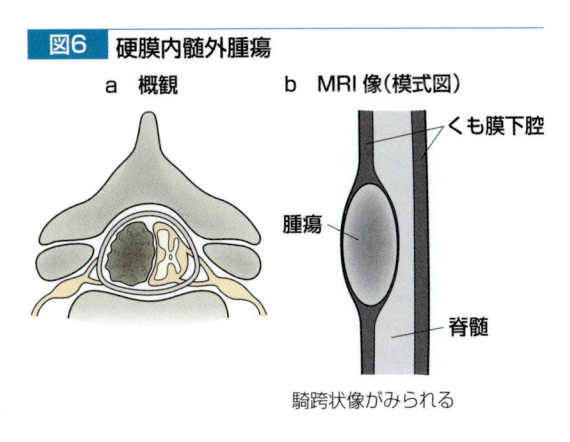

a　概観　　b　MRI像（模式図）

くも膜下腔
腫瘍
脊髄

騎跨状像がみられる

21　脊髄腫瘍・脊椎の炎症と変形

髄内腫瘍（図7）

- MRI 画像：**紡錘形腫脹**（fusiform swelling）が特徴的
- **上衣細胞腫**（ependymoma）が代表的
  - 良性から悪性まであり，髄内や馬尾に発生する
- 星膠細胞腫（astrocytoma：悪性）
- 血管芽腫（hemagioblastoma）
  - von Hippel Lindau 病に合併することが多い

硬膜外腫瘍（図8）

- MRI 画像：**筆の穂先像**（tapering）が特徴的
- 癌の転移，神経鞘腫など
  - ※**砂時計腫**：椎間孔を経て脊柱管内外に発育した腫瘍のこと（図9）

脊髄腫瘍全般に対する治療

- 椎弓切除＋腫瘍切除，ときに放射線療法併用

脊椎の炎症性疾患

化膿性脊椎炎

- 感染巣からの血行感染または腰椎手術後（**医原性**）に生じる
- 原因菌：**黄色ブドウ球菌**が多い
  - 最近では**弱毒菌**によるものが増加している
- 症状：強い腰痛，発熱，神経症状，WBC ↑，CRP ↑
- 単純 X 線像：**椎間板狭小化**がはじめにみられる（図10）
  - ⇒ 椎体の骨破壊，硬膜外膿瘍
- 治療：抗生物質，安静，**ドレナージ**（経皮的，手術的）

結核性脊椎炎（**脊椎カリエス**）（図11）

- 近年は減少傾向
- Pott の3徴：亀背，脊髄麻痺，冷膿瘍
- （冷）膿瘍が**流注膿瘍**になりやすい
- 治療：抗結核薬，安静，手術

強直性脊椎炎（図12）

- **10～20歳代**の男性に多い
- **仙腸関節**から始まる痛み ⇒ やがて全身の**靱帯付着部炎**へと進展する
- 白血球の型では **HLA-B27** が多い
- 徐々に脊椎が竹節状強直（Bamboo spine）になる
  - 大関節も強直するので可動域を保つ運動が重要
- 治療：抗 TNF-α 抗体，NSAIDs，矯正骨切り

＋αガイド

髄内腫瘍では脊髄が大きくなるので，脊髄造影や MRI では脊髄の形が紡錘形に腫脹して見えます。

硬膜外腫瘍では，脊髄造影や MRI では腫瘍と脳脊髄液との境界は不鮮明で，筆で掃いたように見えるので，「筆の穂先像」とよばれます。

化膿性脊椎炎の原因菌のうち最も多いのが黄色ブドウ球菌です。ただ近年，糖尿病患者さんやステロイドを投与している人，抗癌剤治療中の人など免疫機能の低下した人（compromized host）においては弱毒菌による化膿性脊椎炎が増加しています。

WBC は末梢血中の白血球数です。細菌感染で増加します。CRP は C reactive protein の略で，炎症があると血清中で増加します。

化膿性脊椎炎で真っ先に障害されるのが椎間板です。

膿が溜まった状態を「膿瘍」といいます。カリエスでの膿瘍は重力に従って下方に垂れ下がる形の流注膿瘍が特徴的です。

強直性脊椎炎は仙腸関節から始まるので，腰痛として医療機関を受診することがほとんどです。

強直性脊椎炎は進行性の病気で，放置すると脊柱や大関節の動きが悪くなります。よって QOL のために関節可動域訓練が大切です。最近，TNF-αによる治療が開始され，その効果が期待されています。

図7 髄内腫瘍
a 概観　　b MRI像（模式図）
- くも膜下腔
- 腫瘍
- 脊髄

紡錘形腫脹を呈する

図8 硬膜外腫瘍
a 概観　　b MRI像（模式図）
- くも膜下腔
- 腫瘍
- 脊髄

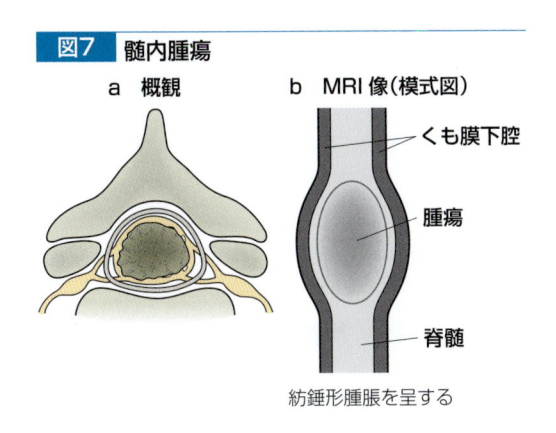

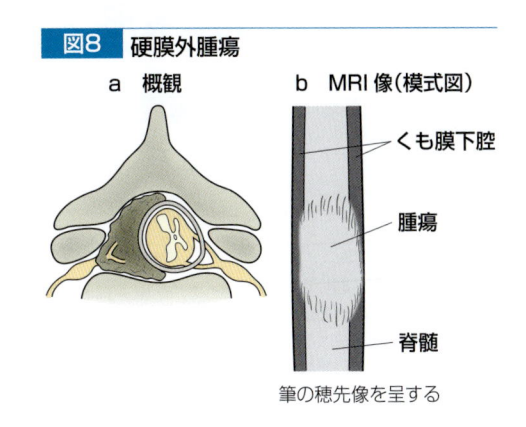

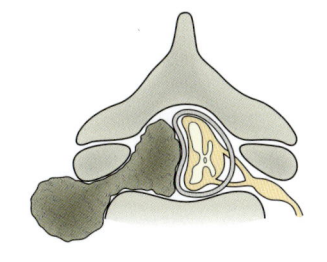

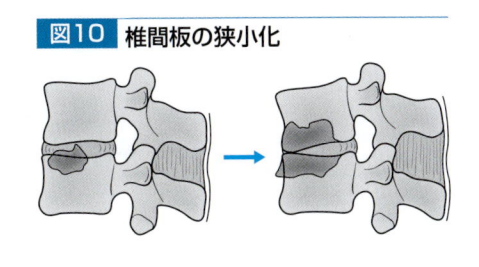

筆の穂先像を呈する

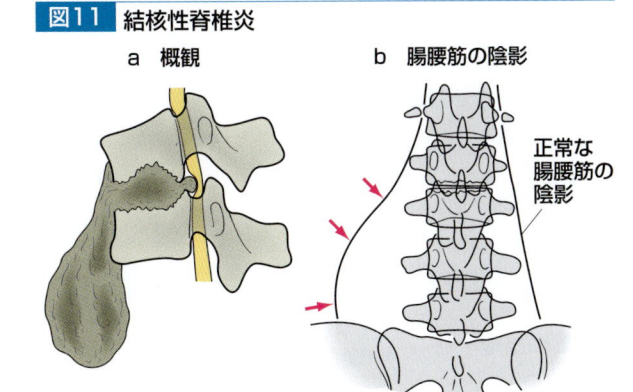

図9 砂時計腫

図10 椎間板の狭小化

図11 結核性脊椎炎
a 概観　　b 腸腰筋の陰影

正常な腸腰筋の陰影

流注膿瘍があると腸腰筋の陰影が拡大する

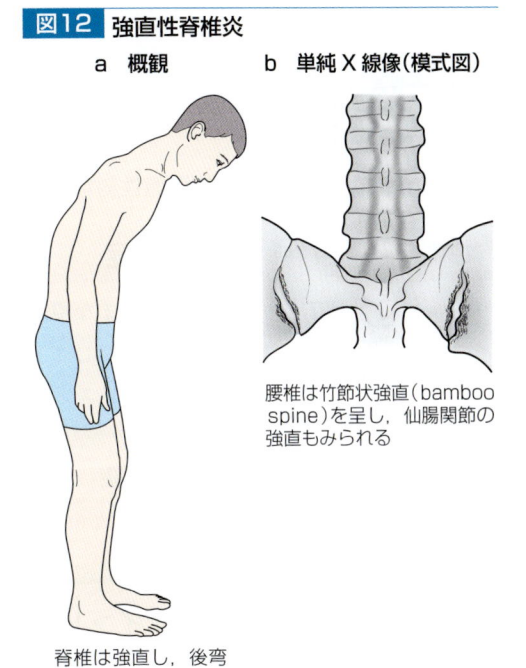

図12 強直性脊椎炎
a 概観　　b 単純X線像（模式図）

脊椎は強直し，後弯を呈する

腰椎は竹節状強直（bamboo spine）を呈し，仙腸関節の強直もみられる

21 脊髄腫瘍・脊椎の炎症と変形

+αガイド

脊柱変形

側弯症

● 構築性：真の側弯症：椎体の回旋あり
① 特発性側弯：基本的に進行する
- 乳幼児側弯症：3歳以下に多い，左凸カーブとなりやすい
- 学童期側弯症：進行性
- 思春期側弯症：最も多い，女性に多い，検診で発見されることが多い

② 先天性側弯：奇形椎などが原因
③ 症候性側弯（疾患に伴った側弯のこと）
- 脳性麻痺，脊髄空洞症，神経線維腫症性，Marfan（マルファン）症候群
- 視診：非対称性や皮膚の異常をチェック（図13）
  ① 肩の高さはどうか？　　② 肩甲骨の突出はないか？
  ③ 脇線の形態に差がないか？　④ rib（lumbar）hump がないか？
  ⑤ T1 balance はどうか（図14）？
- 単純 X 線像
  ① Cobb（コブ）角：終椎と終椎間の角度（図15）
  ② Nash-Moe（ナッシュ モー）法：頂椎の回旋変形の評価法（図16）
  ③ Risser sign（リッサー サイン）：進行の予測（図17）
    ※ 側弯症では骨の成熟と進行とが相関している
- 治療
- Cobb 角　＜25°なら ⇒ 経過観察
　　　　　25°～40°なら ⇒ 装具療法（図18, 19）
　　　　　40°＜なら ⇒ 手術

● 機能性側弯：疼痛性，姿勢性，脚長不等，ヒステリーなどの原因あり

後弯症

● さまざまな原因により生じる
● 胸椎を中心とした45°以上の後弯
● 脊椎カリエスの亀背
● 姿勢性
● 骨粗鬆症
● Scheuermann（シェイエルマン）病

サイドノート：

真の側弯症（構築性側弯症）では機能性側弯症と異なり，ただ正面から見て背骨が曲がっているだけではなく，椎体の回旋変形が存在します。

側弯症の原因は数多くあります。特発性のなかで最も多いのはどれか，症候性ではどんな疾患で合併するのか，確認しておきましょう。

Marfan 症候群では異常に長い四肢が特徴です。

終椎とはカーブの終点にあり，左右の椎弓根像が対称に見えるものをいいます。

最もカーブの強いところにあり，最も回旋が強いものを頂椎といいます。回旋度はNash-More法で判定します。

成長期の腸骨翼ではまだ骨端線が閉鎖しておらず，単純X線像では骨端が離れて観察されます（Risser 1～4）。これは成長期が終わる17～19歳ごろに閉鎖，癒合します（Risser 5）。

疼痛性側弯については p.155, 図3を参照してください。

思春期男子に好発し，脊椎の楔状（けつじょう）変形が3個以上認められます。

🖉 リハビリのポイント —脊柱側弯症—

☑ Cobb 角の程度にかかわらず体幹，下肢のストレッチング，特に体幹側方へのストレッチングを行い，側弯症でしばしばみられる左右不均衡な軟部組織の伸長を図る。腹筋，背筋の筋力訓練も並行して行う。

☑ 一般的に Cobb 角が 25 ～ 40°の場合は装具療法を行う。装具の基本は 3 点固定による矯正であり，固定部位などに皮膚障害が生じないか，十分な注意を要する。

図13 視診

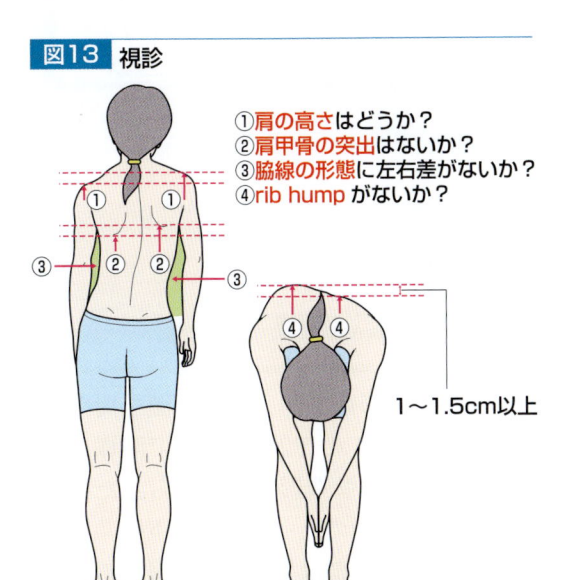

①肩の高さはどうか？
②肩甲骨の突出はないか？
③脇線の形態に左右差がないか？
④rib humpがないか？

1～1.5cm以上

図14 T1 balance

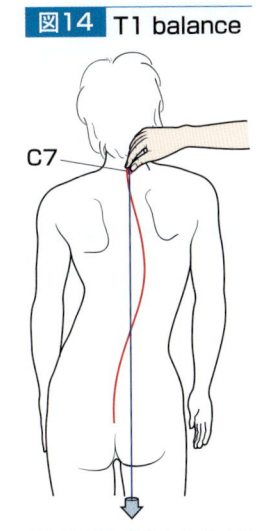

C7

重心線が殿部中央からずれていることがわかる

図15 Cobb角

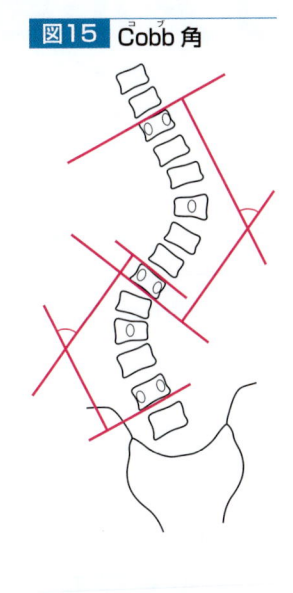

図16 Nash-Moe法

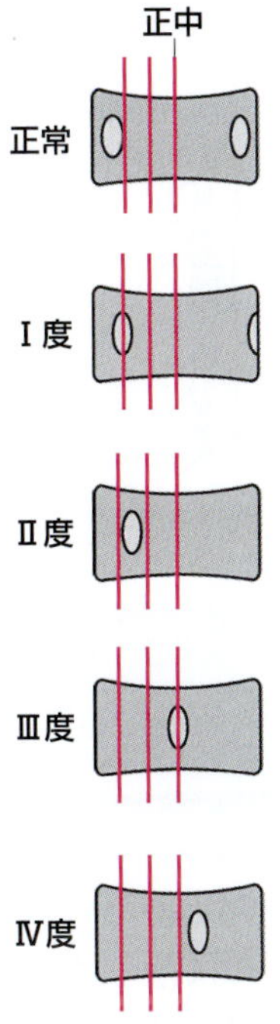

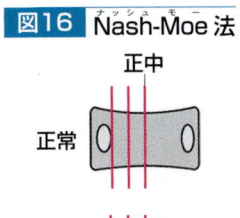

正中

正常
I度
II度
III度
IV度

文献1)より改変引用

図17 Risser sign

a 10～12歳ころ 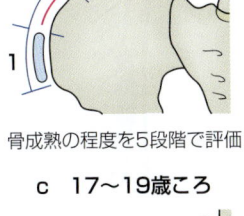
b 15～16歳ころ
c 17～19歳ころ

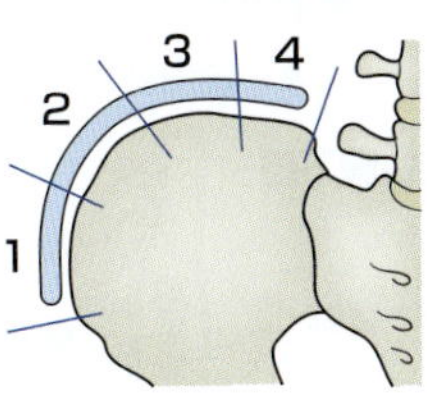

骨成熟の程度を5段階で評価

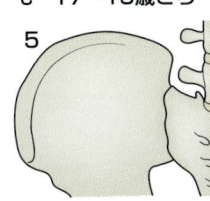

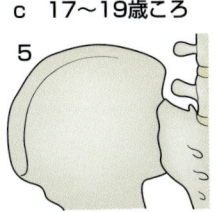

図18 単純X線像

a 術前
b 術後

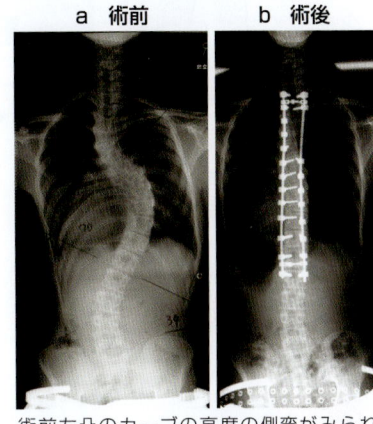

術前左凸のカーブの高度の側弯がみられる。椎弓根スクリューを多数用い，スクリュー間をロッド(棒)で結合させる手術で矯正が得られている

図19 装具療法

a アンダーアーム型ブレース
b ミルウォーキー型ブレース

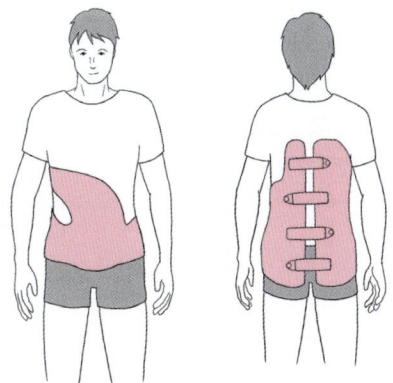

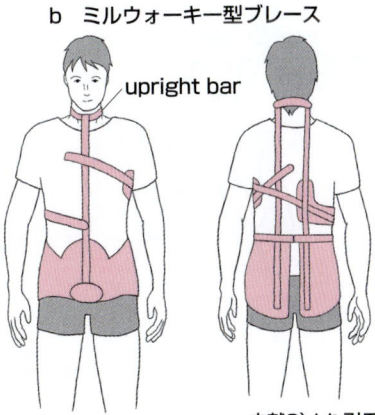

upright bar

文献2)より引用

21 脊髄腫瘍・脊椎の炎症と変形

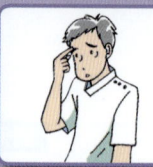

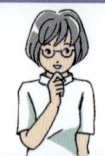

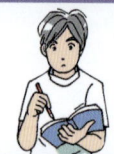

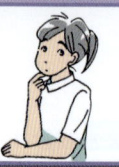

リアル質問箱
〜学生さんから実際にあった質問をまとめました〜

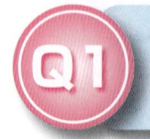

Q1 脊髄腫瘍の3種類の模式図が理解できません。

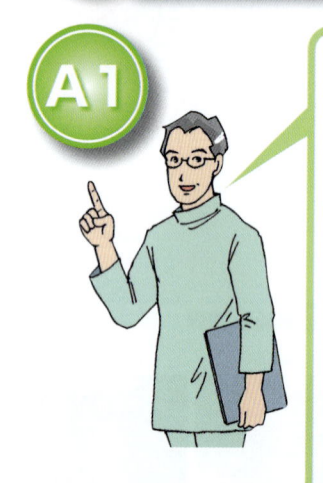

A1 以前は，くも膜下腔の脳脊髄液に造影剤を注入し，脊髄を間接的に観察していました。最近ではMRIのT2強調画像で同様に観察できます。図20はMRIまたは脊髄造影を正面から見た図で，黒い楕円形が腫瘍，灰色部が造影剤の入ったくも膜下腔，黄色い部分が脊髄です。いずれも上下端の部は異常のない脊髄の見え方です。この図を見て，左から紡錘形腫脹，騎跨状像，筆の穂先像とよばれるイメージを理解してください。

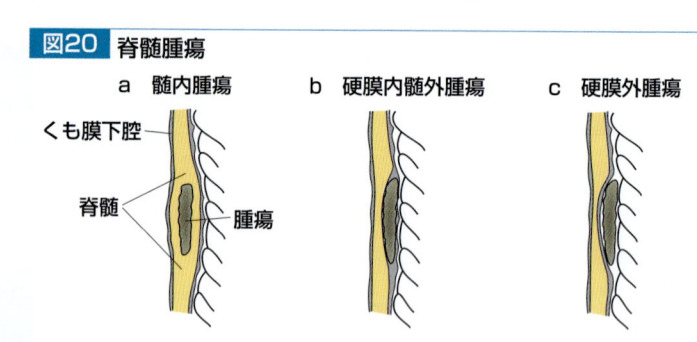

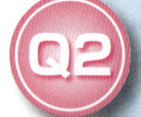

図20 脊髄腫瘍

a 髄内腫瘍　　b 硬膜内髄外腫瘍　　c 硬膜外腫瘍

くも膜下腔／脊髄／腫瘍

Q2 脊髄腫瘍の治療法がよくわかりません。

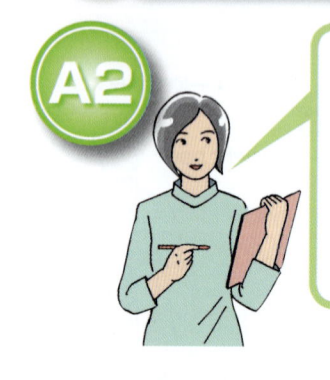

A2 良性のものでは進行性の麻痺やコントロール不能な痛みがあれば切除します。良性は転移しませんので，取りきれれば治りますが，正常の脊髄の損傷を最小にするための工夫が必要です。悪性のものでは周囲への広がりが強いため，完全に取りきれないことが多く，腫瘍切除＋放射線治療，または放射線治療単独で行いますが成績不良です。

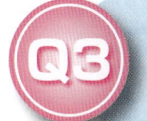

Q3 側弯症では，装具を装着すれば進行を抑えることができるのでしょうか？

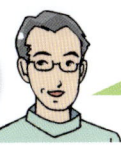

A3 進行を予防できるという報告はありますが，まだ装具の有効性は十分ではありません。装具が大きく装着感が良くないため，患者さんが装着したがらないのも一因です。

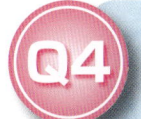

Q4 神経線維腫症1型（NF-1）のことがよくわかりません。

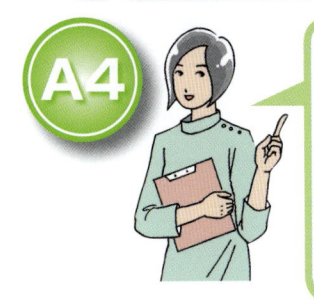

A4 WHOによる分類で神経線維腫症（neurofibromatosis　ニューロフィブロマトーシス）とよばれていた疾患群が分類され，その1型（NF-1）がvon（フォン） Recklinghausen（レックリングハウゼン）病といわれていたもので，全身に神経線維腫（neurofibroma　ニューロフィブローマ）が多発し，皮膚にはカフェオレ斑がみられます。ほかにも側弯症や象皮病，脛骨偽関節など多彩な症状を呈します。

Q5 側弯症で椎体が回旋すると椎弓根がずれてみえるのはなぜですか？

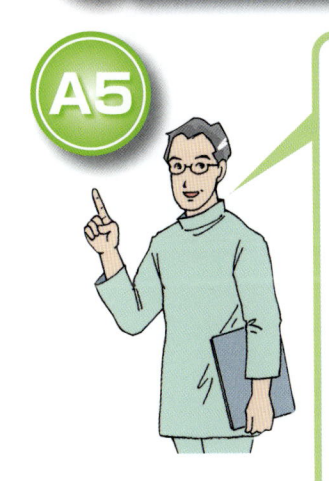

A5 図21aをみてください。椎体には左右対称に椎弓根があります。椎弓根は前後方向に筒状なので単純X線正面像では左右対称に楕円形に写ります。しかし，構築性側弯症で椎体回旋があると図21bのように椎弓根の方向が斜めになります。よって，単純X線正面像では左右不均等に写り，ずれてみえます。

図21 側弯症で椎弓根がずれてみえるメカニズム

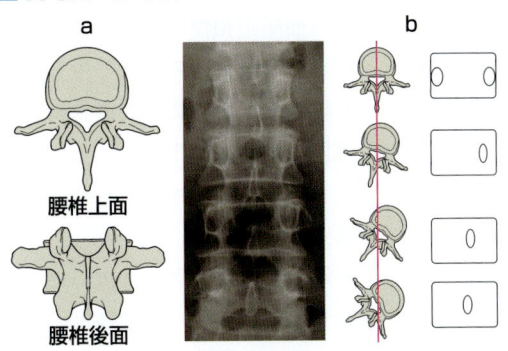

a　腰椎上面／腰椎後面

b

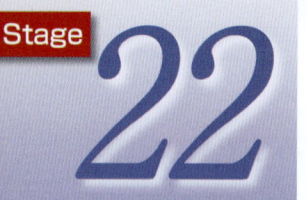

Stage 22 脊椎の外傷・脊髄損傷

脊椎損傷

上位頸椎損傷

- 多くは致死的，生存例は症状軽微なことが多い
- 頸部痛と回旋制限があり，両手で顎を支える肢位をとる
- 後頭部に知覚異常あり
- 保存的治療：頭蓋直達牽引（Crutchfield）(図1)
  　　　　　　固定装具としてカラー，Halo-vest(図2)
- 手術的治療：ADIが5mm以上のとき(図3)
  　　　　　　脊髄麻痺が進行性のとき
  　　　　　　骨折型が不安定型のとき
- 環椎破裂骨折（Jefferson骨折）(図4a)
  - 環椎リングの骨折，麻痺の合併が少ない
- 環軸関節脱臼
  - 横靱帯損傷でADIが増加(図3)
  - 回旋性脱臼にもなる（Fieldingの分類）(図5)
- 歯突起骨折
  - 見逃されやすい
  - Andersonの分類を用いる(図6)
  - TypeⅡではスクリュー固定術を行う
- 軸椎関節突起間骨折（Hangman骨折）(図7)
  - 首吊り自殺でよくみられる，骨折単独での麻痺は軽度

中・下位頸椎損傷

- 直達牽引で整復
- 手術：前方固定，または後方固定
- 過屈曲脱臼
  - Facet interlockingが生じる(図8)
- 過屈曲圧迫損傷
  - 水泳の飛び込みなどで生じる
  - 椎体の圧迫骨折や涙滴骨折が生じやすい
- 外傷性椎間板脱出
  - 骨損傷なし，椎間板が突出し脊髄を損傷
- 棘突起骨折
  - 過屈曲による剥離骨折，C6，7，T1に多い
- 非骨傷性（中心性）脊髄損傷：骨折なし
  - OPLLや脊椎症のある高齢者が転倒などして生じやすい
  - 上肢の麻痺が下肢よりも重篤になる

+αガイド

Halo-vestでは頭蓋骨に少しかかるようにピンを入れリング状の金具でつなぎ，これを体幹に着けたベストと金具で固定します。

ADI：atlantodental intervalのことです。通常は3mm以下です。

受傷時，環椎の骨折が外に拡がり(図4b)脊髄の入っている脊柱管が拡がるため，麻痺の合併が少ないとされています。

骨折部が互いに前後方向に移動するため脊柱管が拡がるので，麻痺は合併しても軽度です。

強い屈曲力で圧迫骨折が生じ，軸圧が加わると椎体の前方下縁が骨折し三角形の骨片状となります。これが涙滴骨折です。

中心性脊髄損傷は，外力により，骨折がないのに脊髄中心部が損傷される病態です。上肢に麻痺が強い，すなわち髄節徴候が強いという臨床像が特徴的です。

22 脊椎の外傷・脊髄損傷

図1 頭蓋直達牽引療法（Crutchfield）

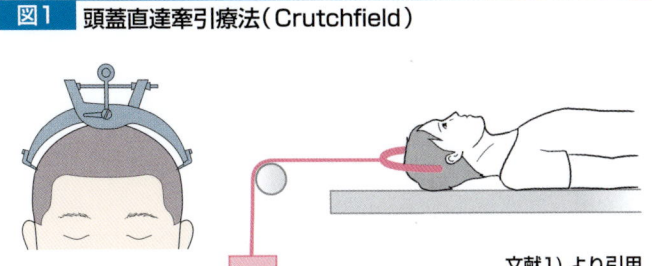

文献1）より引用

図2 Halo-vest型固定装具

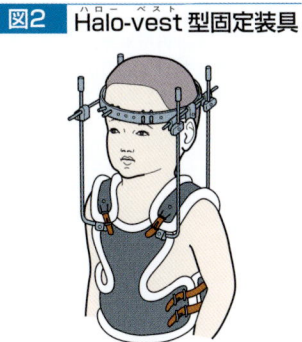

図3 ADI

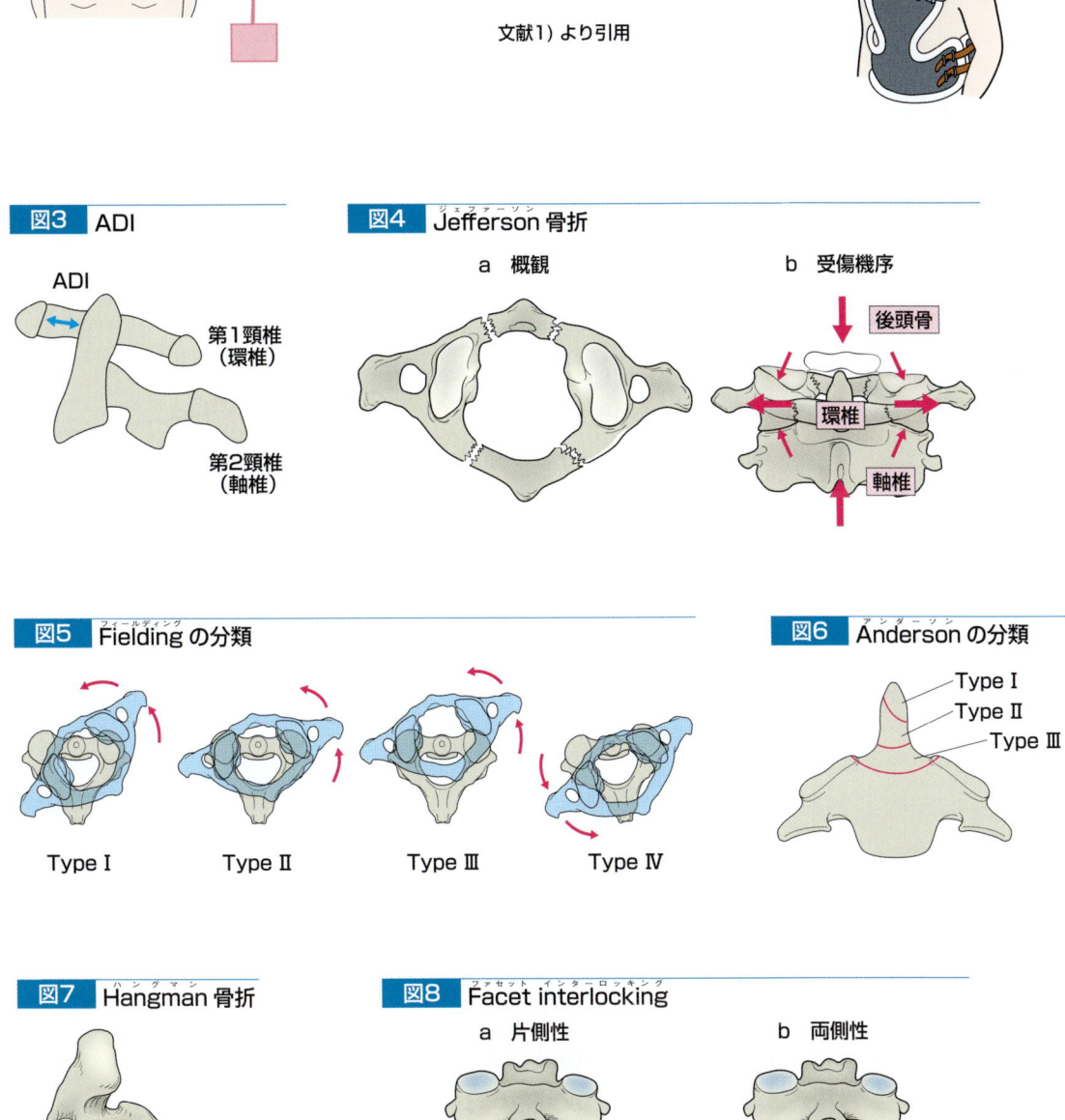

ADI
第1頸椎（環椎）
第2頸椎（軸椎）

図4 Jefferson骨折

a 概観

b 受傷機序

後頭骨
環椎
軸椎

図5 Fieldingの分類

Type I　Type II　Type III　Type IV

図6 Andersonの分類

Type I
Type II
Type III

図7 Hangman骨折

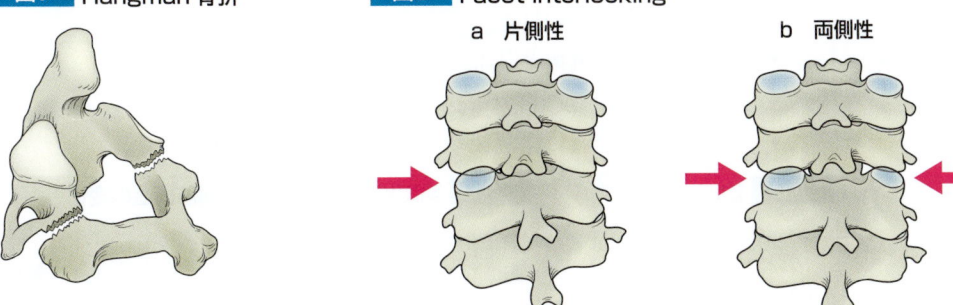

図8 Facet interlocking

a 片側性　　b 両側性

> **+αガイド**
>
> 胸腰椎移行部は脊椎骨折の好発部位です。なぜ多いのか，理由を理解しておきましょう。
>
> Denisのthree column theoryにより骨折が安定型か不安定型かに分類され，不安定型では手術を要することが大半です。

胸椎と胸腰椎移行部の損傷

- 胸椎は胸郭があるため脊椎損傷の頻度が少ない(図9)
  - 生じると血胸や肋骨損傷を伴いやすい
- 胸腰椎移行部は頻度が多い
  - 胸郭がなくなり，椎間関節の形が変わるため(図10)
- 保存治療：安静
- 手術：不安定なもの，麻痺が進行性のもの
  - ※ three column theory（Denis，図11）
    middle column を含む損傷で不安定になる
- 圧迫骨折(図12)
  - 屈曲損傷，安定性はよい
  - anterior column のみの損傷
- 粉砕骨折(図13)
  - 軸圧損傷，不安定
  - anterior middle column の損傷
- 屈曲回旋脱臼骨折：不安定(図14)
  - 強い屈曲＋回旋の損傷
- シートベルト損傷(図15)
  - middle + posterior column の損傷
    例）Chance(チャンス)骨折

脊髄損傷

脊髄損傷の基礎

> 脊髄下端の位置はL1/2椎間板高位が大半ですが，より上あるいは下である場合もあります。
>
> Brown-Séquard型損傷と解離性知覚障害についてはStage 21「脊髄腫瘍・脊椎の炎症と変形」(p.162)を参照してください。

- 疫学
  - 頻度：52人/100,000人/年
- 原因
  - 交通事故，転落など外傷性が最も多い
  - 高齢者では変性疾患や靱帯骨化症＋軽い外傷といった非骨傷性損傷で生じることあり
  - 腫瘍性疾患も原因になる
- 損傷領域による分類(図16，17)
  - 脊髄下端(円錐部)の位置(高位)に注意
  - 前部損傷：運動麻痺と温痛覚障害
  - Brown-Séquard(ブラウン セカール)型損傷
  - 中心部損傷：上肢に強い麻痺　解離性知覚障害

| 図9 | 胸郭 |
| 図10 | 胸腰椎移行部での椎間関節構造の変化 |

図11 three column theory（Denis）

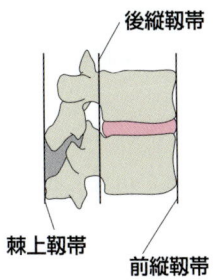

後縦靱帯 / 棘上靱帯 / 前縦靱帯

a anterior column — 椎体の中央より前方の部位
b middle column — 椎体の後ろ半分と後縦靱帯の部位
c posterior column — 椎弓部

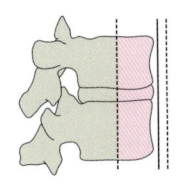

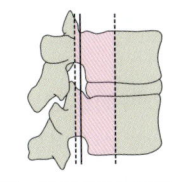

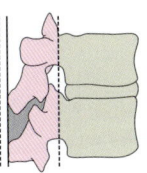

図12 圧迫骨折

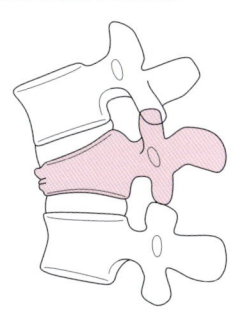

図13 粉砕骨折

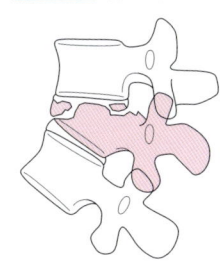

図14 屈曲回旋脱臼骨折

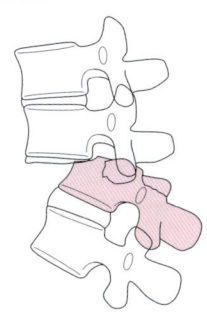

図15 シートベルト損傷

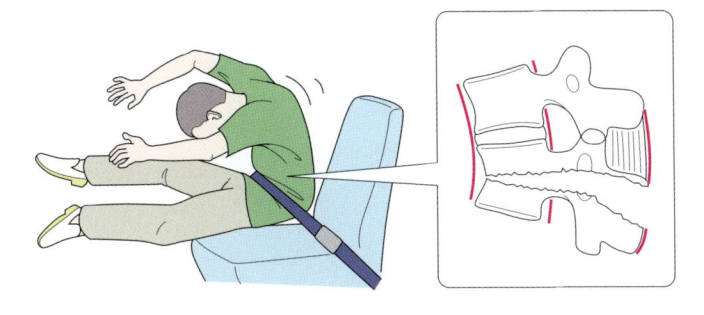

図16 脊髄下端の高位

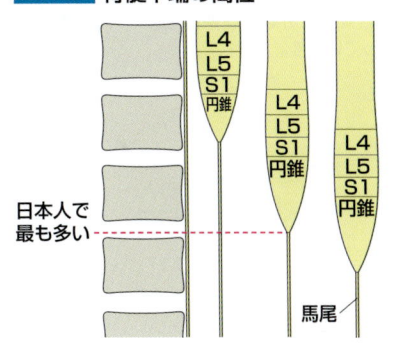

L4 / L5 / S1 / 円錐
日本人で最も多い
馬尾

図17 不全麻痺の分類

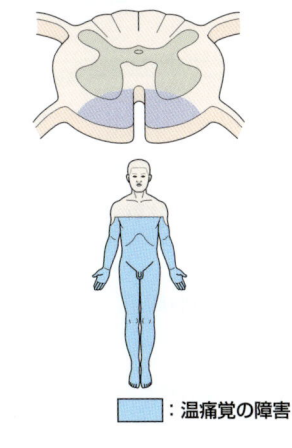

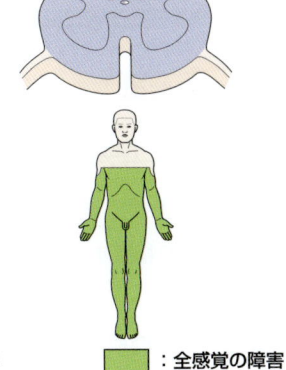

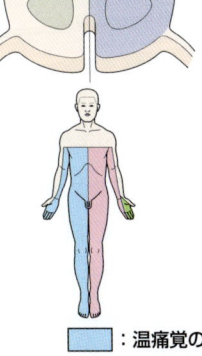

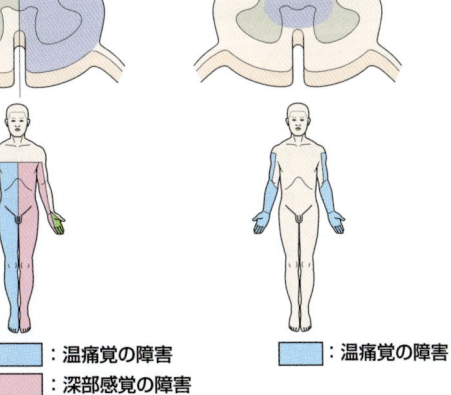

a　C6脊髄の前部損傷　　b　C6脊髄の完全損傷　　c　C5・6脊髄の左半分を損傷　　d　C5-T1脊髄の中心部の損傷

■：温痛覚の障害　　■：全感覚の障害　　■：温痛覚の障害／■：深部感覚の障害／■：全感覚の障害　　■：温痛覚の障害

文献2）より改変引用

+αガイド

脊髄ショックから回復し，不完全麻痺だということが判明すると，さらに時間が経過するに従い麻痺が回復することが期待できます。

脊髄ショック

- 脊損時，損傷部以下の全機能が消失し弛緩性麻痺が数時間～48時間持続すること
- ショックの時期に完全麻痺か不完全麻痺かは判断できない
- 脊髄ショックから離脱すると球海綿体反射，肛門反射などが出現する（図18，19）
- 離脱時に以下のいずれかがあれば不完全麻痺
  ①肛門周囲の知覚（図20）
  ②足趾の運動（図21）
  ③肛門括約筋の随意収縮
  ※肛門周囲が温存されやすい現象：sacral sparing（サクラール スパーリング）

麻痺の評価法

脊髄損傷の分類ではFrankel分類が広く使われていましたが，最近では世界の標準としてASIA分類が急速に広まっています。

- Frankel分類（フランケル）（表1）
- ASIA（American spinal injury association impairment scale）スコア（表2，図22）
  - 上・下肢に5つのkey muscleを設定
  - 損傷高位は機能残存の最下位髄節で表現

脊髄損傷の合併症

- 仙髄の障害
  - 排尿，排便障害 ⇒ 尿路感染（①）
  - 褥創 ⇒ 感染症（②）
- 腰髄～胸髄の障害：①，②に加えて
  - イレウス，潰瘍，肺の損傷（③）
- 胸髄～頸髄の障害：①，②，③に加えて
  - 呼吸障害（横隔神経），喀痰排出困難
  - 徐脈，低血圧，体温調節障害

リハビリのポイント —急性期の脊髄損傷—

☑ 脊髄損傷では受傷部位の固定が重視される。固定が十分であれば残存機能に応じ体幹，四肢の可動域訓練や筋力訓練，呼吸訓練などをベットサイドから開始する。

☑ 褥瘡の予防のため体位交換，座位でのpush upなどを指導する。四肢麻痺では肩肘周辺，対麻痺では足部周辺に拘縮が生じやすいので注意する。

☑ 受傷後1～2カ月で平衡感覚訓練などへ進める。また時期にかかわらず，心理的サポートが重要である。

図18 球海綿体反射
陰茎を握ると肛門が収縮する

図19 肛門反射
肛門周囲を刺激すると肛門が収縮する

図20 肛門周囲の知覚
sacral sparing
感覚障害

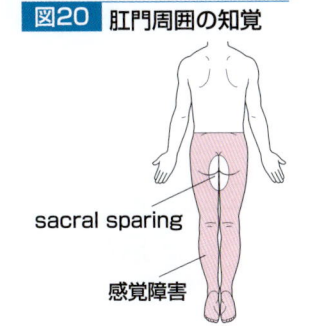

図21 足趾の運動

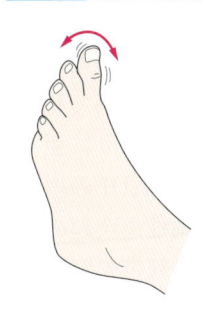

表1 Frankel分類

A	Complete	運動・知覚完全麻痺
B	Sensory only	運動完全麻痺，知覚は部分的に残存
C	Motor useless	運動麻痺が残存し，非実用的
D	Motor useful	運動麻痺が残存するが，実用的(歩行可能)
E	Recovery	運動・知覚障害なし(反射異常はあり)

表2 ASIA impairment scale

A	完全麻痺	S4-5領域に機能残存なし
B	不全麻痺	損傷レベル以下の運動機能なし S4-5領域の感覚機能残存
C	不全麻痺	損傷レベル以下の運動機能が残存 半数以上のkey muscleがfair未満
D	不全麻痺	損傷レベル以下の運動機能が残存 半数以上のkey muscleがfair以上
E	正常	

図22 ASIA評価と感覚

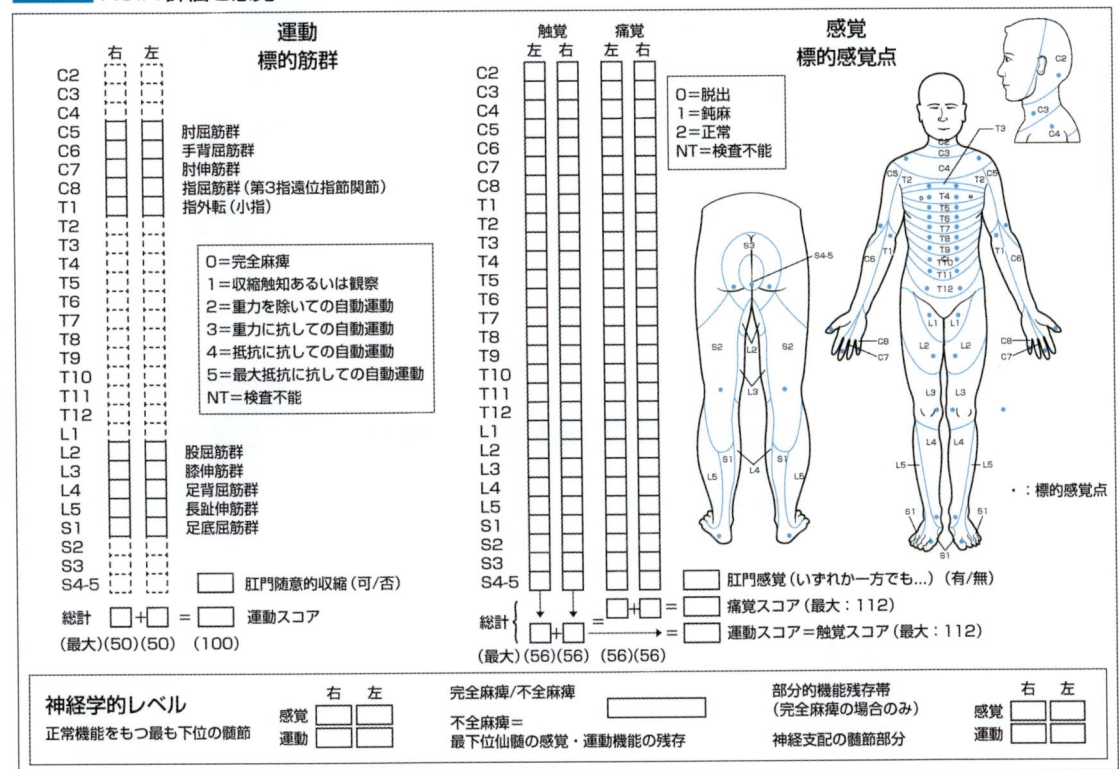

A = 完全：S4-5の知覚・運動ともに完全麻痺
B = 不全：S4-5を含む神経学的レベルより下位に知覚機能のみ残存
C = 不全：神経学的レベルより下位に運動機能は残存しているが，主要筋群の半分以上が筋力3未満
D = 不全：神経学的レベルより下位に運動機能は残存しており，主要筋群の少なくとも半分以上が筋力3以上
E = 正常：運動・知覚ともに正常

文献3)より改変引用

22 脊椎の外傷・脊髄損傷

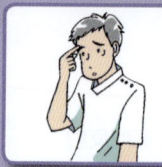

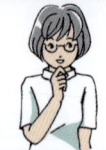

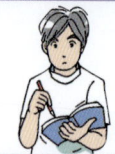

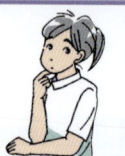

リアル質問箱
~学生さんから実際にあった質問をまとめました~

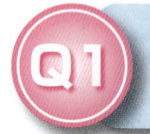

Q1 環軸椎障害と横靱帯の関係がわかりません。関節リウマチにおける概念と同じでしょうか？

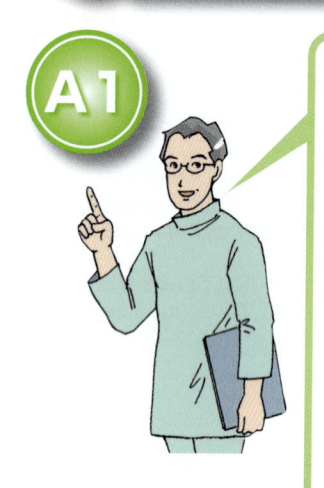

A1 環椎レベルの横断面（図23）をみると，軸椎の歯突起は環椎前弓のすぐ後ろに存在し，運動時に歯突起と環椎との位置関係がずれないように歯突起の後方には強靱な横靱帯があります。そのため通常は，横靱帯後方の脊髄は圧迫などを受けませんが，外傷で靱帯が切れると歯突起と環椎の位置関係は緩み，図24のように亜脱臼となって脊髄の圧迫が起きます。単純X線像ではADIの増加を確認できます。関節リウマチでは環軸椎関節や軸椎歯突起の前後にある関節のリウマチ性変化が横靱帯にも及び，靱帯の緊張が徐々に弱くなって亜脱臼が生じます。

図23 環椎レベルの横断面
軸椎歯突起／横靱帯／脊髄

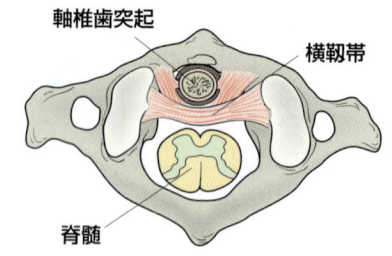

図24 環軸椎亜脱臼
ADI

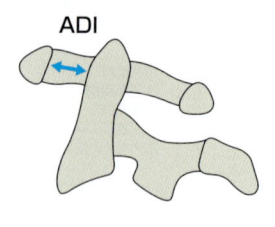

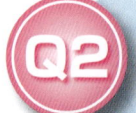

Q2 女性の場合，どのように球海綿体反射を確認するのでしょうか？

A2 陰核をつまんで行います。

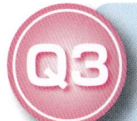

Q3 頭蓋直達牽引は痛くないのですか？

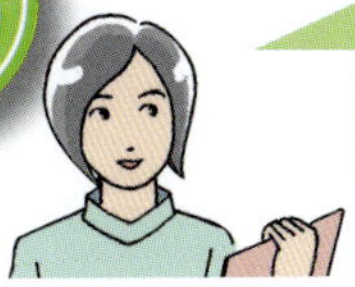

A3
骨内の金属が安定していれば痛くありません。

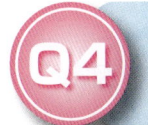

Q4 脊髄損傷の排尿障害にも弛緩性と痙性があるのでしょうか？

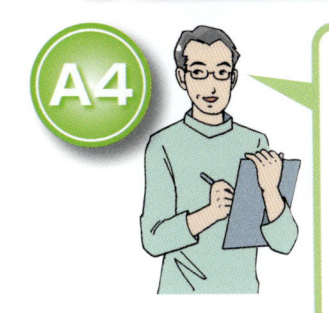

A4
尿が溜まっても橋にある排尿中枢は排尿しないような抑制信号をS2〜4にある下位排尿中枢に送ります。限界を超えると抑制信号がでなくなり，下位排尿中枢は骨盤神経で膀胱壁を収縮させ，陰部神経で外尿道括約筋を弛緩させて排尿を起こします。
S2〜4よりも中枢に障害がある（図25a）と橋の抑制がとれ，下位排尿中枢が興奮しやすく，少しの刺激で排尿が起こります。例えば下腹部を軽く叩く（タッピング）と排尿が生じ，「核上型膀胱（自動性膀胱）」とよばれます。一方，S2〜4以下の障害（図25b）では膀胱を収縮させる神経が機能しないので，用手圧迫により排尿します。この状態を「核下型膀胱（自律性膀胱）」とよびます。

図25 核上型膀胱（自動性膀胱）と核下型膀胱（自律性膀胱）
　a　核上型膀胱　　　　　　　　b　核下型膀胱

障害のため抑制が働かない

＊1：膀胱壁収縮　　　　　　　　＊2：膀胱壁弛緩

S2〜S4

外尿道括約筋弛緩　　　　　　　外尿道括約筋収縮

　　　　副交感神経
　　　　陰部神経

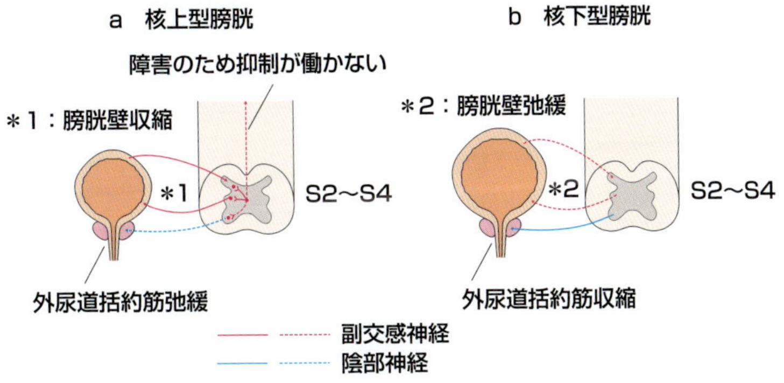

Stage 23 小児股関節疾患

先天性股関節脱臼 ⇒ 発育性股関節脱臼

+αガイド

先天性股関節脱臼の原因の多くが育児環境にあることが判明し、最近では「先天性」よりも「発育性」股関節脱臼という名称が広く用いられるようになりました。

- 先天的あるいは出生後の育児環境により、大腿骨頭が臼蓋から逸脱するか、または不安定になる状態（図1）
- 原因
  - 遺伝因子：関節の弛緩
  - 子宮内因子：骨盤位分娩や第1子に多い
  - 環境因子：股関節の強制伸展
    ※冬季出産に多い、巻きおむつを用いるラップ族などに多い（図2）
- 疫学
  - 0.1〜0.2人／1000人
  - 女児に多い：男児の約8〜10倍
- 症状・所見

Ortolani の click sign は、①膝、股関節 90°で大腿骨軸方向へ軽く押すときに手に軽い脱臼感が触れ、②③その後股関節を開排し、大転子を下から押し上げるときに手に脱臼整復音が触れる現象をいいます。

  - click sign（Ortolani）：新生児では本症診断の必要十分条件（図3）
  - 股関節の開排制限（図4）

scarpa 三角はどういうもので構成される領域でしょうか（Stage2「四肢の診察法」（p.10）参照）？ここには本来であれば股関節が、大腿骨頭が触れるはずです。

  - scarpa 三角が空虚（図5）
  - Allis sign（図6）：患側の膝高が低くなる
  - 大腿部皮膚溝の非対称（図7）
  - 大転子が後方で奥に触れる（図8）
  - 患肢をあまり動かさない

Trendelenburg 徴候については Stage 4「変形性関節症」（p.26）を参照してください。

  - Trendelenburg 徴候、Trendelenburg 歩行
- 単純X線像：乳児期は軟骨が多くわかりづらい
  ⇒ 以下の補助線を用いて診断する（図9）
  ① Hilgenreiner 線（Wollenberg 線）
  ② Perkins 線（Ombredanne 線）
  ③ Shenton 線
  ④ Calvé 線

単純X線像で観察すると脱臼がある側では大腿骨の骨端核が Hilgelreiner 線より上で、Perkins 線より外側にあります。さらにスムーズな弧を描くはずの Calvé 線と Shenton 線が乱れ、正常だと32°以下であるはずの臼蓋角が大きくなります。

  ⑤ 臼蓋角・臼蓋傾斜角（α角）
  ⑥ von Rosen 判定法（図10）
    - 45°外転最大内旋位で撮影する

※ほかに MRI、最近では超音波を用いた判定が広まっている

図1　小児股関節脱臼
a　正常股関節
- 関節唇
- 関節包

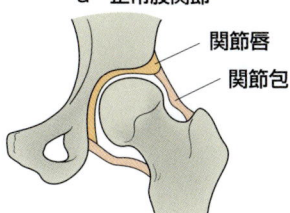

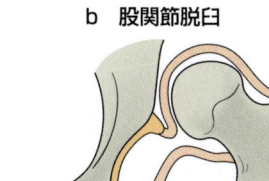

b　股関節脱臼

図2　ラップ族

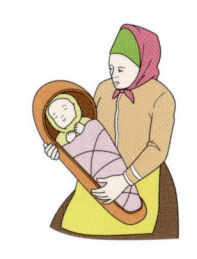

図3　click sign
① ② ③ ④

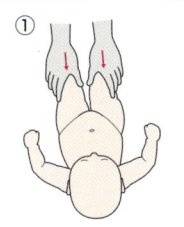

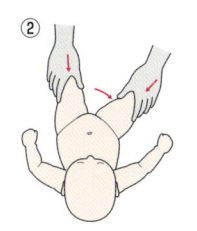

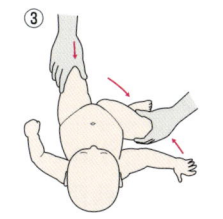

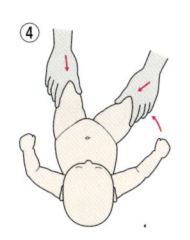

図4　股関節の開排制限
文献1）より改変引用

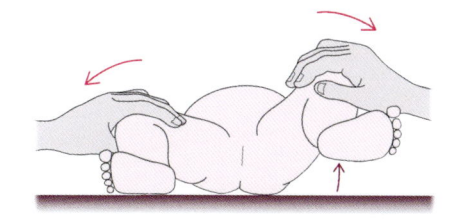

図5　scarpa三角の空虚
- 鼠径靱帯
- 縫工筋
- 内転筋群

図6　Allis sign

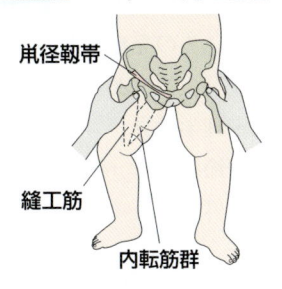

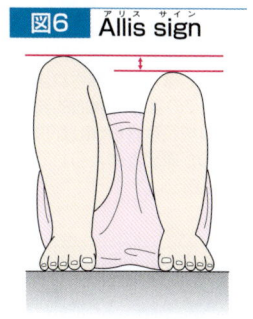

図7　大腿部皮膚溝の非対称
文献2）より引用

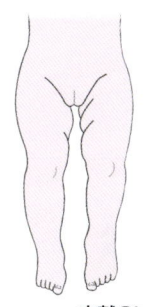

図8　大転子の位置異常
a　足側からの概観

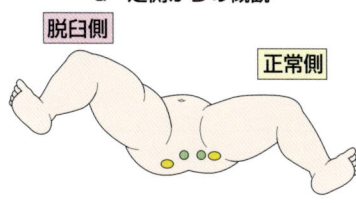

脱臼側　正常側

坐骨結節（●）が左右ともに同じ高さであるのに対して，脱臼側では大転子（●）が低くなっていることがわかる

b　上方からの概観

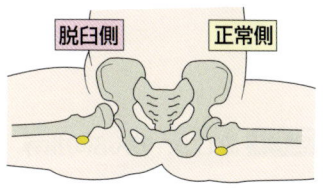

脱臼側　正常側

脱臼側の大転子（●）は正常側の大転子（●）よりも奥のほうに触れる

図9　補助線
正常側　脱臼側

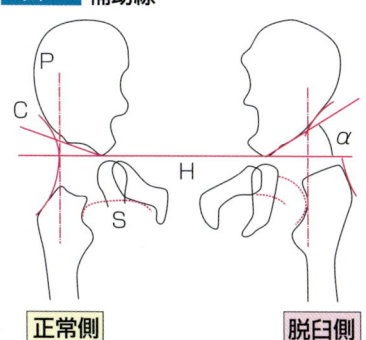

- H：Hilgenreiner線
- P：Perkins線
- S：Shenton線
- C：Calvé線
- α：臼蓋角

図10　von Rosen判定法
正常側　脱臼側

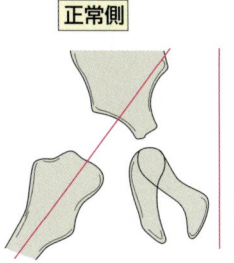

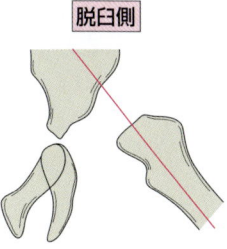

23　小児股関節疾患

+αガイド

おむつはゆるく，股関節の動きを妨げないようにし，開排位になるようにします。特に股関節の側方を締め付けないようにします。市販の紙おむつでも注意点は同じです。抱っこやおんぶのときも股関節の動きを妨げないように，開排位をとるよう注意します。

Riemenbügel 装具でなぜ整復されるのか，これには諸説がありますが，いずれも定説になっていません。

Stage15「骨壊死・骨端症」(p.114)で学んだペルテス病に似た扁平な変形が観血的整復の後にしばしば観察されます。図17のように観血的整復により成長軟骨板(帯)が損傷するのが原因と考えられています。

大腿骨頭すべり症では急性型もありますが，多くが慢性型です。慢性に経過して急に増悪することが多く，acute on chronic type といわれています。

- ●生後 6 カ月までの治療
  - おむつ，おんぶ，抱き方の指導(図11，12)
  - Riemenbügel 装具(図13a)
    ⇒ 80～90％のケースが 2～3 週以内に整復される
- ●生後 7 カ月以降あるいは Riemenbügel 装具を用いても効果がないとき
  ①overhead traction(図13b)
  ②全麻下徒手整復＋ギプス(図14)
  ③観血的整復(＋骨盤骨切：Salter 法)(図15)
  - 関節内介在物のため整復されない場合が多い(図16)
  - 問題はペルテス様変形が遺残しやすいこと(図17)

大腿骨頭すべり症

- ●大腿骨骨端部が後内方へずれる疾患(図18)
- ●悪化すると，骨頭壊死，軟骨融解症をきたす
- ●原因：解明されていない(内分泌系が原因という説もある)
  - 成長期の肥満男児に多い(男：女＝5：1)(図19)
  - 12歳ころの発症が多い
  - 両側発生例：20～40％
- ●症状・理学所見
  - 股関節痛：acute on chronic type が多い
  - 下肢外旋位
  - 跛行
  - ドレーマン徴候(Drehmann sign)(図20)
    ⇒ 他動的に股関節，膝関節を屈曲していくと下肢が外旋する現象

図11 おむつ，おんぶの指導

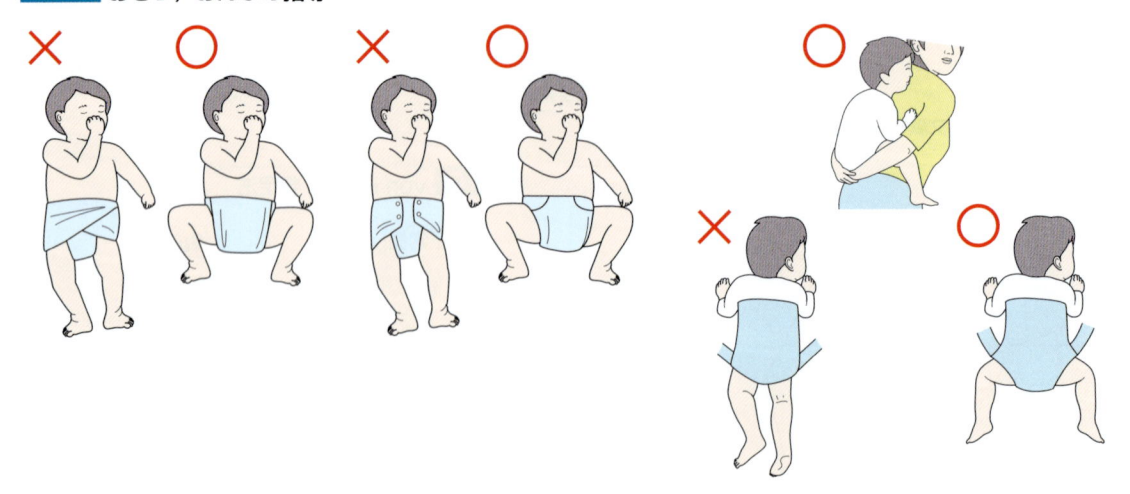

図12 抱き方の指導

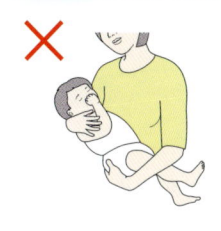

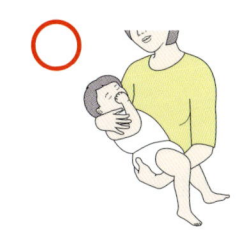

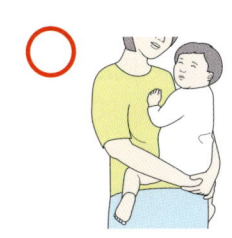

× 〇 〇

図13 治療

a Riemenbügel装具　　b overhead traction

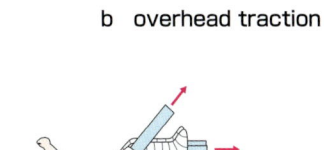

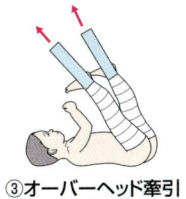

①水平牽引
②垂直牽引
③オーバーヘッド牽引
④外旋（開排牽引）

図14 全麻下徒手整復＋ギプス

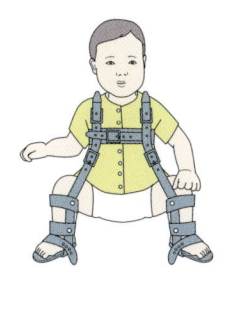

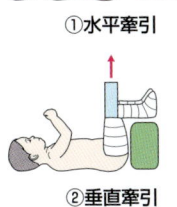

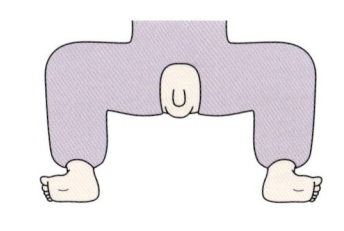

図15 手術（Salter法）

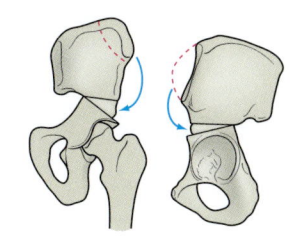

図16 関節内介在物による整復困難例

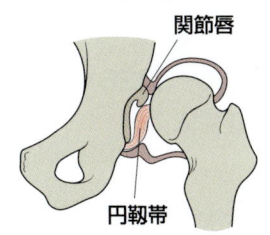

関節唇
円靱帯

関節唇の肥厚および内反と円靱帯の肥厚がみられる

図17 ペルテス様変形遺残

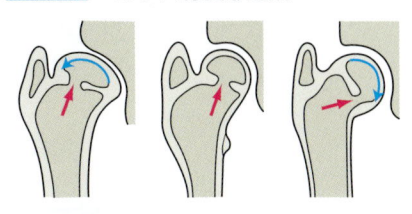

部分的に成長軟骨板が損傷される（→部分）ためとされている

図18 大腿骨頭すべり症

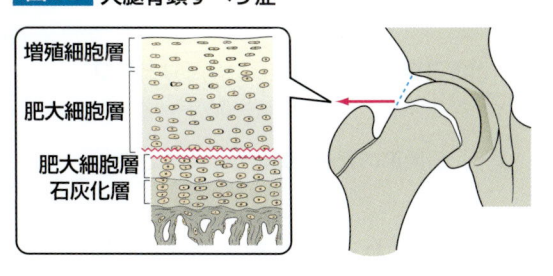

増殖細胞層
肥大細胞層
肥大細胞層
石灰化層

図19 肥満男児

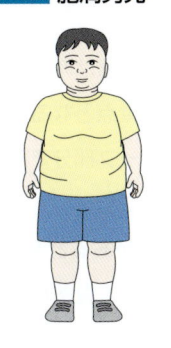

図20 Drehmann sign

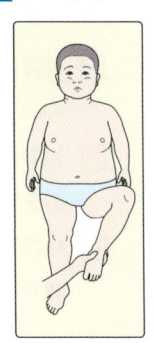

小児股関節疾患

- 単純X線像所見
  ① Trethowan 徴候(図21)
  ② Capener 徴候(図22)
  ③ 後方傾斜角が10°以上(図23)
- 治療
  - 後方傾斜角の程度によって治療法を選択する，ほとんどが手術を要する（図24）
  - ～30°　：*in situ* pinning（図24）
  - 30～60°：転子下3次元骨切り術（Southwick）（図24，25）
  - 60°～　：骨頭下骨切り術など

+αガイド

in situ というのは「そのまま」，「その状態で」という意味です。

化膿性股関節炎（p.46参照）

- 感染創からの血行性感染 ⇒ 骨髄炎 ⇒ 化膿性関節炎
  ※骨幹端が関節包内にある乳児に多い

単純性股関節炎

- 小児の股関節疾患では最も多い
- 原因不明，一過性
- 上気道感染後数日で股関節痛，膝痛が出現
- 軽度の跛行，ときに歩行困難
- 局所の炎症所見なし
- 単純X線像所見：正常
- 血沈，CRP，WBC 正常
- 2週間程度で痛みが消失する
  - 屈曲内転テストが陽性（図26）
  - 超音波画像，MRI 画像では関節液の貯留がみられる（図27）

単純性股関節炎では自然治癒が特徴です。もし症状が遷延するようならペルテス病などの可能性を考える必要があります。

単純性股関節炎では股関節の屈曲内転で痛みがでやすいです。

結核性股関節炎

- 最近は減少傾向
- 瘻孔をつくりやすい

リハビリのポイント ―発育性股関節脱臼―

☑ 発育性股関節脱臼の治療は時期により異なる。出生直後から2カ月くらいまではおむつのあて方の指導が最重点となる。

☑ 紙おむつの両側のテープ部分で締めすぎないよう，股関節の運動を妨げない大きさのものを用いるよう指導する。

☑ 検診で開排制限などがあると Riemenbügel 装具が装着されることが多い。本装具の装着方法と締め具合などに習熟しておく必要がある。

図21 Trethowan 徴候
a 正常　　b 大腿骨頭すべり症

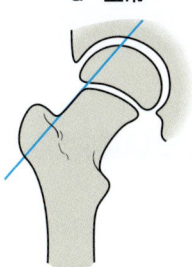

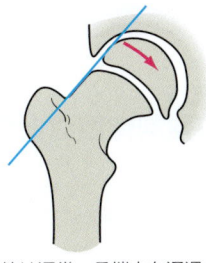

大腿骨頸部に平行な Klein 線は通常，骨端内を通過するが（a），大腿骨頭すべり症では骨端の上を通る（b）

図22 Capener 徴候
a 正常　　b 大腿骨頭すべり症

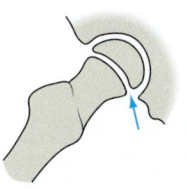

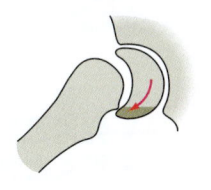

大腿骨すべり症では骨端の一部が寛骨臼外に認められる

図23 後方傾斜角

後方傾斜角

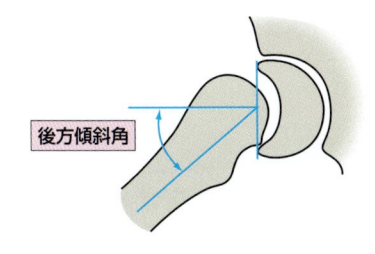

図24 大腿骨頭すべり症の手術後の単純 X 線像

in situ pinning

転子下3次元骨切り術（Southwick）

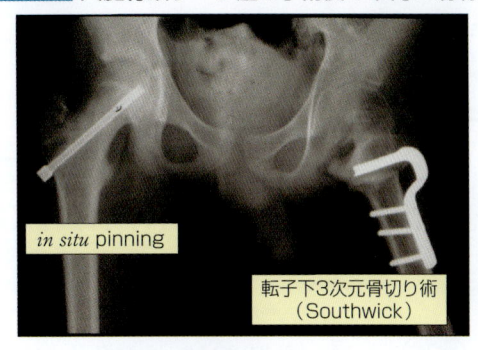

図25 転子下3次元骨切り術（Southwick）

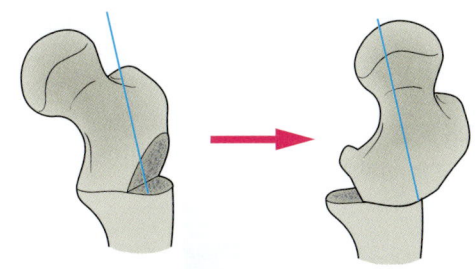

内側と後方へずれた骨端部が正常な方向となるように，三次元的に骨切りし矯正する

図26 屈曲内転テスト
a 健側　　b 患側

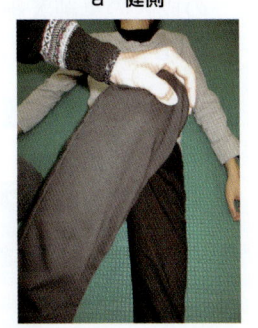

股関節屈曲位から内転が可能

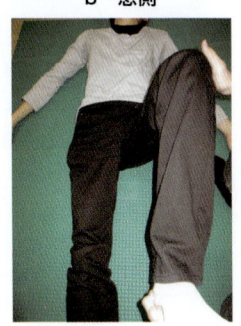

股関節屈曲位から内転で痛みが生じやすい

図27 超音波画像
a 健側　　b 患側

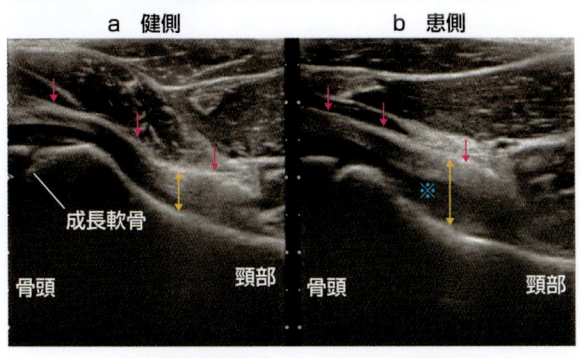

成長軟骨　骨頭　頸部　骨頭　頸部

→：腸骨大腿靱帯　※：貯留した関節液

23 小児股関節疾患

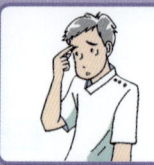

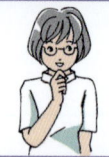

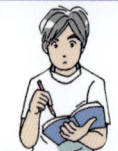

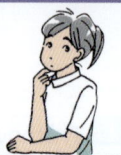

リアル質問箱
～学生さんから実際にあった質問をまとめました～

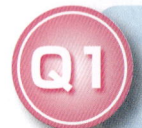

Q1 発育性股関節脱臼の原因となる股関節の強制伸展はどのくらいの期間続くと発症するのでしょうか？

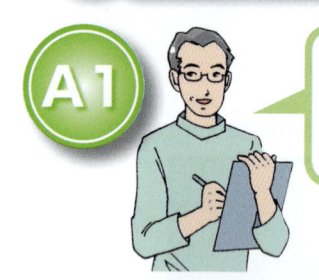

A1 数回伸展するだけでは脱臼しませんが，慢性的強制伸展の期間と発症の関係はいまだ明らかにされていません。

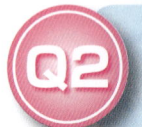

Q2 発育性股関節脱臼（DDH）の単純X線像の読影がよくわかりません。

A2 乳児では軟骨が多く，X線単純撮影を行っても肝心の骨頭と臼蓋との位置関係がわかりにくいため補助線を使い診断します。正常の成人の単純X線像（図28a）と，乳児の単純X線像の模式図（図28b）を見比べて理解してください。

図28　骨盤単純X線像

a　成人（正常）の単純X線像

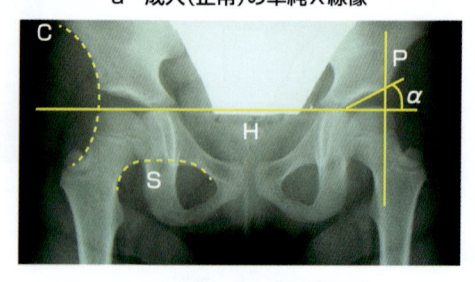

b　乳児の単純X線像模式図

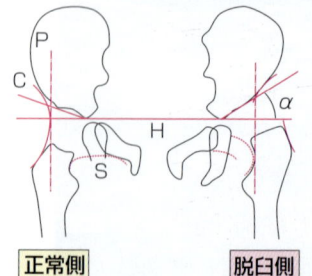

H：Hilgenreiner線
P：Perkins線
S：Shenton線
C：Calvé線
α：臼蓋角

正常側　　脱臼側

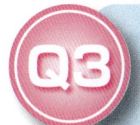

Q3 発育性股関節脱臼（DDH）では再脱臼は起こるのでしょうか？

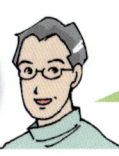

A3 起こります。特に Riemenbügel（リーメンビューゲル）装具で整復されたあとがよく再脱臼しますので，整復が得られても安定するまで Riemenbügel 装具を継続し，頻回のチェックを要します。

Q4 後方傾斜角の測り方がわかりません。

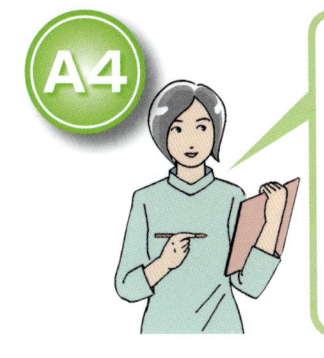

A4 股関節側面では通常は大腿骨の骨軸と，大腿骨骨端の両端部を結ぶ線の垂線のなす角度は 0〜10° です。しかし，骨頭すべり症では骨端部が後方にすべるため図29のようになり増加します。この角度がどのくらいかで治療方針を決めます。

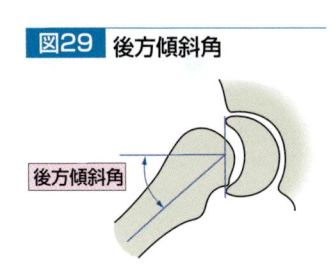

図29 後方傾斜角

Q5 単純性股関節炎は特に治療しなくても治るのでしょうか？

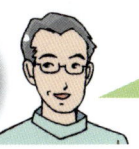

A5 治ります。関節液貯留も 2 週間くらいで自然に吸収され消失します。もし痛みが 3 週間以上続く場合には他の疾患を疑い，再度X線単純撮影を行ったり，MRI 検査を行うことが必要です。

Q6 scarpa（スカルパ）三角が空虚とはどのような状態ですか？

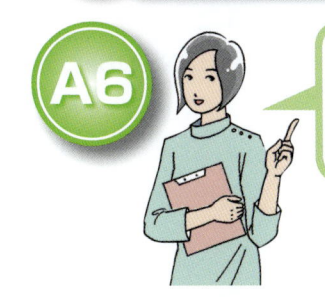

A6 scarpa 三角には通常，硬い骨頭がしっかりと触れます。Stage 4「変形性関節症」（p.26）で確認してください。しかし脱臼があると骨頭が触れず，柔らかく，空虚な状態となります。

小児股関節疾患

Stage 24 膝関節疾患

内反膝・外反膝（病的な場合は O 脚・X 脚とよばれる）（図1）

- 大腿脛骨角（femorotibial angle；FTA）（図2）で評価
- 荷重軸，Mikulicz 線は膝関節のどこを通るかを確認する
- 生理的内反・外反（図3）
  - ～2歳：通常は内反膝
  - 3歳～：通常は外反膝
  - 6歳～：成人膝と同じ FTA（175°）となる
- O 脚，X 脚の治療
  - 矯正装具 ⇒ 効果がみられなければ片側 staple 固定または骨切り（図4）

+αガイド

病的な O 脚か X 脚かを判定する際，通常は大腿脛骨角を用いて判断します。脛骨上端部の異常を評価するときには MDA（図6）が用いられます。

Mikulicz 線は p.31，図19 を参照してください。通常は膝関節の中央を通ります。

Blount 病（ブラント）

- 脛骨近位内側の骨端症（図5）
  ※骨端症：骨端部の循環障害 ± 成長障害（Stage15「骨壊死・骨端症」（p.114）参照）
  - 骨幹端骨幹角（metaphyseal diaphyseal angle；MDA）で評価（図6）

先天性膝関節脱臼（図7，8）

- 頻度：股関節に比べ1/40の頻度，本症がみられる場合，他の疾患の合併が多い
- 症状：膝関節が反張位，自動運動は不能
  ⇒ 3段階に分類（Drehmann の分類）とされる
- 治療：牽引＋ギプス固定 ⇒ 効果がみられなければ手術
  - Riemenbügel 法も用いられる ⇒ 大腿四頭筋を弛緩 ⇒ 膝を屈曲

Osgood Schlatter 病（図9）

- 大腿四頭筋の収縮 ⇒ 脛骨結節が牽引 ⇒ 剥離骨折状
- 10歳ころに多い
- スポーツ少年に好発
- 脛骨結節部の突出，圧痛，運動時痛
- 通常は成長が終わると痛みが消失する（図10）
- 成人で突出部や遊離骨片の遺残で痛みが生じることあり
- 治療：大腿四頭筋のストレッチ（図11a），装具（図11b），NSAIDs，遊離骨片の摘出

なぜ脛骨結節部に剥離骨折状の変化が起きやすいのでしょうか？リアル質問箱（p.193）で解説します。

Osgood Schlatter 病には膝関節を屈曲位で行うストレッチが大変有効です。この理論も，リアル質問箱（p.193）で解説します。

| 図1 | 内反膝・外反膝 |
a 正常　b 内反膝　c 外反膝

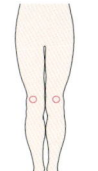

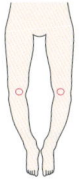

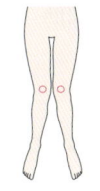

| 図2 | 大腿脛骨角 |
大腿骨軸
大腿脛骨角（FTA）
脛骨骨軸

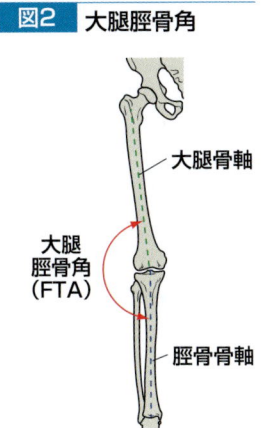

| 図3 | 生理的内反・外反の推移 |

| 図4 | 片側 staple 固定 |

| 図5 | Blount 病 |
文献1）より改変引用

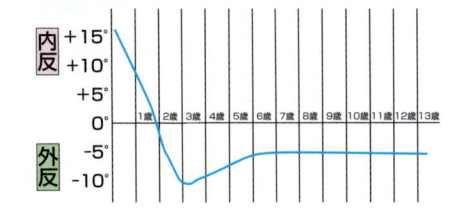

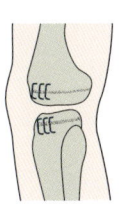

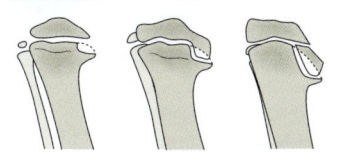

| 図6 | 骨幹端骨幹角 |
MDA

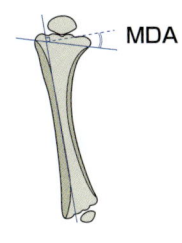

| 図7 | 先天性膝関節脱臼 |

| 図8 | 先天性膝関節脱臼の Drehmann 分類 |
前方
文献2）より改変引用

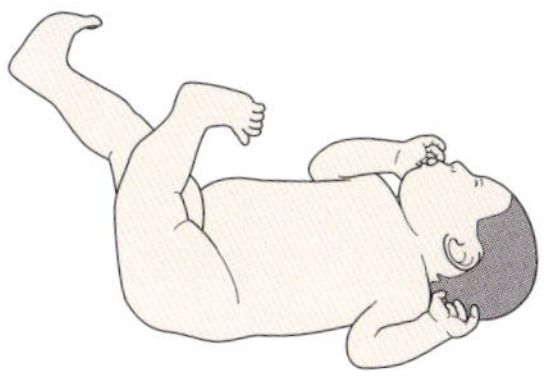

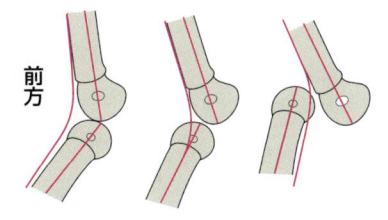

| 図9 | Osgood Schlatter 病 |
a 概観　　b 正常　　c Osgood Schlatter 病
脛骨結節部の突出

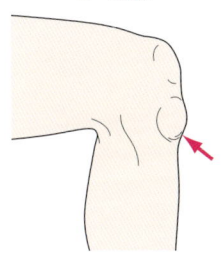

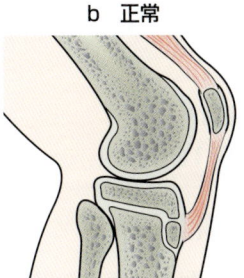

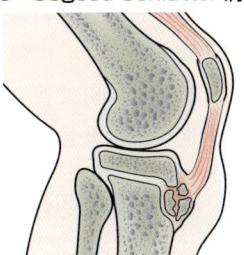

| 図10 | 脛骨結節部の骨化の進展 |
10〜11歳　13〜15歳　18歳ごろ
通常は徐々に癒合する

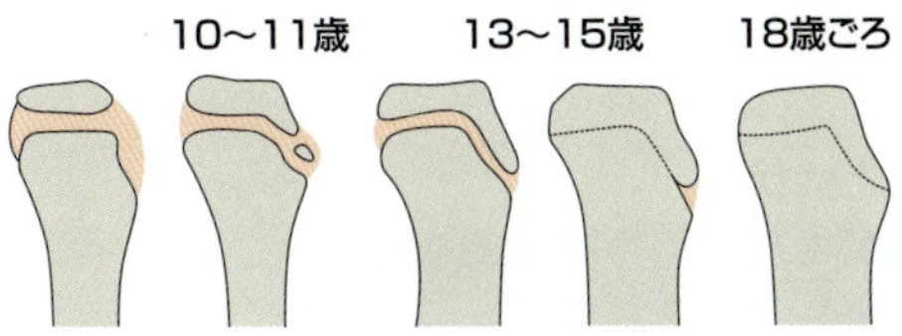

| 図11 | Osgood Schlatter 病の治療 |
a 大腿四頭筋のストレッチ　　b 装具

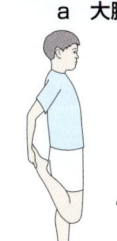

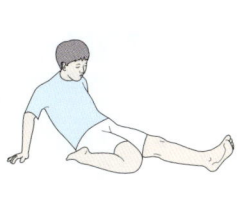

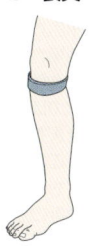

24 膝関節疾患

半月板損傷

- 半月板の役割：安定性，衝撃緩和，運動の補助
- ●損傷の原因
    - 回旋力で受傷／高齢者では変性により断裂
    - 先天的な異常である円板状半月板では外傷がなくても断裂を起こす
- ●断裂形態（図12）
    - ①縦断裂　　②横断裂　　③水平断裂
    - ④バケツ柄状　⑤くちばし状　⑥弁状断裂
- ●症状
    - 痛み，関節水腫，可動域制限のほかに
        - ①陥頓（locking）
        - ②膝くずれ（giving way）
        - ③引っかかり（catching）
    - McMurray test（マクマリー）（図13）でクリックが出現する
    - MRI検査で診断可能
- ●治療
    - ①大腿四頭筋訓練
    - ②関節鏡視下部分切除（図14a）：切除し過ぎると変形性関節症になりやすい
    - ③関節鏡視下縫合術（辺縁部1/3までの断裂に対し行われる）（図14b）

離断性骨軟骨炎（図15）

- 骨（＋表面の軟骨）が母床から遊離する病態
- 膝と肘に多い
- スポーツ過多による骨の壊死や循環不全が原因という説が有力
- 膝では大腿骨内側顆に多い
- 初期は骨釘で接合術（図16a）
- 進行期は軟骨（柱）の移植（図16b）

内側側副靱帯（MCL）損傷（図17）

- 内側側副靱帯の役割：浅層は外反制限，深層は半月板固定
- 原因：強い膝外反
- 損傷の程度により症状が異なる（表1）
- 治療：内側側副靱帯単独ならギプスあるいは装具を4週間装着する

＋αガイド

膝関節が伸びたまま曲げることができない，またはその逆が陥頓（locking）です。歩行時に膝くずれするgiving way，引っかかる感じのcatchingとともに代表的な症状です。

McMurray testは最初に深屈曲で下腿を内外旋します。内側半月板をテストするには次に膝に外反ストレスを加え，下腿を外旋しながら徐々に膝を伸展します。このとき，膝にクリックを触れる場合に陽性となります。外側半月板をテストするには内反し内旋を加えながら伸展していきます。

辺縁1/3までの半月板には血流があるため，縫合すれば再癒合が期待できます。

2度の内側側副靱帯損傷膝では，外反動揺性が伸展時と30°屈曲時では異なります。この理由を考えてみましょう。

図18のように関節血症がみられる場合，膝関節を穿刺して血腫を除去します。このとき血液のほかに，上層に脂肪滴が含まれていることがあります。これは骨髄の脂肪が混入したもので，靱帯損傷のほかに骨折の合併があることを意味します。

表1　内側側副靱帯損傷の損傷程度と症状

	断裂	外反動揺性 伸展位	外反動揺性 30°屈曲位	関節血症（図18）
1度	わずか	−	−	−
2度	不完全	−	＋	＋
3度	完全	＋	＋	＋

図12 半月板の断裂形態

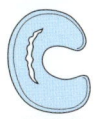

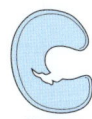

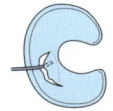

縦断裂　横断裂　水平断裂

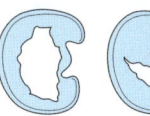

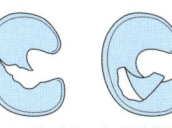

バケツ柄状　くちばし状　弁状断裂

図13 McMurray test

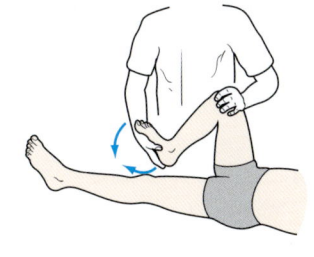

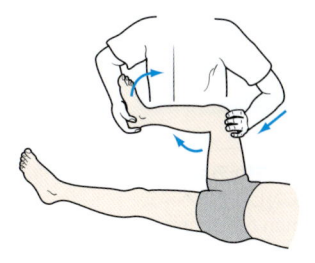

図14 半月板損傷の治療

a　関節鏡視下部分切除　　b　関節鏡視下縫合術

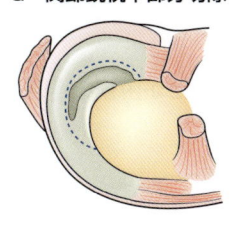

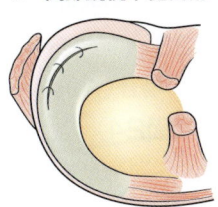

図15 離断性骨軟骨炎

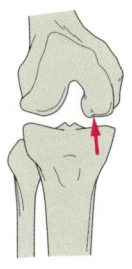

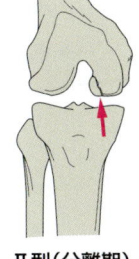

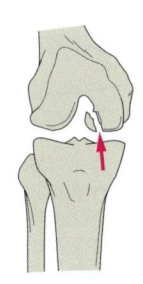

Ⅰ型（透亮期）　Ⅱ型（分離期）　Ⅲ型（遊離期）

図16 離断性骨軟骨炎の治療

a　骨釘による接合術　　b　軟骨（柱）の移植

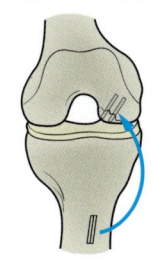

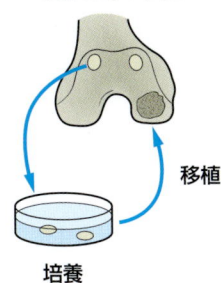

移植　培養

図17 内側側副靱帯損傷

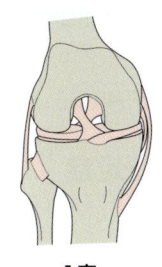

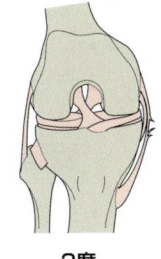

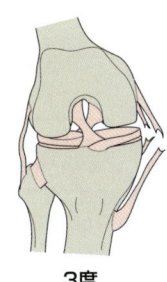

1度　2度　3度

図18 関節血症

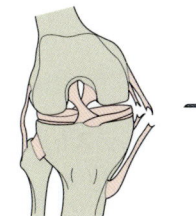

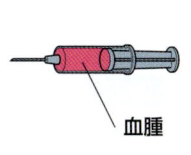

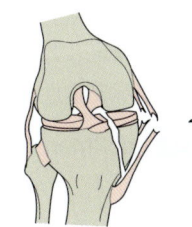

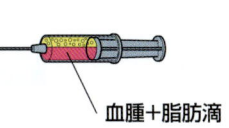

血腫

血腫＋脂肪滴

前十字靱帯（ACL）損傷

- 前十字靱帯の役割：脛骨の前方移動と内旋の制限
- 前十字靱帯単独またはほかの靱帯や半月板との合併損傷が生じる
- ●原因：女子はバスケットボール，男子はサッカーのプレー中に多い
  ※ Knee-in Toe-out（図19）が原因肢位
- ●症状
  ①断裂音　　　②関節血症
  ③ giving way　④二次的な半月板損傷，変形性関節症（OA）
- ●徒手検査
  ① Lackman test（図20）
  ②前方引き出しテスト（anterior drawer sign）（図21）
  ③脛骨外顆の前外方回旋不安定性（anterolateral rotatory instability）（図22）
- ●画像：MRI検査で診断可能，ときにSegond骨折を伴う
- ●治療：①固定（3〜6週間）（図23），筋力訓練（Quad, Hams）
  ②上記で効果がみられない場合（ADLやスポーツなどが困難な場合）
  - 関節鏡視下靱帯再建術（図24）
    ⇒ 半腱様筋腱または膝蓋靱帯を移植固定
    ⇒ 筋力訓練と関節可動域訓練，6カ月でスポーツ復帰が可能なことが多い

後十字靱帯（PCL）損傷（図25）

- 過伸展，または屈曲位での粗面部への強い外力による
- 後方引き出しテストと sagging が陽性になる
- 治療：筋力訓練（Quad），複合靱帯損傷の場合は再建術

膝蓋骨不安定症

- 膝蓋骨が外側へずれ，膝蓋大腿関節の不適合が生じる（図26）
  ①外傷性：剪断性骨軟骨骨折から関節血症を生じる
  　　　　②になりやすい
  ②反復性：apprehension sign 陽性（図27）
  ③習慣性：Q-angle の増大（20°以上）（図28）がみられる
  ④恒久性
- ●治療：①には初期固定と装具，大腿四頭筋訓練
  　　　②〜④では不安定性補強手術

+αガイド

前十字靱帯損傷があると脛骨は大腿骨に対して前方へ不安定（Lachman test, anterior drawer sign）になります。しかしそれだけではなく，脛骨は大腿骨に対して内旋しやすくなり，脛骨の外側部分が前方へ不安定となります。これが前外方回旋不安定性（anterolateral rotatory instability）で，giving wayの原因と考えられています。

前十字靱帯損傷では初期にギプスや装具で固定をし，その後に筋力訓練をして日常生活動作やスポーツができるかどうか確認して，問題があれば再建術を行うのが一般的な治療コースです。

sagging とは脛骨が大腿骨に対して後方に不安定なため，膝屈曲位で足部を持ち上げると脛骨が落ち込んでみえる所見のことです（図25b）。

図19　Knee-in Toe-out

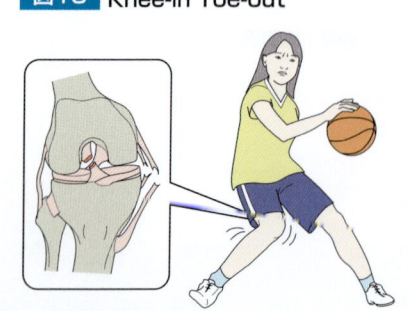

図20　Lackman test

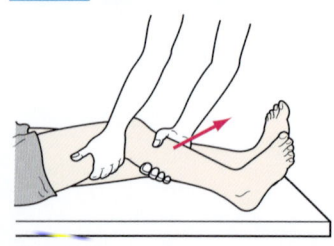

図21　前方引き出しテスト

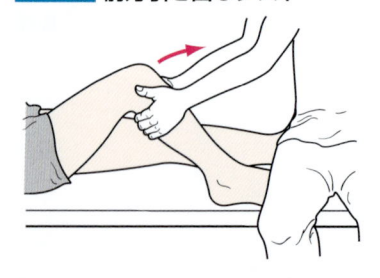

図22 脛骨外顆の前外方回旋不安定性

a 軽度屈曲位　　　　　　　　　　　　b 伸展位

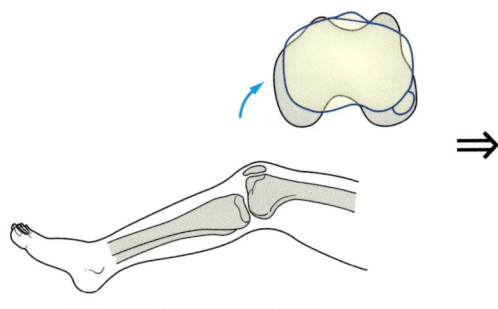

大腿骨と脛骨の位置関係は良好

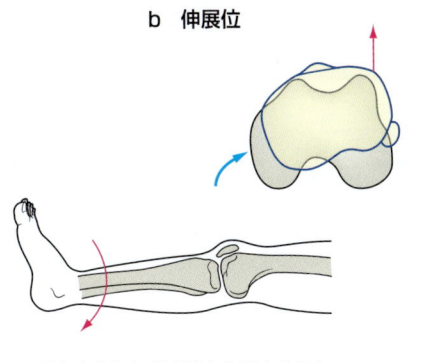

下腿を内旋しながら膝を伸展させると，脛骨外顆部が大腿骨に対し前方へずれる

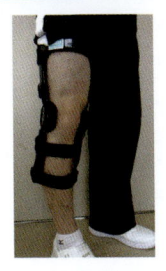

図23 固定装具

図24 関節鏡視下靱帯再建術後の膝単純X線像

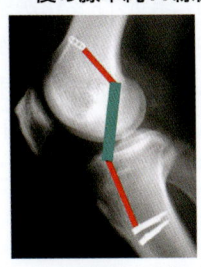

赤線の部分に人工靱帯，青線の部分に患者の半腱様筋腱を用いて再建する

図25 後十字靱帯損傷

a 後方引き出しテスト　　　　　b sagging

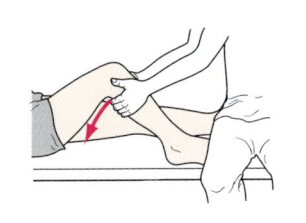

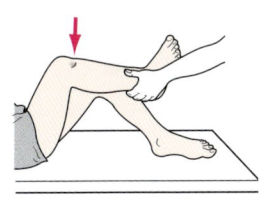

図26 膝蓋骨の外側へのずれ

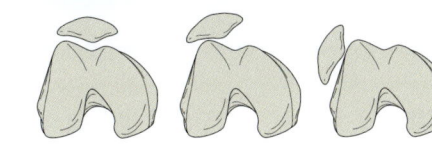

図27 不安感テスト

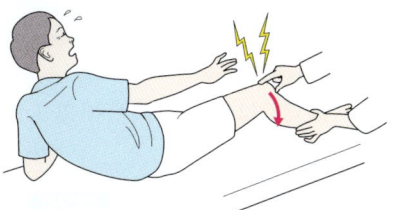

膝蓋骨を指で外側に押してやると患者さんが脱臼するのではないかと不安になり，怖がったり嫌がったりする。このとき apprehension sign 陽性とする

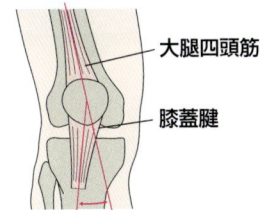

図28 Q-angle

大腿四頭筋
膝蓋腱
Q-angle

📝 リハビリのポイント ―膝前十字靱帯損傷―

- ☑ 急性期には RICE，ギプスや brace による固定が行われる。保存的療法のみでの治療は高齢者や日常生活で支障が生じにくい場合に限局され，多くは再建術が行われる傾向にある。
- ☑ 再建術後は，脛骨の前方移動を抑制するため，大腿四頭筋の筋力訓練を膝関節屈曲70°以上で行い，抵抗は下腿の近位にかけ，ハムストリングを同時収縮させ，閉鎖運動連鎖で行うなどの手技が頻用されている。
- ☑ スポーツ復帰を目指す患者さんには早期から有酸素運動を取り入れると良い。

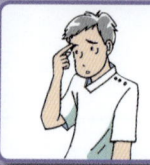

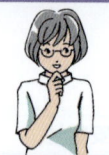

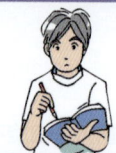

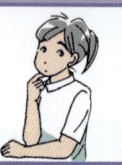

リアル質問箱
～学生さんから実際にあった質問をまとめました～

Q1 通常，膝はFTA175°と軽度外反であるのに対し，日本人では内反膝が多いのはどうしてですか？

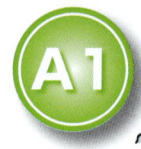

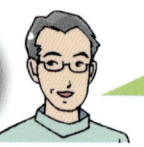

A1 「日本人では内反膝が多い」のではなく「変形性膝関節症で生じる変形は日本人では内反変形（O脚）が多い」のです。「内反膝」は病的な言葉ではなく，病的な内反（変形）があるときにO脚とよぶのが正確です。ただし，この用語の使い方は混乱しています。変形性膝関節症では膝関節の内側に変形性変化が強く，徐々に内反変形が進みますが，どうして内側に変形性変化が強く生じるのかという肝心の理由は，いまだに明らかではありません。ただ，膝関節のFTAが175°であるために荷重軸（機能軸，Mikulicz線）が膝関節中心を通り，良好な歩行ができるということを覚えておきましょう。

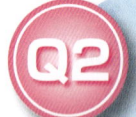

Q2 膝の靱帯損傷で最も重要な検査は何でしょうか？

A2 本文では単独の靱帯損傷を例に解説しましたが，実際には複合靱帯損傷であったり，半月板損傷を伴ったりします。その一例がunhappy triad（前十字靱帯・内側側副靱帯・内側半月板の同時損傷）です。実際の膝靱帯損傷では，図29の順に診察を行うことが推奨されています。

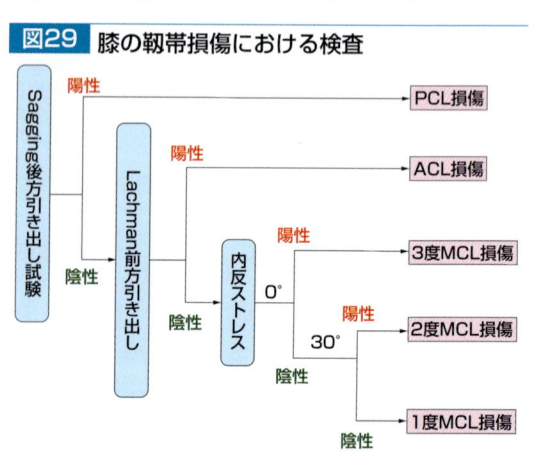

図29 膝の靱帯損傷における検査

Sagging後方引き出し試験
- 陽性 → PCL損傷
- 陰性 → Lachman前方引き出し
  - 陽性 → ACL損傷
  - 陰性 → 内反ストレス
    - 0°
      - 陽性 → 3度MCL損傷
      - 陰性 → 30°
        - 陽性 → 2度MCL損傷
        - 陰性 → 1度MCL損傷

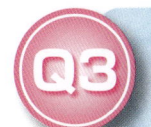

Q3 Osgood Schlatter（オスグッド シュラッター）病で大腿四頭筋のストレッチを行うと，脛骨結節が引っ張られ，症状が悪化するのではないでしょうか？

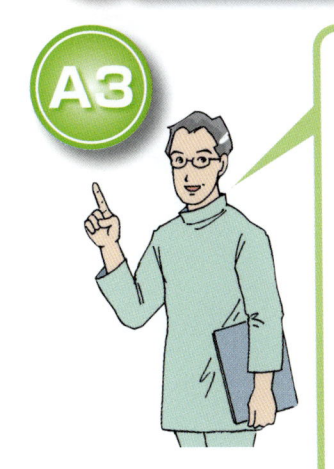

A3 Osgood Schlatter病は大腿四頭筋の遠心性収縮を中心とする脛骨結節部の牽引過多が原因ですが，さらに10歳ごろには骨の成長，特に大腿骨下端と脛骨上端が早く，周辺の筋腱の成長が骨に追いつかないという背景があり，相対的に大腿四頭筋や膝蓋腱が短縮緊張しています（図30）。さらに，痛みのため大腿四頭筋には拘縮が生じています。そのため，大腿四頭筋のストレッチが有効となるわけです。ストレッチの際，セラピストがあらかじめ膝蓋骨を遠位に引いておきながらストレッチを行うと，痛みが出にくくなります。また，自分でストレッチするときには先に膝を痛みのない範囲で最大屈曲し，それから股関節を伸展させると脛骨結節への大腿四頭筋の作用が圧着力として働く（図31）ので，痛みが出にくくなります。

図30 成長期前および成長期の膝周囲の概観

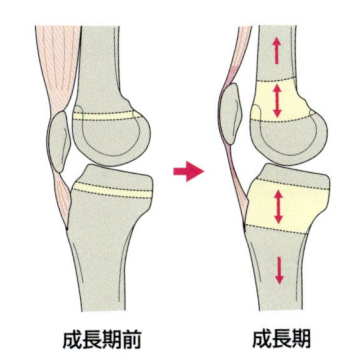

図31 膝屈曲位での大腿四頭筋ストレッチ

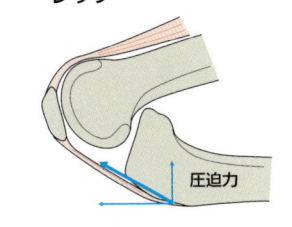

Q4 前十字靱帯を損傷しても，歩いたり走ったりできるのですか？

A4 前十字靱帯損傷単独の場合，受傷直後は痛みのため，ようやく歩けるくらいです。受傷後から特殊なブレースで3〜6週間固定すると，痛みも引いて通常の歩行はできるようになりますが，この時点から日常生活動作（ADL）はどうか，もともと行っていたスポーツへの復帰が可能かなどを，筋力と関節可動域の訓練を行いながら経過観察し，必要であれば靱帯再建術を行います。最近では靱帯再建術を積極的に行う傾向にあります。

Stage 25 足の疾患

アキレス腱断裂

- 下腿三頭筋の収縮＋足関節の背屈強制が原因
- 症状：断裂音，何かが当たった(叩かれた)ように感じる，疼痛
- 20～40歳に多い
- 理学所見
  - アキレス腱の輪郭消失(図1)
  - つま先立ち不能(足関節底屈は可)
  - うつぶせテスト(図2)
  - Thompson test(トンプソン)(底屈しないと陽性)(図3)
- 治療
  ① ギプス：最初は底屈位で，巻き替えして，底屈を緩めていく(図4)
  　　　　　6週間固定
  ② 装具：徐々に底屈を緩めていく(図5)
  ③ 手術：縫合術(＋4週間 ギプスまたは装具)
  ※①②③いずれでも
  　早期から等尺性運動
  　8週間～全荷重，4カ月～スポーツ復帰

＋αガイド

足関節を強い底屈位にすると，断裂したアキレス腱の両端が近寄ります。このまま維持できれば断端どうしが癒合します。手術でも同じように断端同士を近寄せ，断端同士を癒合させます。

アキレス腱断裂の治療装具は約6週間装着させます。

下腿偽関節症(図6)

- 出生時に下腿の前外側凸の彎曲や脛骨の骨硬化が認められる
  - 生後に脛骨下1/3で骨折 ⇒ 治りにくく，偽関節になりやすい
  - わが国における罹患率：1人／200,000人
  - 神経線維腫症1型(NF-1)と関連あり
    本症の70％にNF-1合併，NF-1の10％に本症が合併
- Boyd(ボイド)分類(表1)が標準
  - 保存的治療：装具，超音波刺激(図7)
  - 手術療法：血管柄付腓骨移植術，偽関節部切除＋骨延長術(図8)

＋αガイド

下腿偽関節では生まれたときから偽関節を有するBoyd type Iはまれです。ほとんどが「生まれてから生じた脛骨の骨折が治りにくい」という経過をたどります。

📝 リハビリのポイント　—アキレス腱断裂—

☑ 保存療法の場合，断裂端が接するような足関節底屈位を維持するギプス固定，装具装用が行われる。

☑ 装具装着中も足趾の可動域訓練，足関節の等尺性底屈運動を行うよう指導する。装具を装着すれば，通常は早期から荷重歩行が可能である。

☑ 3週過ぎからは背屈訓練も徐々に開始し，次第に斜面台や下腿三頭筋のストレッチも取り入れ，6週以降で装具を除去するのが一般的である。

図1 アキレス腱の輪郭消失

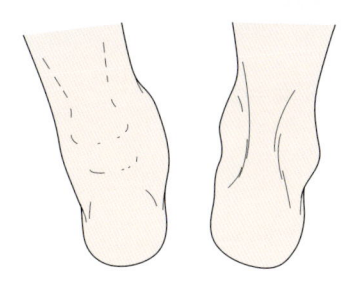

図2 うつぶせテスト

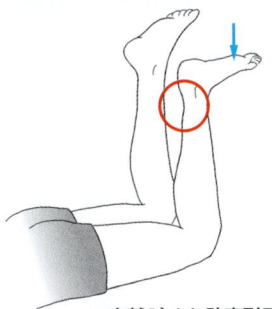

文献1)より改変引用

健側は軽度底屈位をとるが，患側は底屈位とならず，アキレス腱部に陥凹がみられる

図3 Thompson test
a 正常

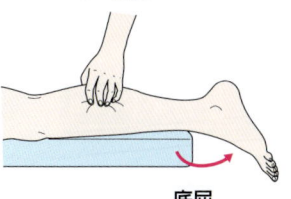

底屈

b アキレス腱断裂

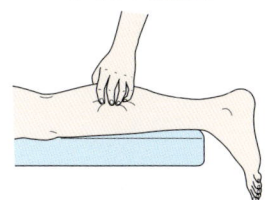

図4 ギプス

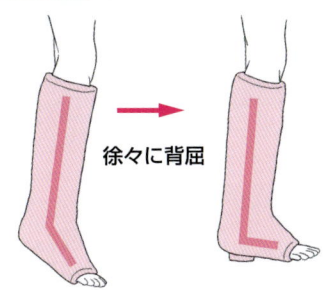

徐々に背屈

文献1)より引用

図5 装具

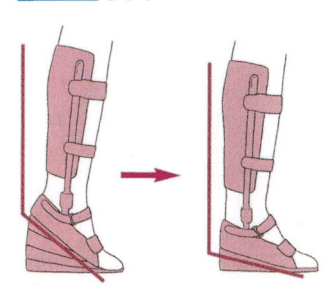

徐々に底屈を緩めていく
文献2)より引用

図6 下腿偽関節症
a 下肢の様子　　b 単純X線像(模式図)

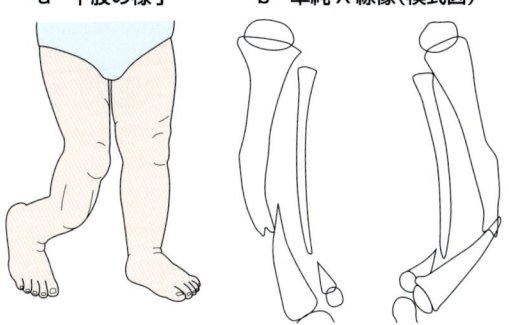

表1 Boyd分類

Type Ⅰ	出生時に変形，骨欠損(まれ)
Type Ⅱ	前弯変形と砂時計様狭窄
Type Ⅲ	脛骨の中下1/3に骨嚢腫
Type Ⅳ	脛骨に骨硬化と髄腔閉塞
Type Ⅴ	腓骨形成不全を伴う
Type Ⅵ	骨内に神経線維腫(まれ)

図7 超音波刺激

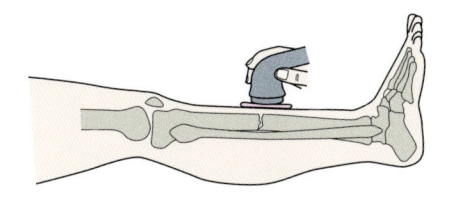

図8 偽関節部切除＋骨延長術

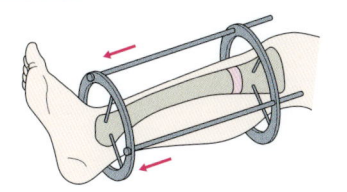

25 足の疾患

先天性内反足（congenital club foot）

●疫学
- わが国における罹患率：1人／1,500人，男：女＝2：1

●複雑な変形（図9）がみられる
　①内転（前足部）　②尖足（アキレス腱拘縮）
　③内反（踵骨）　　④凹足（足底内側の屈曲）
　⑤距踵角の減少（図10）

●治療：可能な限り早期に始める
- 徒手矯正＋ギプス（絆創膏固定）（図11a）
- Denis-Brown 副子 ⇒ 矯正靴（図11b）
- 手術：後内方解離術

※治療後の遺残変形（図12）
- 舟底足変形（図12a）：尖足変形の遺残
- うちわ歩行（図12b）：前足部の内転，内反の遺残

扁平足（flat foot）

●縦アーチおよび横アーチの消失
●フットプリント（図13）で1～3度に分類する
- 症状がなければ放置する

●小児期扁平足
- 先天性外反踵足（図14）：子宮内で発生すると考えられている，自然治癒する
- 外反扁平足（図15）：歩き始めに発症，内側で荷重するため，足底板で治療する

●思春期扁平足
- 静力学的扁平足：スポーツ，体重増加が原因
  足底板＋足底筋強化
- 腓骨筋痙直性扁平足：足根骨癒合症を合併するため，癒合部切除などを要する

●成人期扁平足（図16）
- 原因：肥満，後脛骨筋機能不全など
- 治療：足底板，後脛骨筋の短縮術
- too many toe sign（図17）陽性
  ⇒ 後方から第4趾より内側の趾が見える徴候
  ※下腿踵骨角の増加が原因

＋αガイド

生まれて間もない新生児の内反足にギプスをまくのは至難の業ですので，ある程度の期間は徒手矯正＋テーピングで様子をみることもしばしば行われています。

舟底足変形とは無理な尖足矯正で生じるもので，後足部の尖足変形が残り，前足部だけが背屈した舟の底に似た変形をいいます。

成人期扁平足では縦アーチが低下して足底や後脛骨筋に沿った痛みが生じやすく，底屈が制限されるので正座が困難になります。

後脛骨筋は舟状骨に付着し，筋力で足の縦アーチを維持しています。この筋の筋力低下によりアーチが消失し，扁平足になります。

図9 先天性内反足

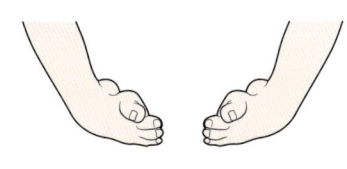

図10 先天性内反足での距踵角の減少
a 正面像
距踵角
正常　内反足

b 側面像
距踵角
距骨
立方骨　踵骨
正常　内反足

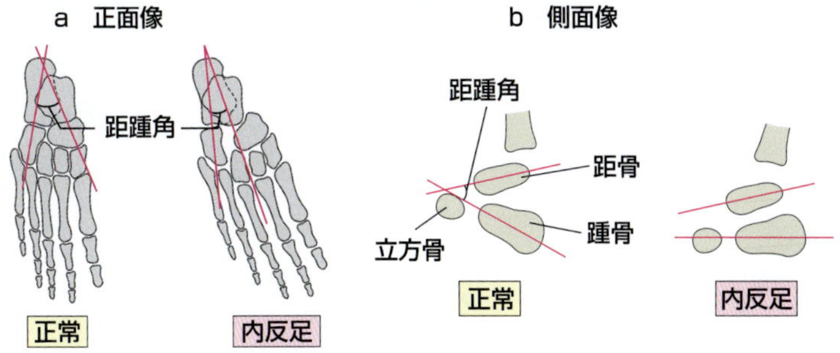

図11 先天性内反足の治療法
a 徒手矯正＋ギプス（絆創膏固定）
b Denis-Brown 副子（矯正靴）

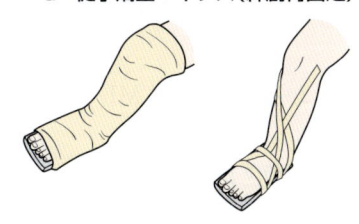

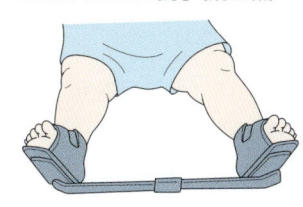

図12 治療後の遺残変形
a 舟底足変形
b うちわ歩行

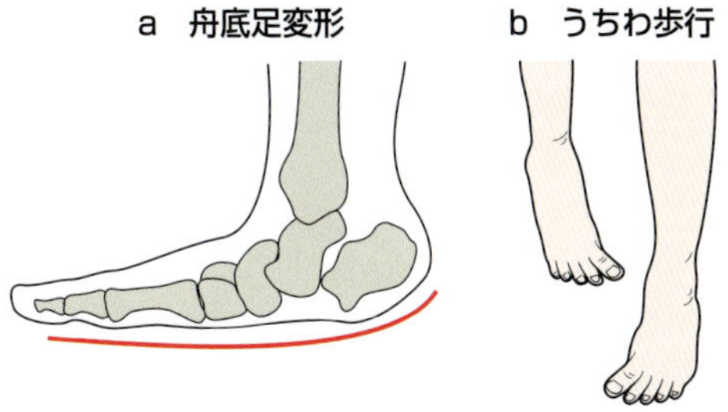

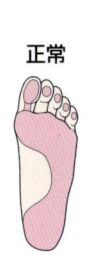

図13 正常足と扁平足のフットプリント
正常　扁平足　1度　2度　3度

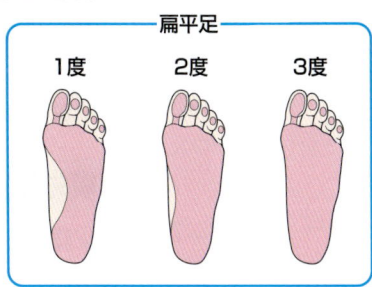

図14 先天性外反踵足

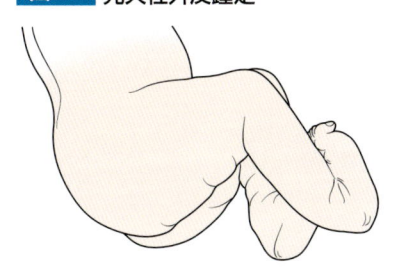

図15 外反扁平足

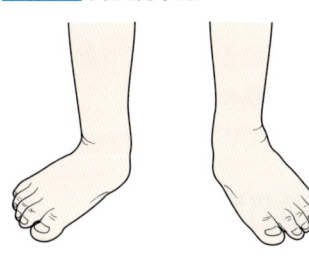

図16 成人期扁平足

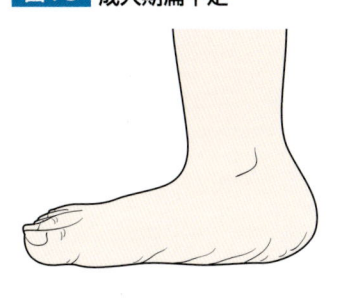

図17 too many toe sign
下腿踵骨角が増加
陽性　正常

25 足の疾患

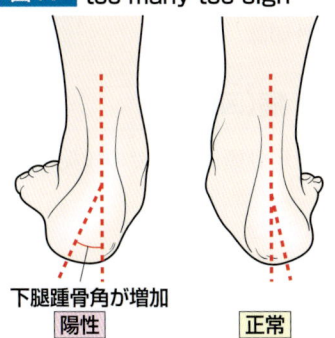

尖足（図18）

- 荷重時に踵部が床に着かない状態をいう
- 足関節が底屈位を呈する（図18a）
- 痙性尖足（脳性麻痺／脊損後）にはアキレス腱筋腱移行部延長術を行う（図18b）

> **+αガイド**
>
> 痙性尖足では原因疾患が重要です。

外反母趾

- 女性に多い，多くは40歳代に発症
- 原因：明らかになっていないが，遺伝やハイヒールが原因とする説もある
- 症状：中足趾節（MTP）関節の突出，疼痛，bunion 形成（図19）
- 変形
  - 母趾外反（外反母趾角 HVA＞15°，第1・2中足骨間角度 M1/2Angle＞10°）（図20）
  - 第1中足骨と基節骨の内旋，種子骨の亜脱臼（図21）
  - 開張足（横アーチが消失）
- 治療
  装具（図22a），靴の指導，テーピング，足底板
  Hohmann（ホーマン）体操（図22b），グーパー体操（図22c）
  手術：骨切り術

> **+αガイド**
>
> 外反母趾は10歳代で発症するものもあるので遺伝的要因が考えられています。
>
> bunion（日本語では腱膜瘤）は赤く腫れ，触れると痛みます。
>
> 外反母趾では単なる外反だけでなく，中足骨基節骨の内旋，横アーチの消失による開張足などの変形がみられます。
>
> HVA：Hallux Valgus Angle, M1/2 Angle：Metatarsal 1/2 Angle の略です。

疲労骨折（図23）

- 下肢に多い
- march fracture：第2，3中足骨
- Jones（ジョーンズ）骨折：第5中足骨
- 疾走型：脛骨下1/3
- 跳躍型：脛骨中央，腓骨近位
- 高齢者：脛骨内顆
- 剣道をしている人に多い：脛骨内果

> **+αガイド**
>
> 疲労骨折が下肢に多いのは荷重を受ける部位のためと考えられています。

有痛性外脛骨

- 舟状骨の後脛骨筋付着部の過剰骨（図24）
- 縦アーチが障害され扁平足となる，10歳代に痛みを伴う
- 足底板，骨切除

> **+αガイド**
>
> 過剰骨とは「本来はない骨」という意味です。足周辺に多くみられます。舟状骨内後方の有痛性外脛骨，距骨後方の有痛性三角骨などでしばしば症状が現れます。
>
> 後脛骨筋の作用については p.196の＋αガイドを参照してください。

Morton 病（図25）

- 第3，4中足骨頭間靱帯での絞扼性神経障害

図18 尖足
a 底屈位
b アキレス腱延長術

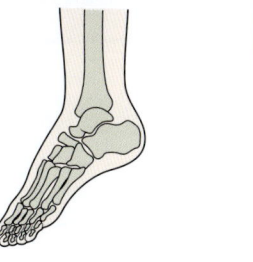

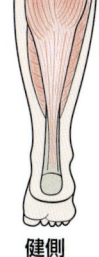

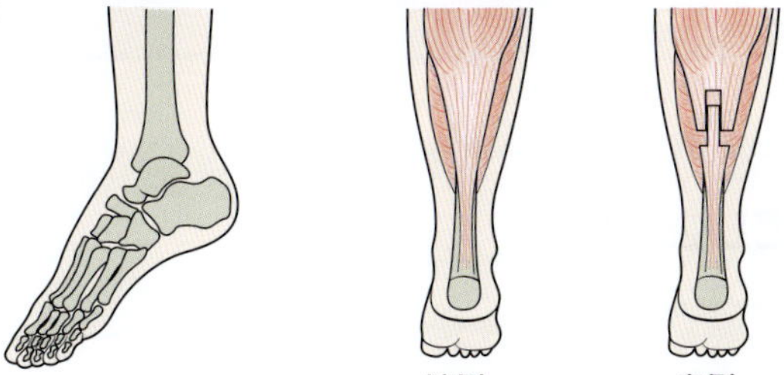

健側　患側（アキレス腱延長後）

図19 外反母趾における bunion 形成

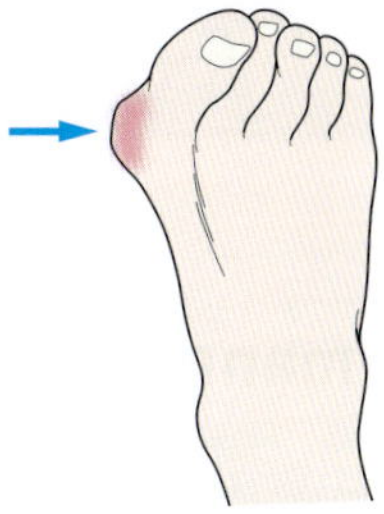

図20 母趾外反
HVA
M1/2

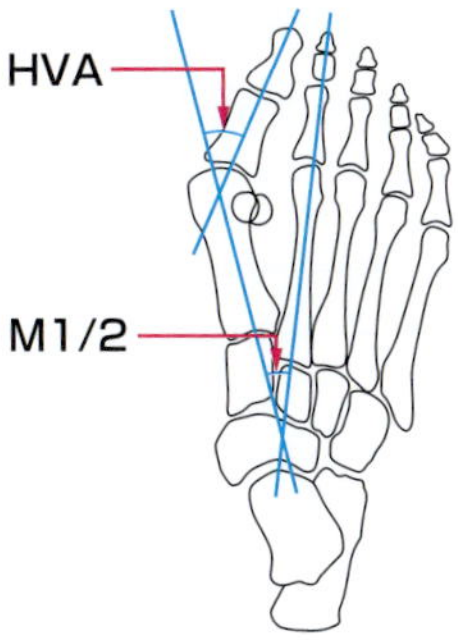

図21 母趾中足骨と種子骨との関係
種子骨
中足骨

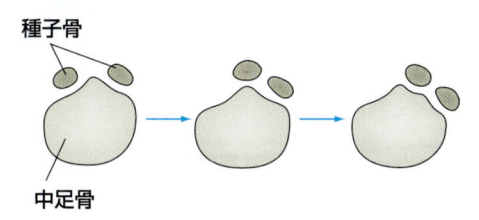

進行につれ種子骨の回内変位が強くなり，第1中足骨も内旋する

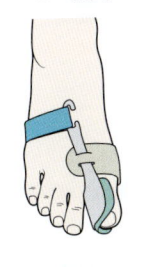

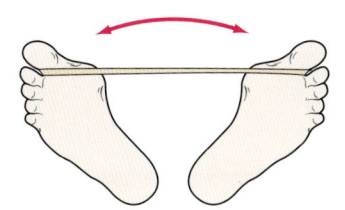

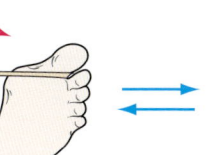

図22 外反母趾の治療
a 装具
b Hohmann（ホーマン）体操
c グーパー体操

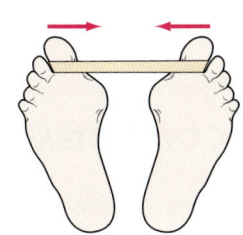

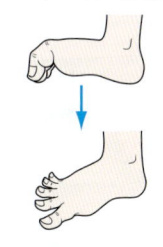

図23 疲労骨折
march fracture
Jones（ジョーンズ）骨折

内顆高齢者疾走型
跳躍型
跳躍型
疾走型
疾走型
内顆剣道

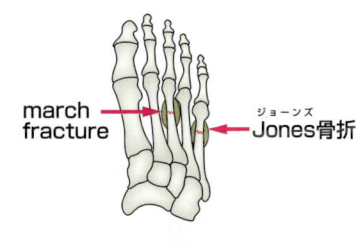

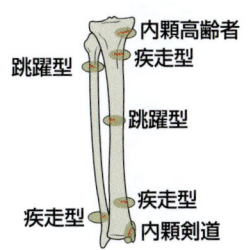

図24 有痛性外脛骨の諸型

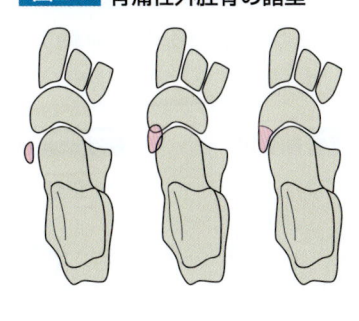

図25 Morton 病
内側足底神経　外側足底神経

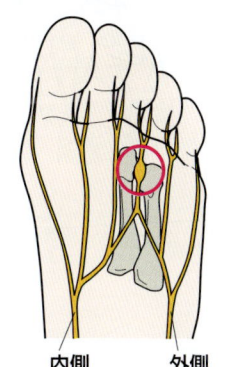

中足骨頭間靱帯での趾神経の絞扼

25 足の疾患

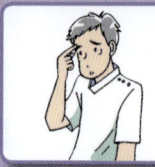

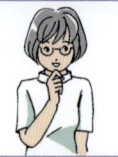

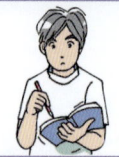

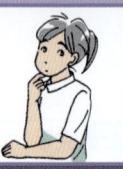

リアル質問箱
～学生さんから実際にあった質問をまとめました～

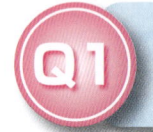

Q1 Hohmann(ホーマン)体操で筋力がつくのでしょうか？

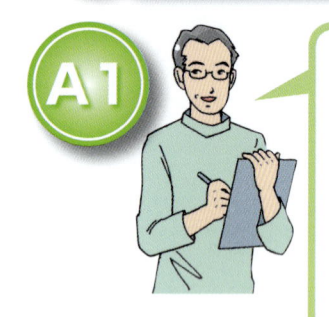

A1 筋力はつきません。母趾変形の矯正が目的で，ゴム紐を緊張させ母趾が矯正位の状態で維持します（図26）。グーパー体操やタオルギャザーでは足底筋一般が鍛えられますが，高度の変形になると効果はありません。早期に母指外転筋を鍛えることが筋力訓練として重要です。

図26 Hohmann体操

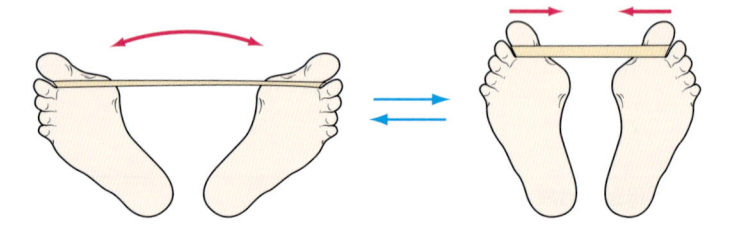

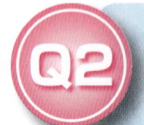

Q2 開張足がよくわかりません。

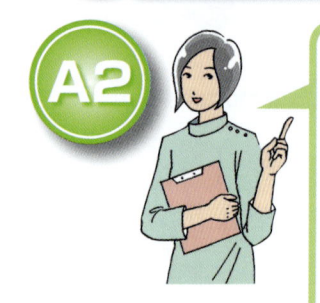

A2 開張足は「扇を開いたような足」という意味で，前足部が後足部より広い外反母趾の外観（図27）に対して用いられます。この変形に特に関与しているのが横軸アーチの消失（図28）です。変形があっても痛みがなければ治療は不要です。

図27 開張足

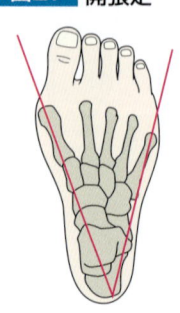

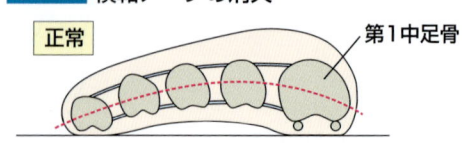

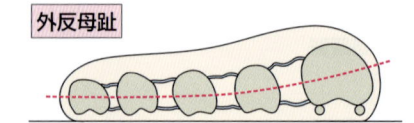

図28 横軸アーチの消失
正常　第1中足骨
外反母趾

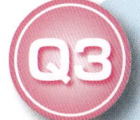

Q3 超音波刺激で骨折が治るのはなぜですか？

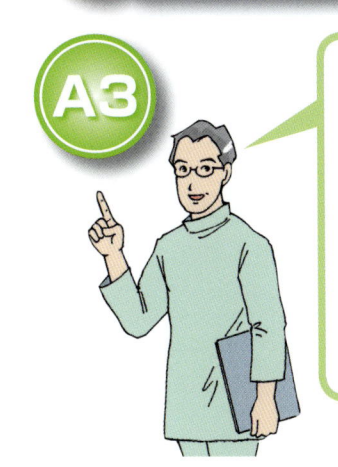

A3 現在いろいろな骨折の部位に超音波治療が用いられ，治療期間が短縮するようになりました。動物実験では0.03 W/cm^{2}という非常に低出力の超音波を1日15分間照射するのが骨形成に最も効果的であることがわかっていて，臨床でも同じ強さと頻度で使われています。なぜ骨形成がよくなるのかはいまだ解明されていませんが，骨芽細胞が刺激され，Ⅰ型コラーゲンの産生が増加するためだということまでは解明されています。ほかの機序もいろいろ考えられていますが，まだ研究段階です。

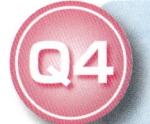

Q4 アキレス腱断裂を装具で治療する場合，装具の使用期間はどのくらいですか？

A4 平均で6週間です。その後徐々に荷重させ，8週間で全荷重とします。このスケジュールは徐々に短くなってきています。

Q5 先天性内反足は痛みはないのですか？

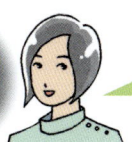

A5 通常安静時痛はありませんが，変形が遺残したままで歩くようになると，足背だけあるいは足の外側部だけで荷重するようになり，胼胝(たこ)を作り歩くときに痛みが生じます。

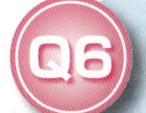

Q6 筋ジストロフィーでも尖足になるのでしょうか？

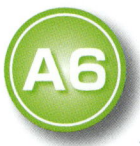

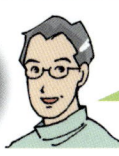

A6 筋ジストロフィーを含め，脳疾患，脊髄疾患などで麻痺が強い場合，尖足になることがあります。

25 足の疾患

Stage 26 肩・肘関節疾患

Sprengel変形（図1）
- 胎生期の肩甲骨の<u>下降障害</u>が原因
- 症状：<u>翼状頸</u>＋<u>短頸</u>，肩外転制限
- 30％の患者で，肩甲骨と脊椎間に骨（<u>肩甲脊椎骨</u>）が存在する
- 手術：3〜8歳ごろに肩甲骨周囲の解離と肩甲脊椎骨の切除

腱板断裂
- 腱板の付着部付近の断裂
- 腱板の働き：骨頭の関節窩への<u>求心性</u>を保つ
- 腱板と三角筋の関係（表1）
- 腱板断裂があると
  ⇒ 主に三角筋で挙上（図2）⇒ 骨頭の<u>上方</u>移動
  ⇒ <u>肩峰下インピンジメント</u>
- 断裂部位：<u>棘上筋</u>が多い
- 断裂形態（図3）
  ①滑液包面断裂　②腱内断裂
  ③関節面断裂　④全層断裂
- 症状
  - 半数以上が<u>無症状</u>
  - 新鮮損傷（少数）：外傷後に自動挙上不能となる
    痛み，drop arm sign（＋）（図4）
  - 陳旧例：痛み（さまざま），<u>夜間痛</u>が多い
    挙上と内転で動作時痛
- 理学所見
  ①筋萎縮（特に<u>棘下筋</u>が目立ちやすい）
  ②大結節の圧痛と腱板の陥凹
  ③運動時軋音
  ④肩峰前方の腫脹
  ⑤painful arc sign（p.204参照）
  ⑥<u>impingement</u>徴候（Neer法，Hawkins法）（図5，6）で疼痛（＋）
  ⑦<u>棘上筋テスト</u>：90°外転，母指下向きで挙上（図7a）で疼痛（＋）
  ⑧外旋筋力低下
  ⑨<u>lift off test</u>：肩甲下筋の断裂で陽性（図7b）

＋αガイド

翼状頸とは，頭部と肩の間の皮膚が広く付着している状態です。後方，または前方から見ると，正常では頸部はくびれて見えますが，翼状頸では皮膚が帆状に張り出して見えます。ターナー症候群でよくみられる所見です。

肩腱板の4つの筋と，それぞれの働き，さらに肩峰下滑液胞と肩腱板との位置関係をもう一度整理しておきましょう。

インピンジメントとは衝突の意味です。肩腱板断裂があると，肩関節の求心性が悪くなり，挙上時に上腕骨の大結節が肩峰下面に衝突します。これが肩峰下インピンジメントです。

肩腱板断裂のほとんどが無症状という特徴があります。どうして一部の肩腱板断裂だけが症状を呈するのか，断定的なことはいまだ解明されていません。

他動的に外転してその位置で手を離すと，外転位を維持することができず，上肢が落ちるように体側に戻ってしまうのがdrop arm signです。

Neer法は，肩甲骨を押さえながら上肢を挙上させます。Hawkins法は，肩関節，肘関節を90°屈曲位にした状態で，肩関節の内外旋中間位から内旋を加えます。どちらもしばしば使う検査法です。

lift off testは腰部に置かせた手を，その位置から離すようにさせるテストです。肩甲下筋の断裂があるとこの動作ができなくなります。

表1 腱板と三角筋の関係

	動作筋	拮抗筋
挙上	三角筋, 棘上筋	棘下筋, 肩甲下筋, 小円筋
内旋	肩甲下筋	棘下筋, 小円筋
外旋	棘下筋, 小円筋	肩甲下筋

図1 Sprengel 変形

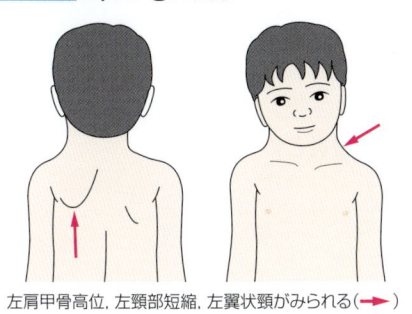

左肩甲骨高位, 左頸部短縮, 左翼状頸がみられる(→)

図2 肩腱板(棘上筋)断裂時の骨頭の上方移動
a 正常　　b 腱板断裂

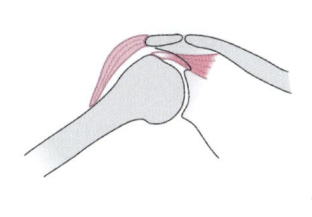

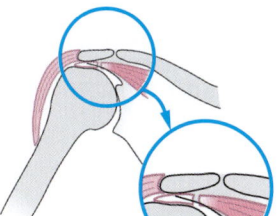

文献1)より引用

外転に伴い骨髄が上方移動し, 肩峰と衝突(インピンジメント)する

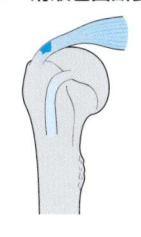

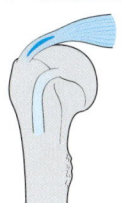

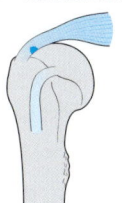

図3 断裂形態
a 滑液包面断裂　b 腱内断裂　c 関節面断裂　d 全層断裂

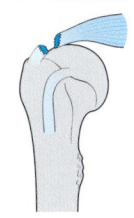

文献2)より改変引用

図4 drop arm sign

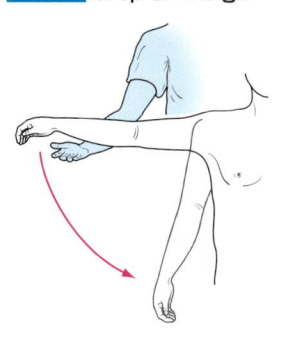

図5 Neer 法

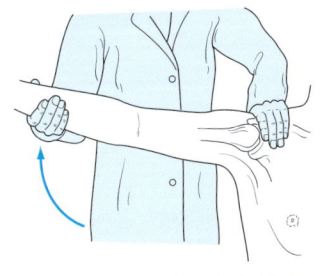

文献3)より引用

図6 Hawkins 法

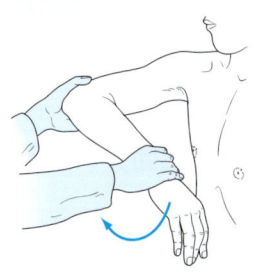

文献3)より引用

図7 理学所見
a 棘上筋テスト　　b lift off test

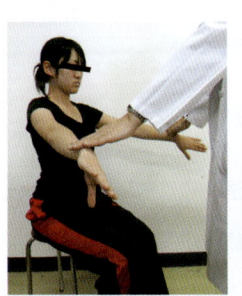

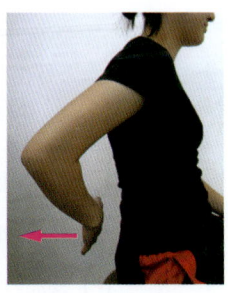

+αガイド

骨頭の上方移動のためです。

肩板断裂のほとんどが保存的療法でよくなります。

現在，手術は多くが関節鏡視下に行われています。手術後には，図9a のように脇の下に枕を入れ，縫合部に負担がかからない肢位をとらせます。

肩峰下滑液胞炎では，肩関節を外転していくと80°までは痛みがなく，それ以上になると痛みが生じ，120°を超えるとまた痛みがなくなるという有痛弧現象が特徴的です。

狭義の五十肩は自然回復するという点が特徴です。

運動療法では体幹を前屈させ，上肢を下垂させて行うCodman 体操（図14）が有名です。

- ●画像
  - 単純X線像：骨頭肩峰間距離が減少
  - MRI，超音波（図8）で診断が可能
- ●治療：保存的治療で70%が改善
  - NSAIDs，ヒアルロン酸注射
  - 可動域訓練，筋力訓練（図9）
  - 手術で腱板再建術＋肩峰下除圧術（図10）

肩関節周囲炎

- ●一般的に以下の4つを総称して肩関節周囲炎という
- ●石灰性腱炎：腱板に石灰が沈着（図11）
  - 中年女性に多い
  - 急性の激しい痛み，または無症状
  - 治療：石灰部の穿刺，局麻薬とステロイド注入
    シメチジン（胃潰瘍薬）で石灰が吸収される
- ●肩峰下滑液包炎
  - impingement sign（＋）
  - painful arc sign（有痛弧徴候）（図12）
    ⇒ 外転80〜120°の範囲で運動時痛あり
  - 滑液包への局麻薬注入で直後に症状消失し，上記2つのsign も陰性になる
- ●狭義の五十肩：腱板断裂や石灰沈着なし，片側性，自然回復する
  - 症状の経過：疼痛性痙縮期 ⇒ 拘縮期 ⇒ 回復期
  - 疼痛に対してNSAIDs，ADL の指導（図13）
  - 拘縮に対して体操療法の指導（図14）
  - 回復しなければ全身麻酔下に授動術（manipulation）
- ●上腕二頭筋長頭腱炎
  - 他の肩疾患と合併する，結節間溝に圧痛（＋）
  - Speed test，Yergason test 陽性（図15）
  - 断裂すると上腕遠位部に瘤状腫瘤（図16）

リハビリのポイント —肩関節周囲炎—

☑ 物理療法として拘縮緩和や血流改善を目的とした温熱療法，圧痛部位や運動部位などへの寒冷療法がよく行われる。

☑ 疼痛の強い時期には，枕などを用い軽度外転，内旋位となるような安静肢位を指導する。疼痛が和らいだら，Codman 体操，滑車（プーリー）体操，ストレッチによる関節可動域訓練，ゴムバンドや重錘を用いた筋力増強訓練へと進める。

図8	肩腱板損傷の超音波画像
a	正常肩腱板
b	肩腱板損傷

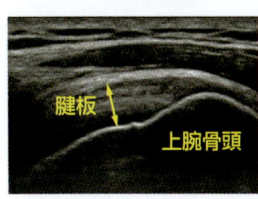

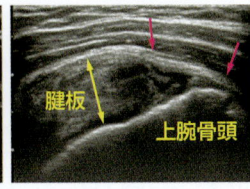

図9	肩腱板損傷に対する運動療法
a	外旋筋力訓練
b	内旋筋力訓練
c	挙上訓練

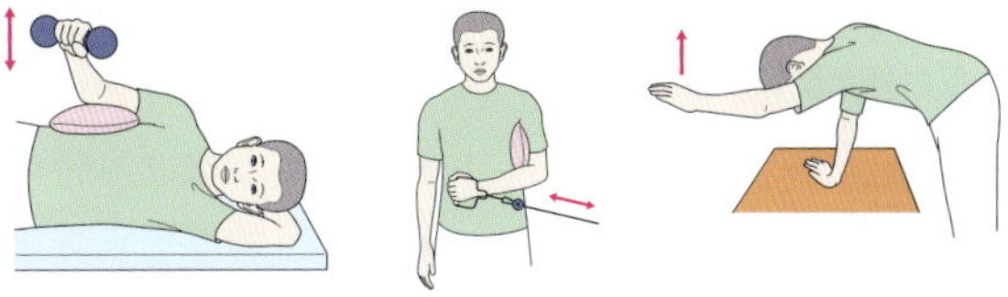

図10	腱板再建術と肩峰下除圧術
a	腱板再建術
b	修復術後の固定方法

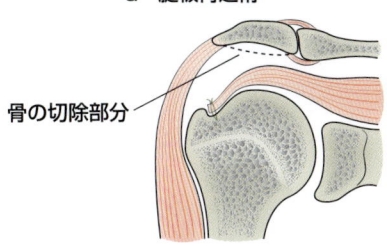

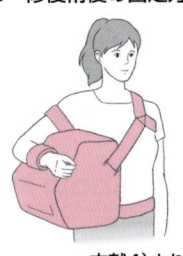

文献4)より引用

図11	石灰性腱炎

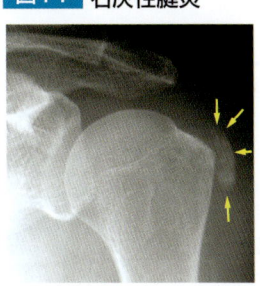

図12	肩峰下滑液包炎
a	概観
b	painful arc sign

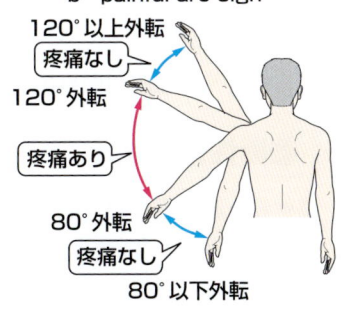

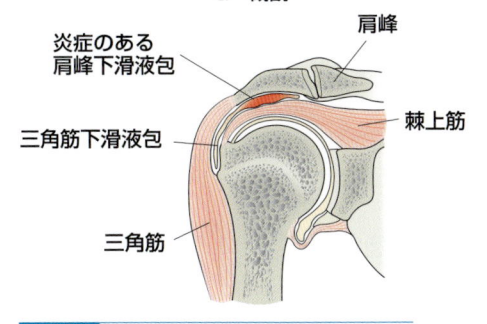

図13	五十肩のADLの指導

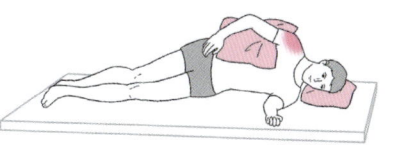

文献5)より引用

患側を上にした側臥位とし，腋窩に枕を入れると一般的に楽になる（リハビリのポイント参照）

図14	五十肩の体操療法
a	Codman体操
b	健側を用いた他動運動

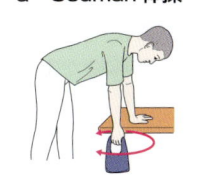

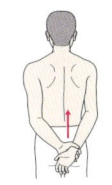

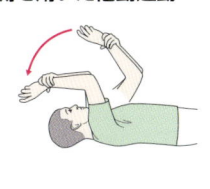

図15	上腕二頭筋長頭腱炎のテスト
a	Speed test
b	Yergason test

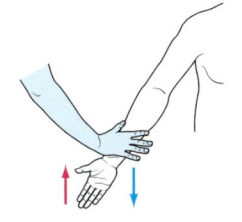

肘伸展位で抵抗を加えながら屈曲させると疼痛が生じる

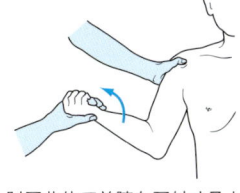

肘屈曲位で前腕を回外すると結節間溝部に疼痛が生じる

図16	上腕二頭筋長頭腱断裂の瘤状腫瘤

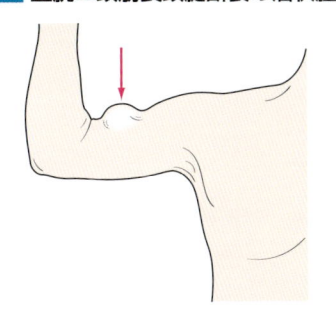

> **+αガイド**

内反肘は上腕骨の顆上骨折が、外反肘は上腕骨の外顆骨折が原因として最も一般的です。「外」反は「外」顆と覚えましょう。

肘の変形(図17)

- ●内反肘(肘外側角が0°以下)
  - 原因：上腕骨顆上骨折後の変形治癒が多い
  - ほとんど機能障害や障害なし
  - 美容目的で矯正骨切術が行われることもある
- ●外反肘(男性で12°，女性で16°以上)(図18)
  - 原因：上腕骨外顆骨折後の偽関節が多い
    - ※上腕骨外顆骨折では不適切な治療で偽関節になりやすい(p.132参照)
  - 側方動揺性，関節可動域制限を伴う
  - 遅発性尺骨神経麻痺を伴いやすい

上腕骨外顆骨折後に偽関節になると，外顆部の成長は遅延し，内顆部だけが正常に成長します。そのため外反肘となり，進行すれば肘内側の尺骨神経が徐々に伸展され，遅発性(骨折してからしばらくして)の尺骨神経麻痺を生じます。

肘内障(pulled elbow)

- ●2～4歳の幼児
- ●上肢を引っ張られてから動かそうとしなくなる(図19)
- ●整復：母指を橈骨頭にあて，回外し屈曲する(図20)
  - ⇒ 母指部にコクッという整復感(音)が得られる
  - ⇒ 整復されるとすぐに動かし始める
- ●輪状靱帯の亜脱臼が原因(図21)

離断性骨軟骨炎は肘と膝に多い疾患です(Stage24「膝関節疾患」(p.186)参照)。

離断性骨軟骨炎

- ●軟骨＋軟骨下骨が分離する病態
- ●上腕骨小頭部(野球肘の外側型)が多い(図22)
  - ※内側型も知られているがまれ
- ●少年野球選手に多い
- ●分離部の状態により3段階に分類(図23)
- ●初期は骨釘で固定
- ●進行したら軟骨移植などを行う
- ●遊離すると関節遊離体(loose body，別名 関節ネズミ)になる

図17 肘の変形
正常 ／ 内反肘 ／ 外反肘

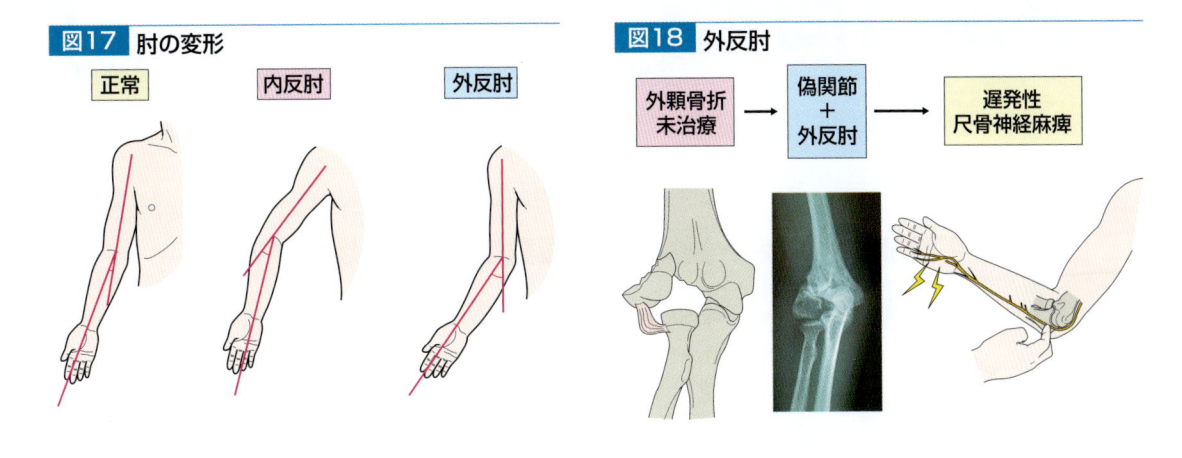

図18 外反肘
外顆骨折未治療 → 偽関節＋外反肘 → 遅発性尺骨神経麻痺

図19 肘内障

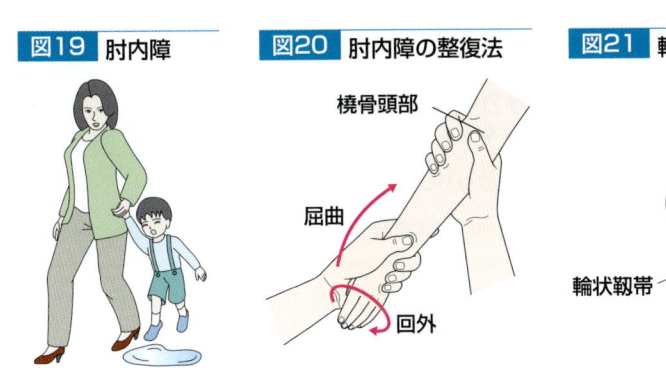

図20 肘内障の整復法
橈骨頭部／屈曲／回外

図21 輪状靱帯の亜脱臼
正常 ／ 索引 ／ 亜脱臼
輪状靱帯

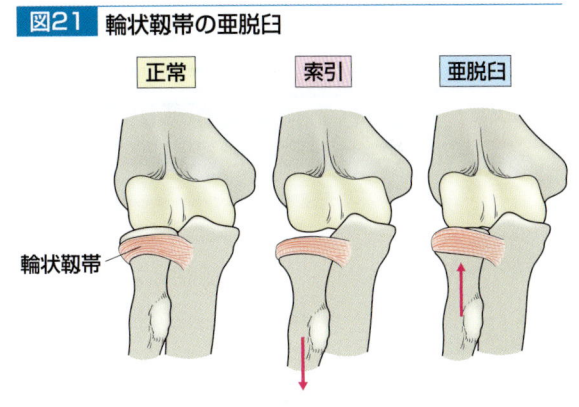

図22 肘離断性骨軟骨炎の発症機序
a 外側型
投球時に上腕骨小頭部に大きなストレスがかかりやすい 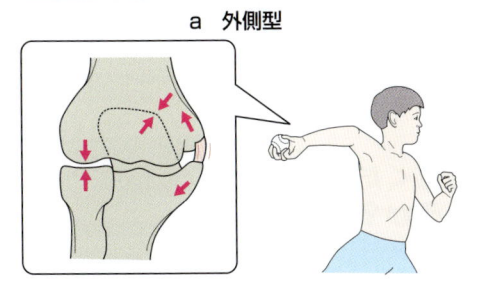

b 内側型 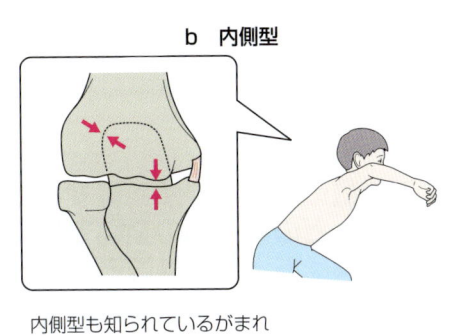
内側型も知られているがまれ

文献6）より改変引用

図23 離断性骨軟骨炎の分類
Ⅰ型（透亮期） ／ Ⅱ型（分離期） ／ Ⅲ型（遊離期）

26 肩・肘関節疾患

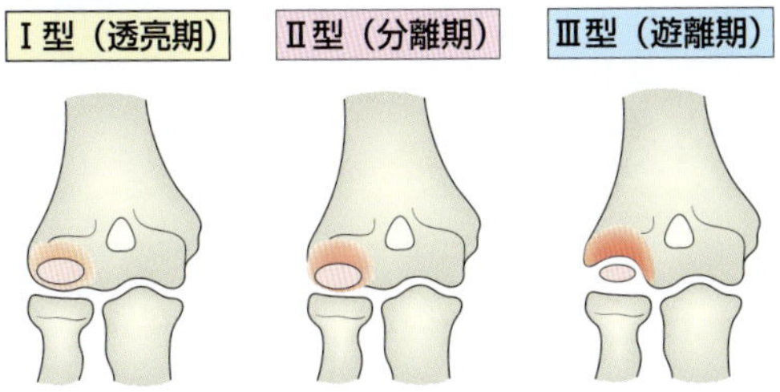

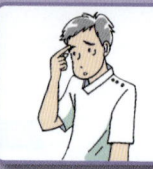

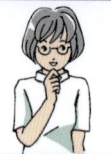

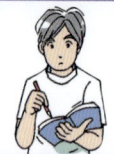

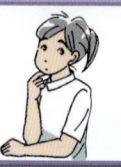

リアル質問箱
～学生さんから実際にあった質問をまとめました～

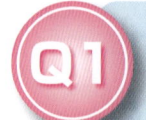

Q1 肩甲下筋断裂の場合，通常の内旋運動はどうなりますか？

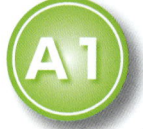

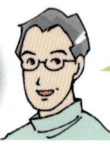

A1 筋力が低下します。自分のお腹を押せるかどうかを確認する berry press test という検査が有名です。

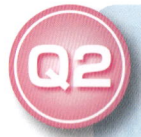

Q2 腱板断裂において，無症状とは痛みがないということですか？
どうして夜間痛が多いのでしょうか？
また，肩腱板断裂は高齢者のほうが多いのでしょうか？

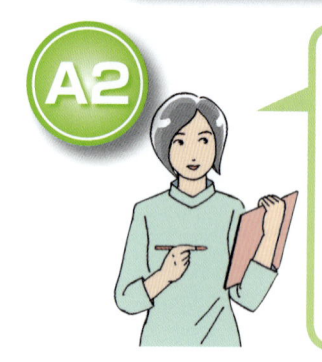

A2 無症状とは，痛みがなく，関節可動域，筋力が正常という状態です。夜間痛が多い原因には諸説ありますが，断定的な理由は明らかとなっていません。肩腱板断裂の背景には，年齢に伴う変性が関与しているといわれています。軽い外傷で新鮮損傷を生じたり，特に外傷がなかったのに調べてみたら肩腱板断裂があったということは，しばしば経験されます。以上から，肩腱板断裂は高齢者が若年者より多いと考えられます。

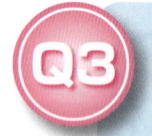

Q3 五十肩の原因と自然回復する機序を教えてください。
また，どのくらいの期間で治るのでしょうか？
四十肩は五十肩とは違うのですか？

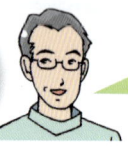

A3 原因も自然回復する機序もいまだに明らかでありません。そのため，○○炎などの名称がなく，五十肩とよばれています。四十肩も同様の概念です。自然回復するものがほとんどですが，その期間は，全体で1～2年が多いとされています。

Q4 Codman体操は，もともと肩関節が屈曲しない人にも効果はありますか？

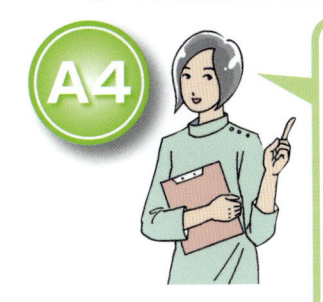

A4 自動屈曲が60°程度でも，他動屈曲がそれ以上可能な場合にはCodman体操が有効です。自動屈曲するときには肩峰などの構造物を支点として運動が行われますが，Codman体操の肢位では支点がなく，重力により最も肩関節がリラックスした状態となり，最大他動屈曲位か，それ以上の屈曲位を容易に実現できます。さらに筋緊張がないため，この肢位で運動しても痛みが生じにくいので，急性期でもよく行われます。

図24 自動屈曲運動とCodman体操
a 自動屈曲運動（上）と他動屈曲運動（下）
b Codman体操

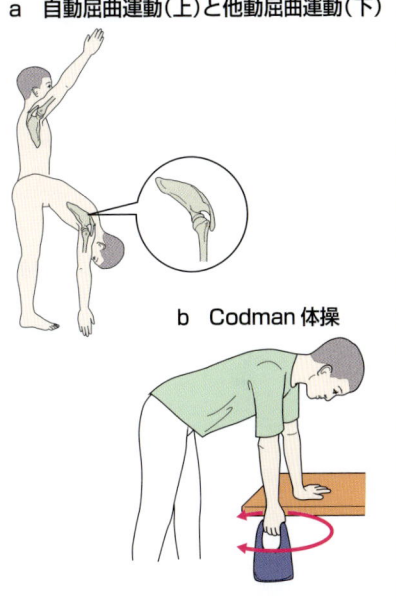

Q5 離断性骨軟骨炎で遊離した骨はどうなるのでしょうか？

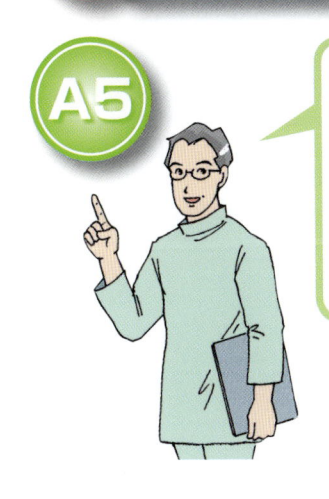

A5 関節内で自由に動くことになります。血流がないため，骨などの組織は壊死しますが，その壊死した骨の周囲に関節液からの栄養を得た軟骨様の組織が，徐々に層状に形成されていき，サイズが増していきます。これが関節遊離体（関節ネズミ，loose body）です。関節内を動きまわり，関節にはまり込み，関節の正常な動きを阻害してしまいます。

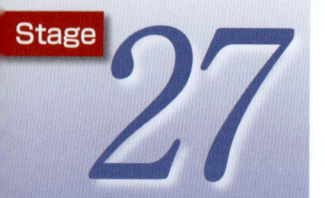

Stage 27 手の疾患

Dupuytren拘縮

- 手掌腱膜の肥厚(図1)が原因
- WHO分類では Dupuytren-type fibromatosis という名称が用いられている
- 手指の屈曲拘縮が生じる
- 中年男性の小指，環指に多い(図2)
- 進行すると機能障害が大きい
- 症状が軽いうちに手術で肥厚した腱膜を切除する

+αガイド

初期には小指や環指の屈筋腱近傍の小腫瘤として触れるので腫瘍と間違えられることがあります。

手の先天奇形

- 合指症
  - 中指・環指間が多い(図3)
  - 皮膚性 ± 骨性
  - 胎生期の指分離の apoptosis(アポトーシス)の異常が原因(図4)
- 多指症：1,000人に1人
  - 外胚葉頂提の部分的な異常肥厚(図5)が原因
    ①母指多指症(図6)
    - 男性，右側が多い
    - 橈側が低形成
    - 1歳ごろに手術し，母指外転筋を再建(図7)する
    ②小指多指症
    - 両側罹患が多い
    - 尺側の小指を切除する
- Madelung(マーデルング)変形
  - 橈骨遠位端の成長障害，別名 銃剣様変形(図8)
  - 痛み，可動域制限，変形
  - 手術：骨切術
- 先天性絞扼輪症候群(図9)
  - 先天的な絞扼輪とその遠位部の壊死
  - 絞扼輪による指の切断，ときには合指なども合併する
  - 治療：手術による絞扼輪の除去

apoptosisとは細胞の自殺のことです。指が分離するために生じるはずのapoptosisが生じなかったために合指症が生じると考えられています。

単に低形成な余剰指を切除するだけでは母指外転筋の能力が失われます。

絞扼輪の原因についてはリアル質問箱(p.217)で解説します。

図1 手掌腱膜の肥厚
a 正常　　b Dupuytren 拘縮
指間靱帯
横走線維
縦走線維
結節状
索状

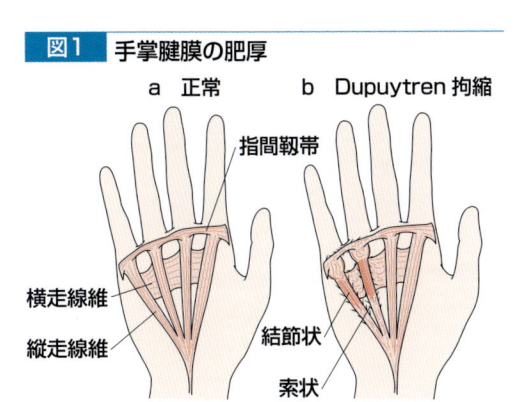

図2 Dupuytren 拘縮

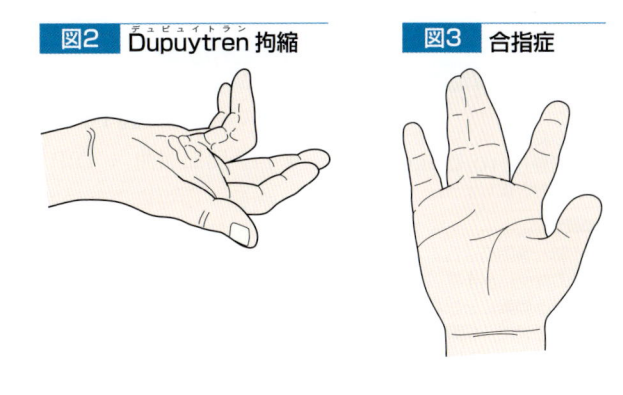

図3 合指症

図4 合指症の発生メカニズム
apoptosis

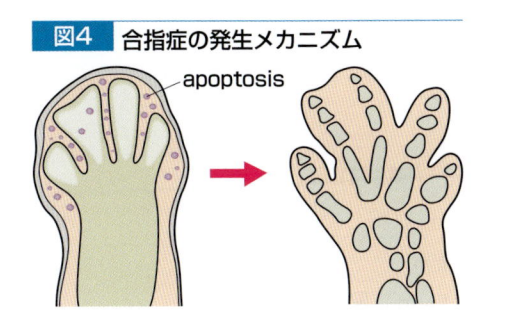

図5 多指症の発生メカニズム
外胚葉頂提
異常肥厚部

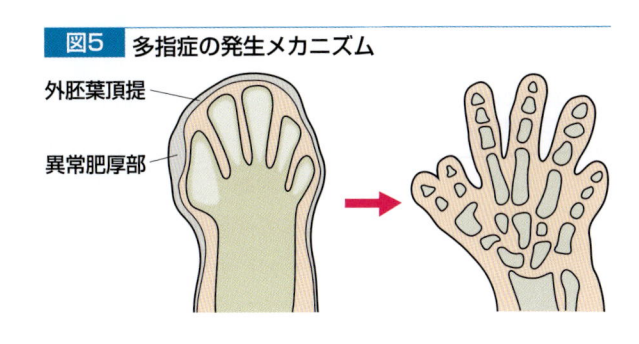

図6 母指多指症

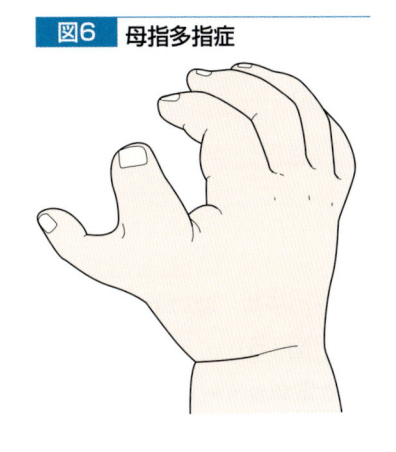

図7 母指外転筋の再建
a 術前　　b 術後
関節包
母指外転筋

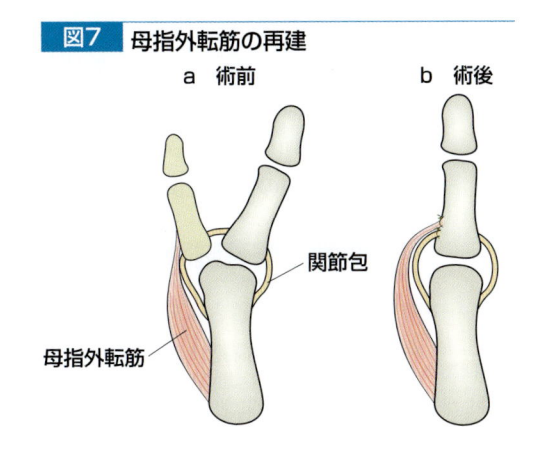

図8 Madelung 変形

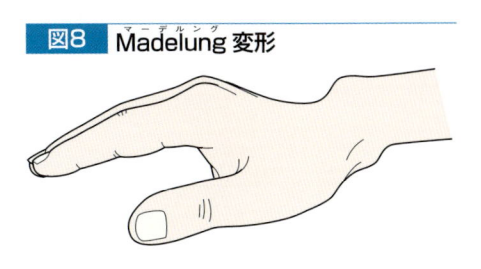

図9 先天性絞扼輪症候群
壊死・脱落

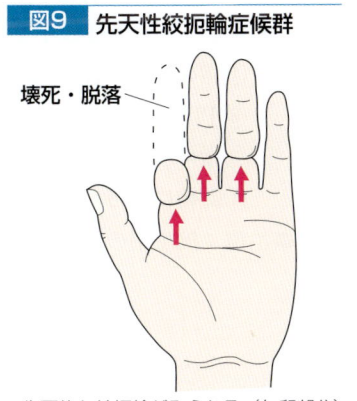

先天的な絞扼輪がみられる（矢印部分）

+αガイド

手指の変形を学ぶにあたり、指背腱膜(図10)について理解しておきましょう。

虫様筋と骨間筋は合流して基節骨の背側に出ます。そして中央索と側索に分かれ、中央索は中節骨に、側索は末節骨につきます。よって虫様筋と骨間筋にはMP関節を屈曲、PIP関節とDIP関節を伸展させる働きがあります(図10)。

手指の変形では、それぞれの原因疾患を覚えておきましょう。

手指の変形

●ボタン穴変形(図11)
- PIP関節屈曲 + DIP関節過伸展の変形
- 病態：中央索の断裂(図11b)
- 原疾患：①関節リウマチ
　　　　　②外傷

●スワンネック変形(図12)
- PIP過伸展 + DIP屈曲
- 病態：中央索の過緊張(図12b)
- 原疾患：①外傷
　　　　　②関節リウマチ
　　　　　③放置した槌指(p.214参照)
　　　　　④痙性麻痺

●手内筋プラス手(intrinsic plus hand)(図13)
- 骨間筋と虫様筋の阻血性拘縮または収縮した状態
- MP屈曲, PIP伸展, DIP伸展となる

●手内筋マイナス手(intrinsic minus hand)(図14)
- 骨間筋と虫様筋が麻痺または活動性が低い状態
- MP過伸展, PIP屈曲, DIP屈曲となる
- 尺骨神経麻痺のときの変形(別名 鷲手)としてしばしばみられる

●変形性関節症(Stage 4「変形性関節症」(p.26)参照)
- DIP関節の変形性関節症：Heberden(ヘバーデン)結節
- PIP関節の変形性関節症：Bouchard(ブシャール)結節

化膿性屈筋腱腱鞘炎

bowstringとは弓の弦状に浮き上がる状態をいいます。屈曲した際、腱がbowstringしないように靱帯性腱鞘が保持しています。

●屈筋腱腱鞘の働き：腱の滑動の補助, bowstringの予防, 腱の栄養
●屈筋腱腱鞘の構造：母指部だけが独立している(図15)
　　　　　　　⇒ 母指と小指は手関節部と繋がっている
●屈筋腱腱鞘に菌が感染すると化膿性屈筋腱腱鞘炎となる
- 原因：主に黄色ブドウ球菌, 近年では非定型好酸菌によるものも多い
- 症状：Kanavelの4主徴
　①指のびまん性腫脹
　②PIP, MP関節屈曲位
　③指伸展時の疼痛
　④腱鞘に沿った圧痛
●治療：抗生剤の投与, ドレナージ

図10 指背腱膜の正常構造

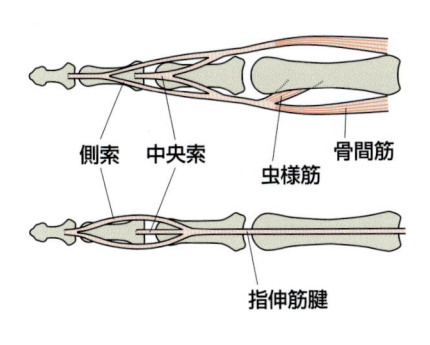

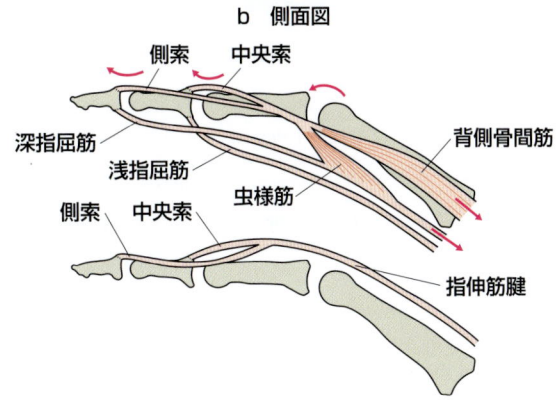

a 正面図

側索　中央索　虫様筋　骨間筋

指伸筋腱

b 側面図

側索　中央索

深指屈筋　浅指屈筋　虫様筋　背側骨間筋

側索　中央索　指伸筋腱

図11 ボタン穴変形

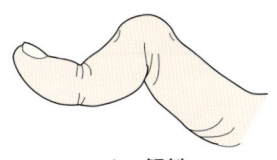

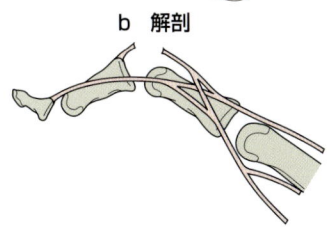

a 外観

b 解剖

図12 スワンネック変形

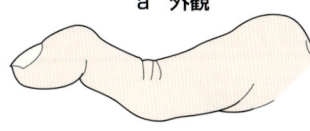

a 外観

b 解剖

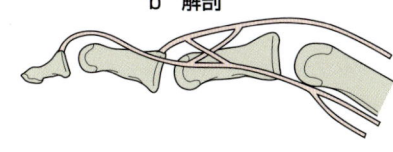

図13 手内筋プラス手

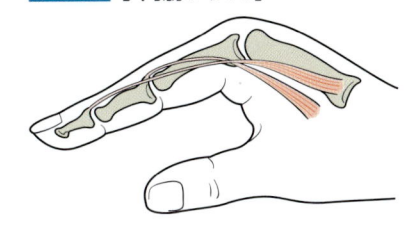

図14 手内筋マイナス手

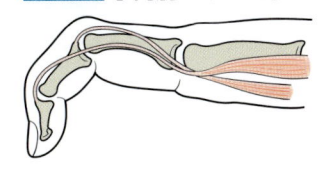

図15 屈筋腱腱鞘の概観

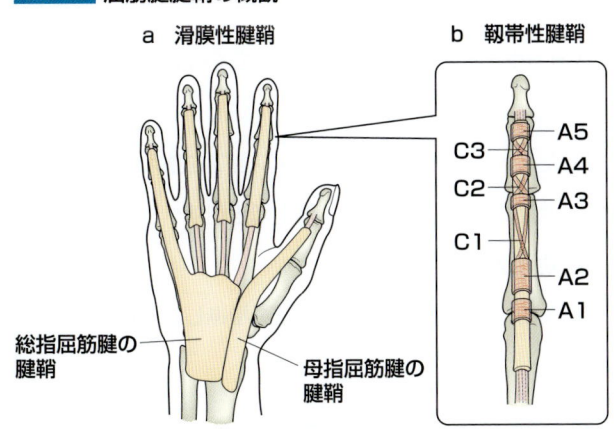

a 滑膜性腱鞘

総指屈筋腱の腱鞘　母指屈筋腱の腱鞘

b 靭帯性腱鞘

C3　A5
　　A4
C2　A3
C1
　　A2
　　A1

伸筋腱損傷

- 外傷：手術が必要
- 皮下断裂：手術が必要
  ① 関節リウマチ：小指，環指の伸筋腱（図16）
  　　　　　　　　徐々に断裂する
  ② Colles（コーレス）骨折後：長母指伸筋腱
  　　　　　　　　外傷時あるいは徐々に断裂する
- 槌指（図17）
  - DIP関節の屈曲変形，自動伸展不能
  - 原因：スポーツが多い
  - 末節骨の剥離骨折または腱の断裂
  - 機能障害は軽い
  - 放置するとスワンネック変形が生じることが多い

屈筋腱損傷

- 外傷で生じやすい
- 受傷した領域（zone）で分類する（図18）
  ※ Zone Ⅱ を No man's land とよぶ
- 損傷が浅指屈筋腱か，深指屈筋腱かを鑑別する（図19）
- 可能な限り早く修復することが重要
  - 腱の一次縫合を行う（図20）
- 癒着防止が重要
  ⇒ 癒着防止のため早期から可動域訓練を行う
  - Kleinert（クライナート）法（図21）：ゴムバンドで他動屈曲させる
  　　　　　　　　　　　　自動運動は伸展のみ

＋αガイド

明らかな外傷がない腱の断裂を皮下断裂といいます。皮下断裂では機能障害が著しいため，手術が選択されます。

以前，Zone Ⅱの領域の腱の損傷では，縫合しても術後の癒着が激しく機能的に満足のいく結果が得られず，誰も手出しできない領域として No man's land とよばれていました。しかし縫合法や縫合材料，術後のリハビリの発達により死語となりつつあります。

腱縫合後は縫合部がしっかり癒合するまでは張力を加えずにおくことが必要ですが，動かさないでいると周囲と癒着して腱全体が動かせなくなります。そのため，早期から指の伸展だけは自動的に行い，縫合部に張力がかかるおそれのある屈曲は他動的に行うようにしたのが Kleinert 法（図21）です。

📝 リハビリのポイント ―手の疾患―

☑ 手のリハビリでは温熱療法が運動療法前のウォーミングアップとして広く行われている。

☑ 手は拘縮が生じやすいので，ゆっくりしたストレッチによりコンディションを整えるのが運動療法の第1歩であり，次に自動・他動による可動域訓練，筋力増強訓練へと進める。これらと並行して作業療法を行うと効果が高い。

☑ 手指は腫れやすいので挙上や，自宅での運動，ときにはバンデージ法を指導して浮腫の予防に努める。

図16 関節リウマチで認められた伸筋腱皮下断裂

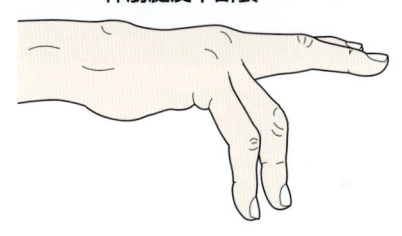

図17 槌指
a 外観 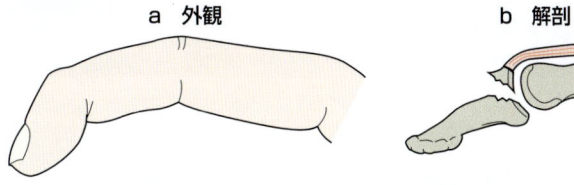
b 解剖

図18 屈筋腱損傷の領域分類
文献1）より改変引用 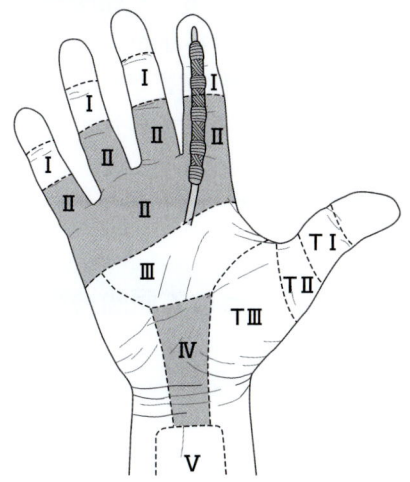

図19 浅指屈筋腱損傷と深指屈筋腱損傷の鑑別（中指の例）
a 深指屈筋腱テスト
b 浅指屈筋腱テスト

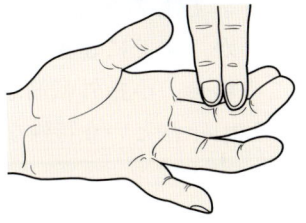

深指屈筋腱の機能をみるときはDIP関節のみ動かせるようにして屈曲させてみる

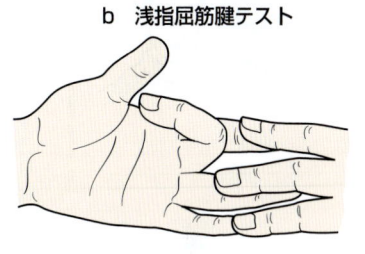

浅指屈筋腱の機能をみるときは他の指を押さえ，一指のPIP関節を屈曲させる

図20 腱の一次縫合（津下法）

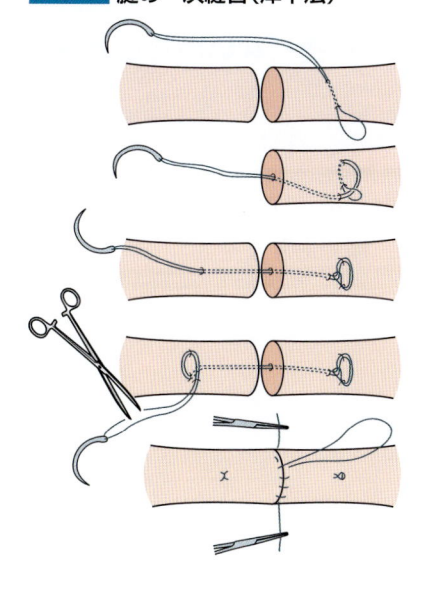

図21 Kleinert法
a 脱力した状態
b 自動伸展した状態

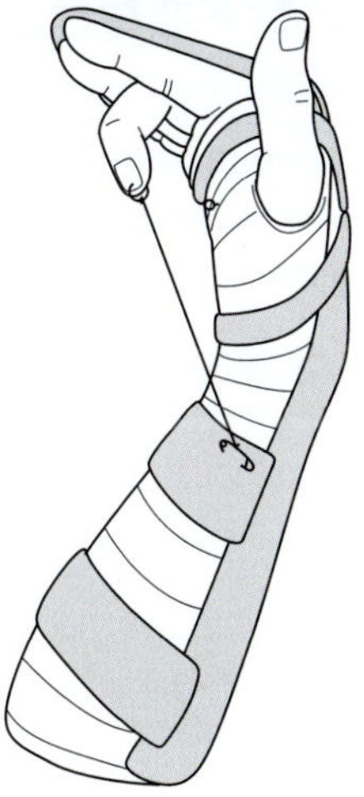

脱力すると指が屈曲する緊張でゴムバンドを設置する

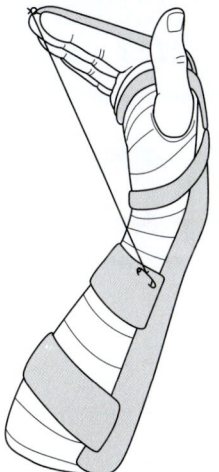

伸展は自動運動させる

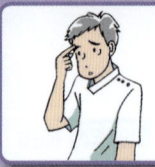

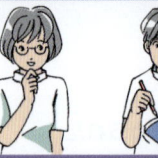

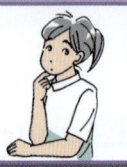

リアル質問箱
～学生さんから実際にあった質問をまとめました～

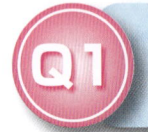

Q1 多指症は放置すると機能障害はあるのでしょうか？

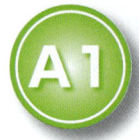

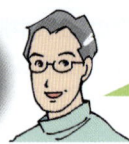

A1 放置されても機能障害はまったくないか，あってもごく軽度と思います。むしろ多指症の手術で母指外転筋の再建がうまく行かないか，すでに萎縮してしまっていると機能障害が生じます。この場合，小指外転筋を血管と神経を付着させて移行するHuber-Littler法（フーバー リトラー）という特殊な方法が行われます。

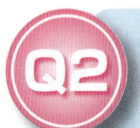

Q2 Dupuytren（デュピュイトラン）拘縮において手掌腱膜が厚くなると，どうして屈曲拘縮するのでしょうか？

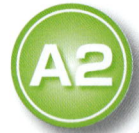

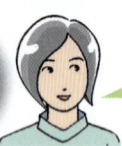

A2 Dupuytren拘縮では手掌腱膜が肥厚すると同時に短縮します。そのため手指を伸展しにくくなり屈曲拘縮が生じます。

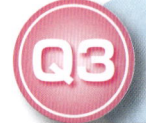

Q3 Kleinert（クライナート）法でゴムバンドを付けた指の先端部は痛くないのでしょうか？

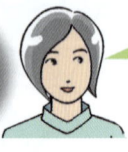

A3 爪に穴をあけてゴムバンドを通したり，テープで指にゴムバンドを固定するなどして取り付けるので，痛くありません。

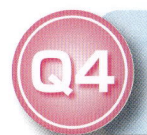

Q4 浅指屈筋腱テストでは，深指屈筋腱の機能が影響して浅指屈筋腱単独のテストとは言えないのではないのでしょうか？

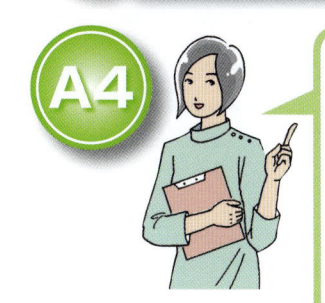

A4 中指，環指，小指では深指屈筋腱はそれ自体から起始する虫様筋を介してお互い繋がっている（図22）ため，浅指屈筋腱テスト（図23）のように1本の指を残してほかの指を押さえると深指屈筋腱が作用しにくくなり，完全にとはいえませんが，ほぼ浅指屈筋腱のみの機能がみられます。一方，示指の深指屈筋腱はほかの深指屈筋腱と繋がっていないので，中指，環指，小指を押さえても示指の屈曲の際には深指屈筋腱と浅指屈筋腱の両方が働きます。

図22 深指屈筋腱

図23 浅指屈筋腱テスト

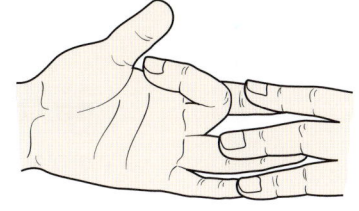

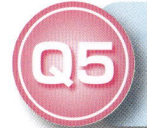

Q5 絞扼輪の原因は何でしょうか？ どのような手術をするのですか？ 遺伝はしますか？

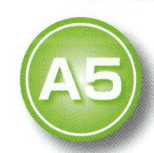

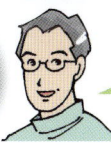

A5 妊娠中に羊膜が損傷を受け，生じた羊膜のひだが胎児の四肢に巻きつくことによって，その部分より末梢の血流が障害されて発生すると考えられています。手術では絞扼輪の部分で循環障害の原因となっている皮膚やその他の組織を除去したり，移動したりして，絞扼を除去します。循環障害の強い場合は，緊急手術を行う場合もあります。遺伝性はありません。

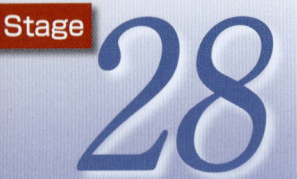

Stage 28 軟部疾患・その他の特殊な疾患

+αガイド

上腕骨の外側上顆からは多くの筋が始まります。確認しておきましょう。

Thomsen テストと似た名前で Thompson test があります。これはアキレス腱断裂のテストです（p.194参照）。確認しておきましょう。

伸筋腱の区画は6つあります。第1区画の病変が de Quervain 病です。第3区画は長母指伸筋腱が通り、橈骨の Lister 結節という出っ張りの部分で走行角度が大きく変わります（図4）。

ばね指は MP（中手指節間）関節の位置にある屈筋腱腱鞘の A1 の肥厚が原因です。手掌側から MP 関節の位置がわかりますか？背側からと見比べてみましょう。

ばね指は母指に多く、乳幼児でも同様で、乳児の母指のばね指は剛直母指ともよばれます。

指（特に PIP 関節）の伸展がスムーズに行えず、ある時点で引っかかり、さらに力を加えると急にカクンと伸びる現象を弾発現象といいます。

上腕骨外側上顆炎（テニス肘）

- 手関節伸筋（特に短橈側手根伸筋）腱の付着部炎
- ●症状と検査
  - 外側上顆の圧痛
  - 回内位での物の挙上時に痛みが生じる
  - タオル絞り、掃き掃除をすると痛みが生じる
  - Thomsen テスト（＋）（図1）
  - Chair テスト（＋）（図2）
  - 中指伸展テスト（＋）（図3）
- ●治療
  - NSAIDs、肘バンド、ストレッチ、まれに手術的治療を要する

de Quervain 病

- 手関節伸筋腱腱鞘の第1区画（図4）での短母指伸筋、長母指外転筋の腱鞘炎
- ●症状と検査
  - 母指の動作に伴う痛み
  - 第1区画での圧痛
  - （Eichhoff-）Finkelstein test 陽性（図5）
- ●治療
  - NSAIDs、装具、腱鞘切開
  - 近年では懸濁ステロイド注入が主流

弾発指（ばね指）（図6）

- 指屈筋腱腱鞘の A1 の肥厚 ⇒ 腱の滑動性の低下
- 中年以降の女性と2歳以下の乳幼児に多い
- ●症状
  - A1部の圧痛と固い腫瘤
  - 弾発現象（＋）
  - PIP 関節の運動制限
- ●治療
  - NSAIDs、懸濁ステロイド注入
  - 腱鞘切開（図7）
  - 小児では半数以上が自然治癒、自然治癒しなければ腱鞘切開

図1 Thomsen テスト

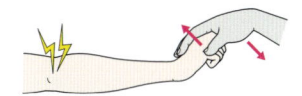

手関節を背屈させ，これに抵抗を加えると，肘の外側部に痛みが生じる

図2 Chair テスト

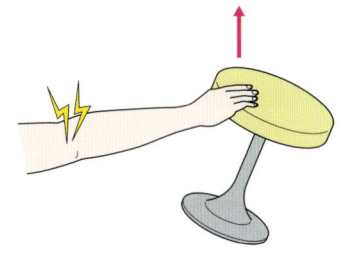

椅子を持ち上げさせると，肘外側部に痛みが生じる

図3 中指伸展テスト

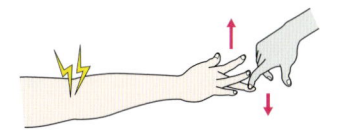

中指を伸展させ，これに抵抗を加えると，肘外側部に痛みが生じる

図4 手関節伸筋腱腱鞘

a 概観

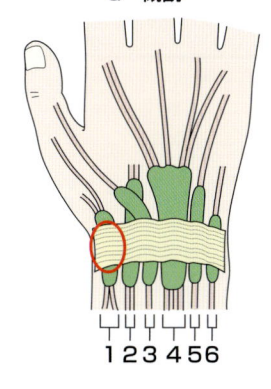

b de Quervain 病の部位

第1区画
長母指外転筋
短母指伸筋

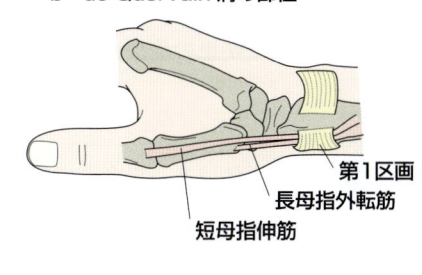

1 2 3 4 5 6

図5 Finkelstein test

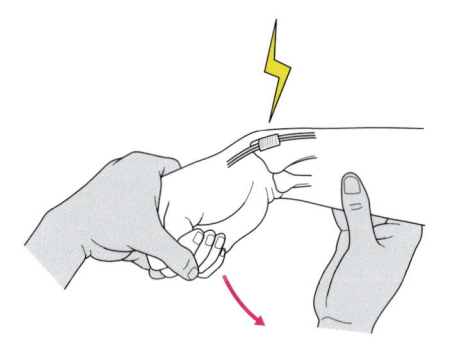

母指を中にして握らせ，ここから手関節の尺屈を行うと第1区画部に痛みが生じる

図6 弾発指

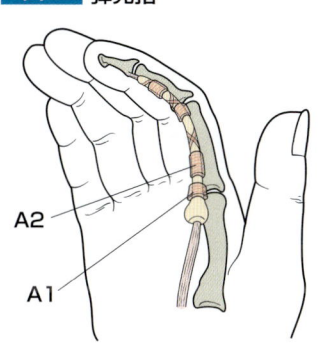

A2
A1

図7 腱鞘切開

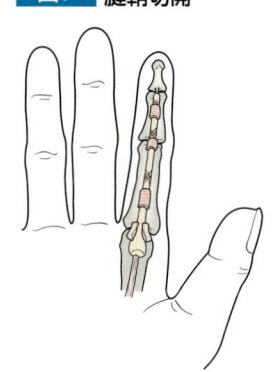

滑液包炎

- 滑液包(生理的な袋状の潤滑機構)の炎症
- ●原因：機械的刺激，感染，関節リウマチなど
- ●好発部位
  ①肘頭(別名 学生肘)(図8)
  ②外果前下部
  ③大転子部
  ④膝周囲
    膝蓋骨前方のもの⇒別名 家政婦膝(図9)
    - 膝窩に生じたものを特にBaker囊胞（ベーカー）とよぶ(図10)
  ⑤肩峰下(Stage 26「肩・肘関節疾患」(p.202)参照)
- ●症状：波動を伴う腫脹，発赤，圧痛，局所熱感
- ●治療：原因を除く，原疾患の治療，穿刺廃液

骨化性筋炎

- 軟部組織の骨形成，炎症はある場合とない場合がある
- ●原因
  ①外傷：人工股関節術後，肘周辺の骨折後，肉離れ(p.222参照)，拘縮に対する徒手矯正後など
  ②神経麻痺：脳卒中後，脊髄損傷後
  ③靱帯骨化症(Stage 19「頸椎・胸椎疾患」(p.150)参照)
- ●画像
  - zonal phenomenon：周辺部の方が骨化が強くみられる所見のこと(図11)
- ●治療：局所の安静，エチドロネート，切除

ガングリオン(図12)

- 粘液変性した靱帯や腱鞘から発生
- 柔らかい腫瘤
- 手関節近傍に多い，痛みはない
- 内容物：ゼリー状(ヒアルロン酸を含む)の液体
- 穿刺して廃液，切除
  ※再発が多い

painful heel (図13)

- ●踵周辺でみられる疼痛疾患の総称であり，以下のものが含まれる
- アキレス腱周囲炎
- 滑液包炎
- 足底筋膜炎，踵骨棘
- Sever病(シーバー)(Stage 15「骨壊死・骨端症」(p.114)参照)

+αガイド

名前からよく間違えられますが，筋肉の炎症ではありません。

骨化性筋炎の原因は要チェックです。特に徒手矯正が原因となることを忘れてはいけません。ここに挙げたもののほかに，血腫を作る一般的な外傷でも生じます。

図11は正常の大腿骨の近傍に生じた骨化性筋炎を示しています。

エチドロネートとは初期のbisphosphonate製剤(p.70参照)です。bisphosphonateなのに骨粗鬆症には使われず，ほとんどが骨化性筋炎の予防，治療に使われています。

原因，治療法などはリアル質問箱(p.225)で解説します。

図8 学生肘

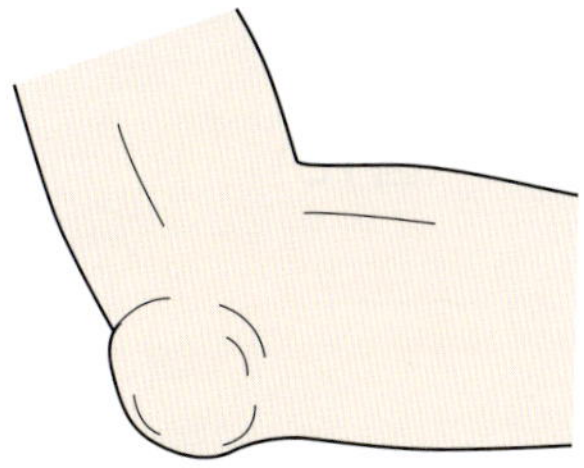

図9 家政婦膝

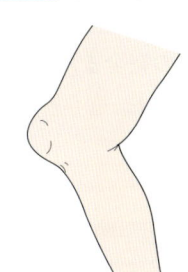

図10 膝関節周囲の滑液包
Baker嚢胞

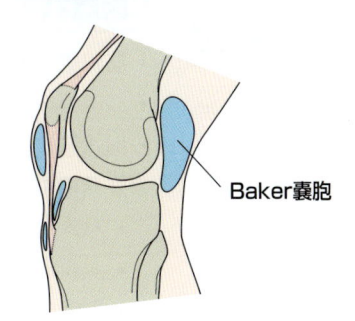

図11 骨化性筋炎の画像(模式図)
a 単純X線像   b 単純CT像

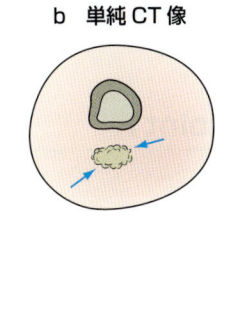

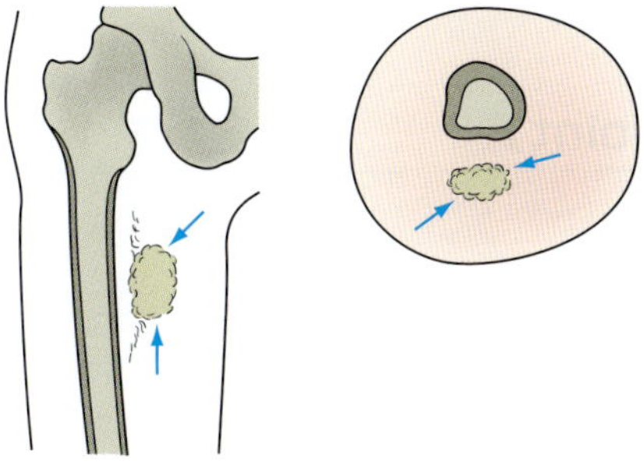

zonal phenomenon が認められる

図12 ガングリオン
a 外観
b 治療

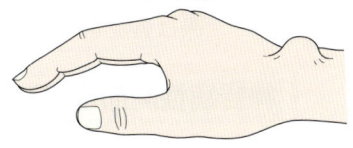

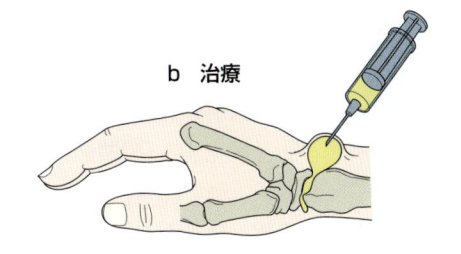

図13 painful heel
アキレス腱
踵骨後部滑液包
アキレス腱皮下滑液包
踵骨棘
足底腱膜

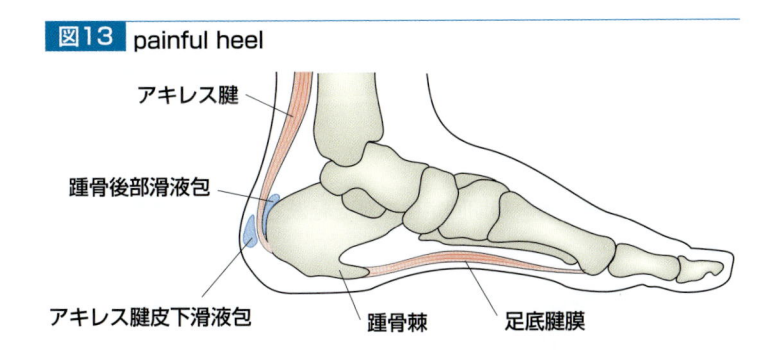

+αガイド

筋肉を動かしているときに生じた筋断裂が肉離れ，筋肉に直達外力で筋肉が断裂したのが筋挫傷とよばれています。どのような収縮のときに，どこに生じやすいのかを確認しておきましょう。

肉離れ

- 筋線維〜筋腱移行部の完全または部分断裂
- 二関節筋に多い（図14），遠心性収縮時に生じやすい（図15）
- 羽状筋に多い（図16）
- 好発部位（図17）
  - ハムストリング（大腿二頭筋，半腱様筋）
  - 腓腹筋
  - 大腿直筋
- 症状：痛み，皮下出血，陥凹と圧痛
- 治療
  - 初期：PRICE ＋固定（テーピングなど）
  - 1週〜：ストレッチ，等尺性運動
  - 4週〜：スポーツ復帰
  ※骨化性筋炎の発生に注意（p.220参照）
- 予防：十分なウォームアップを行うことが一般的に勧められているが，効果は実証されていない

PRICEとは
P：Protection，
R：Rest，
I：Ice，
C：Compression，
E：Elevation
の略です。PなしでRICEとしても用いられます。

神経病性関節症（Charcot joint）シャルコー

- 神経疾患などによる高度の関節破壊
- 原因疾患と好発部位
  ①脊髄癆（膝関節）（図18）
  ②糖尿病（足関節）（図19）
  ③脊髄空洞症（肩関節）（図20）
- 症状：軽い痛み，動揺性関節，関節液貯留
- 治療：装具などを用いて保存的治療を行う，手術は困難

Charcot jointでは原因疾患により，変化が強く生じる関節がある程度決まっています。全身的な神経疾患（例：無痛覚症）では全身の関節に変化が生じます。ほとんど痛くないということが最大の特徴です。

足趾の壊死性疾患

- 閉塞性動脈硬化症：循環障害のため
- 糖尿病：microangiopathy，易感染性のため

近年，下肢の壊死性疾患が増えています。原因としてこの2疾患は必須です。

📝 リハビリのポイント —肉離れ—

☑ 初期にはPRICEや短期間の固定が勧められる。初期固定は血腫を軽減させ，骨化性筋炎の予防のためにも重要である。

☑ 受傷して2〜3日後から関節の可動域訓練と筋力訓練を始めるが，当初は等尺性訓練から始める。肉離れの原因となりやすい遠心性収縮の訓練も再発予防のため重要で，3週目ころから開始する。

☑ 通常は，4週以上経過してから運動復帰を計画する。

図14 肉離れの発生機序

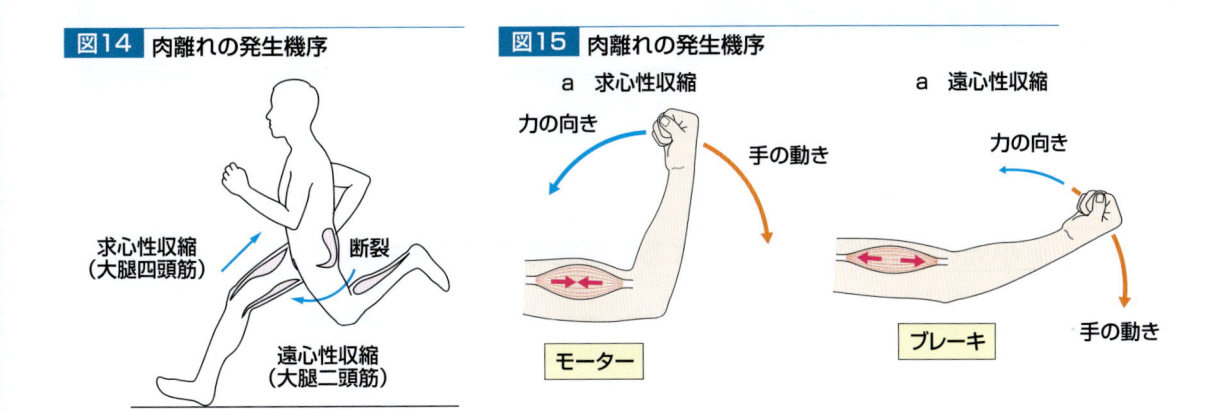

求心性収縮（大腿四頭筋）
断裂
遠心性収縮（大腿二頭筋）

図15 肉離れの発生機序

a 求心性収縮
力の向き
手の動き
モーター

a 遠心性収縮
力の向き
手の動き
ブレーキ

図16 羽状筋

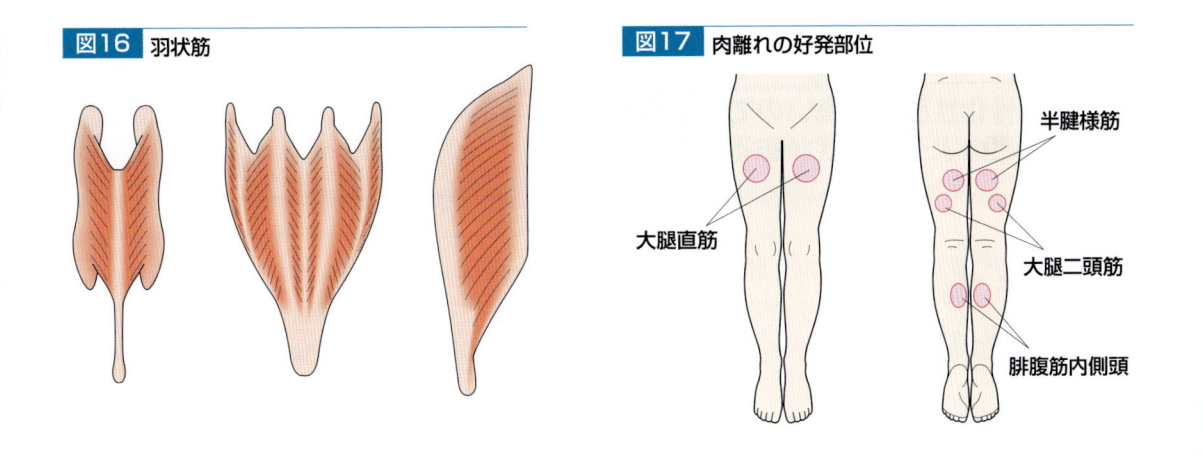

図17 肉離れの好発部位

大腿直筋
半腱様筋
大腿二頭筋
腓腹筋内側頭

図18 脊髄癆（膝関節）

図19 糖尿病（足関節）

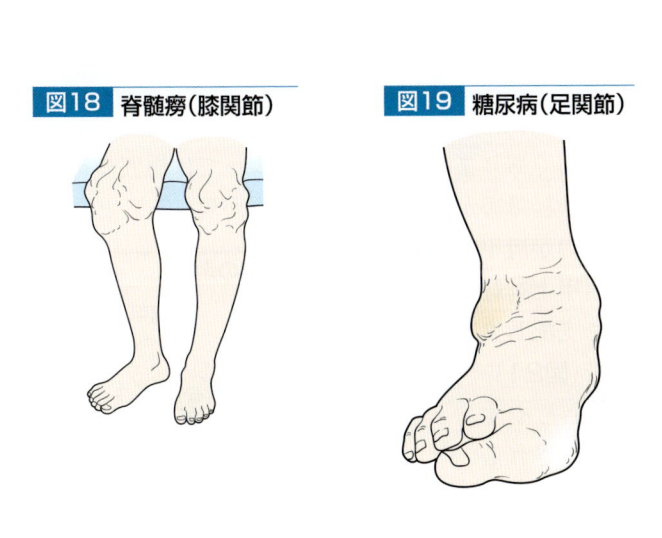

図20 脊髄空洞症（肩関節）

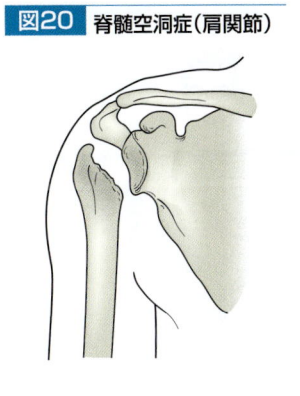

28 軟部疾患・その他の特殊な疾患

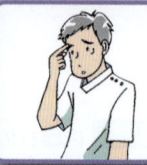

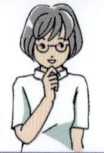

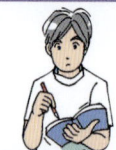

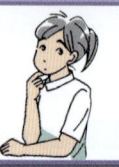

リアル質問箱
~学生さんから実際にあった質問をまとめました~

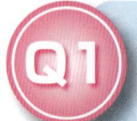

Q1 小児の弾発指が自然治癒する機序を教えてください。

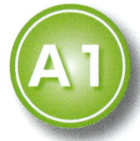

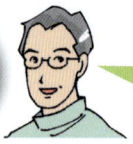

A1 自然治癒する理由は明らかにされていません。小児の弾発指は，別名剛直母指とよばれています。臨床現場ではこの言葉のほうが広く用いられています。

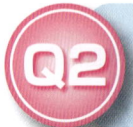

Q2 骨化性筋炎は痛いのでしょうか？
どのような症状があるのでしょうか？

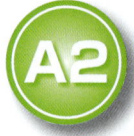

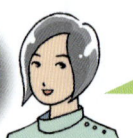

A2 痛み，腫張，熱感などが主な症状です。増大したり広範囲に及んだりすると，可動域制限も生じてきます。肉離れのあとに生じないよう，また生じたら初期にみつけて治療を開始することが大事です。

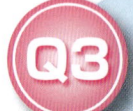

Q3 ガングリオンは痛くないのでしょうか？

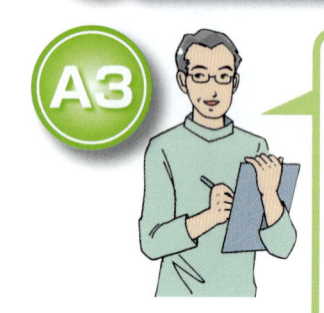

A3 ガングリオン自体は痛くありませんが，場所によっては周囲の神経を圧迫し，絞扼性神経障害が生じて麻痺や痛みが現れることがあります。有名なものが肩甲上神経麻痺です。肩甲上神経は棘上筋と棘下筋を支配しますが，下肩甲横靱帯（図21）にガングリオンが生じやすく，棘下筋単独で障害される例が8割といわれています。ほかにも肘部管症候群や足根管症候群でガングリオンが原因となることがあります。

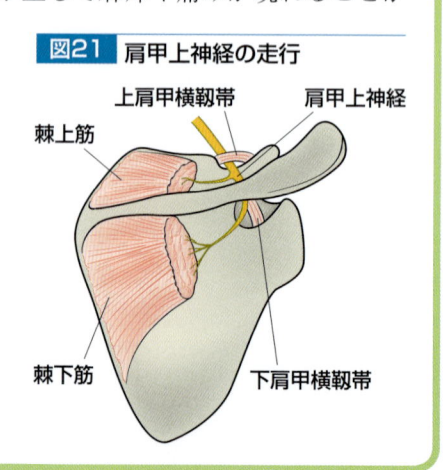

図21 肩甲上神経の走行
上肩甲横靱帯　肩甲上神経
棘上筋
棘下筋　下肩甲横靱帯

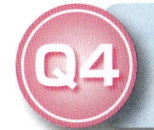

Q4 踵骨棘や足底筋膜炎が生じた場合，治療法は安静にするしかないのでしょうか？

A4 激しい運動をしておらず，肥満傾向のある中年の女性で踵骨棘がみられ圧痛が強いときには，ステロイド剤を局所注射するとほぼ症状が取れ，効果も数年以上続きます．一方，スポーツ過多，長時間の立ち仕事の繰り返し，すり減った靴，底が硬い靴などの多因子が関与して足底腱膜が引っ張られると足底筋膜炎となります．足底腱膜付着部の踵骨隆起内側突起の圧痛や，足趾の背屈での痛みの増強が特徴的にみられます．本症には，速効性のある治療法がありません．原因があればそれを見直し，腓腹筋，アキレス腱，足底筋膜のストレッチ，踵骨隆起のアイスマッサージ，シューズやインソールの見直し，足底板の使用など多方面からのアプローチが行われています．NSAIDsの投与やランニングなどを一時控えるのも効果があります．また，裸足で歩かないようにし，歩幅を小刻みにすることや減量など日常生活の指導も必要です．効果がなければ，筋膜の圧力を部分的に開放し，もし合併していれば骨棘の切除を試みる手術が必要になることもあります．

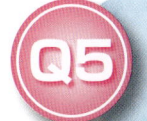

Q5 なぜ肉離れは二関節筋に多いのでしょうか？
等尺性運動としてはどんなものがよいでしょうか？

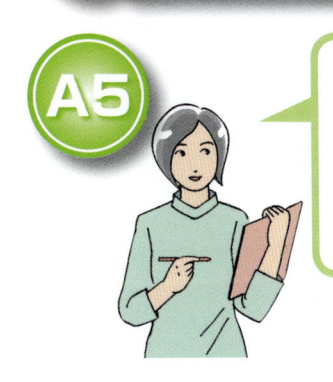

A5 異なる2つ(以上)の関節にまたがる二関節筋では，単関節筋に比べて運動時に伸長の度合いが大きいので肉離れが起こりやすいと推定されています．大腿直筋の肉離れに対する等尺性運動なら，Quadriceps setting（膝の下に座布団などを置き，膝を床に押し付ける）が薦められます．

28 軟部疾患・その他の特殊な疾患

付　録

関節可動域表示ならびに測定方法

文献

索引

関節可動域表示ならびに測定方法

● 上肢測定 ●

(日本整形外科学会・日本リハビリテーション医学会作成)

部位名	運動方向	参考可動域角度	基本軸	移動軸	測定肢位および注意点	参考図
肩甲帯 shoulder girdle	屈曲 flexion	20	両側の肩峰を結ぶ線	頭頂と肩峰を結ぶ線		
	伸展 extension	20				
	挙上 elevation	20	両側の肩峰を結ぶ線	肩峰と胸骨上縁を結ぶ線	・前面から測定する。	
	引き下げ（下制）depression	10				
肩 shoulder（肩甲帯の動きを含む）	屈曲(前方挙上) forward flexion	180	肩峰を通る床への垂直線（立位または座位）	上腕骨	・前腕は中間位とする。 ・体幹が動かないように固定する。 ・脊柱が前後屈しないように注意する。	
	伸展(後方挙上) backward extension	50				
	外転（側方挙上）abduction	180	肩峰を通る床への垂直線（立位または座位）	上腕骨	・体幹の側屈が起こらないように90°以上になったら前腕を回外することを原則とする。 →「その他の検査法」(p.232)参照。	
	内転 adduction	0				
	外旋 external rotation	60	肘を通る前額面への垂直線	尺骨	・上腕を体幹に接して，肘関節を前方90°に屈曲した肢位で行う。 ・前腕は中間位とする。 →「その他の検査法」(p.232)参照。	
	内旋 internal rotation	80				
	水平屈曲 horizontal flexion（horizontal adduction）	135	肩峰を通る矢状面への垂直線	上腕骨	・肩関節を90°外転位とする。	
	水平伸展 horizontal extension（horizontal abduction）	30				
肘 elbow	屈曲 flexion	145	上腕骨	橈骨	・前腕は回外位とする。	
	伸展 extension	5				
前腕 forearm	回内 pronation	90	床への垂直線	手指を伸展した手掌面	・肩の回旋が入らないように肘を90°に屈曲する。	
	回外 supination	90				

(次頁へ続く)

部位名	運動方向	参考可動域角度	基本軸	移動軸	測定肢位および注意点	参考図
手 wrist	屈曲（掌屈） flexion（palmarflexion）	90	橈骨	第2中手骨	・前腕は中間位とする。	
	伸展（背屈） extension（dorsiflexion）	70				
	橈屈 radial deviation	25	前腕の中央線	第3中手骨	・前腕を回内位で行う。	
	尺屈 ulnar deviation	55				

●手指測定●

部位名	運動方向	参考可動域角度	基本軸	移動軸	測定肢位および注意点	参考図
母指 thumb	橈側外転 radial abduction	60	示指（橈骨の延長上）	母指	・以下の手指の運動は，原則として手指の背側に角度計をあてる。 ・運動は手掌面とする。	
	尺側内転 ulnar adduction	0				
	掌側外転 palmar abduction	90			・運動は手掌面に直角な面とする。	
	掌側内転 palmar adduction	0				
	屈曲（MCP） flexion	60	第1中手骨	第1基節骨		
	伸展（MCP） extension	10				
	屈曲（IP） flexion	80	第1基節骨	第1末節骨		
	伸展（IP） extension	10				
指 fingers	屈曲（MCP） flexion	90	第2〜5中手骨	第2〜5基節骨	→「その他の検査法」(p.232)参照。	
	伸展（MCP） extension	45				
	屈曲（PIP） flexion	100	第2〜5基節骨	第2〜5中節骨		
	伸展（PIP） extension	0				
	屈曲（DIP） flexion	80	第2〜5中節骨	第2〜5末節骨	・DIPは10°の過伸展をとりうる。	
	伸展（DIP） extension	0				
	外転 abduction		第3中手骨延長線	第2，4，5指軸	・中指の運動は橈側外転，尺側外転とする。 →「その他の検査法」(p.232)参照。	
	内転 adduction					

● 下肢測定 ●

部位名	運動方向	参考可動域角度	基本軸	移動軸	測定肢位および注意点	参考図
股 hip	屈曲 flexion	125	体幹と平行な線	大腿骨（大転子と大腿骨外顆の中心を結ぶ線）	・骨盤と脊柱を十分に固定する。 ・屈曲は背臥位，膝屈曲位で行う。 ・伸展は腹臥位，膝伸展位で行う。	
	伸展 extension	15				
	外転 abduction	45	両側の上前腸骨棘を結ぶ線への垂直線	大腿中央線（上前腸骨棘より膝蓋骨中心を結ぶ線）	・背臥位で骨盤を固定する。 ・下肢は外旋しないようにする。 ・内転の場合は，反対側の下肢を屈曲挙上してその下を通して内転させる。	
	内転 adduction	20				
	外旋 external rotation	45	膝蓋骨より下ろした垂直線	下腿中央線（膝蓋骨中心より足関節内外果中央を結ぶ線）	・背臥位で，股関節と膝関節を90°屈曲位にして行う。 ・骨盤の代償を少なくする。	
	内旋 internal rotation	45				
膝 knee	屈曲 flexion	130	大腿骨	腓骨（腓骨頭と外果を結ぶ線）	・屈曲は股関節を屈曲位で行う。	
	伸展 extension	0				
足 ankle	屈曲（底屈）flexion（plantar flexion）	45	腓骨への垂直線	第5中足骨	・膝関節を屈曲位で行う。	
	伸展（背屈）extension（dorsiflexion）	20				
足部 foot	外がえし eversion	20	下腿軸への垂直線	足底面	・膝関節を屈曲位で行う。	
	内がえし inversion	30				
	外転 abduction	10	第1，第2中足骨の間の中央線	同左	・足底で足の外縁または内縁で行うこともある。	
	内転 adduction	20				
母指（趾）great toe	屈曲（MTP）flexion	35	第1中足骨	第1基節骨		
	伸展（MTP）extension	60				
	屈曲（IP）flexion	60	第1基節骨	第1末節骨		
	伸展（IP）extension	0				

（次頁へ続く）

部位名	運動方向	参考可動域角度	基本軸	移動軸	測定肢位および注意点	参考図
足指 toes	屈曲（MTP）flexion	35	第2〜5中足骨	第2〜5基節骨		
	伸展（MTP）extension	40				
	屈曲（PIP）flexion	35	第2〜5基節骨	第2〜5中節骨		
	伸展（PIP）extension	0				
	屈曲（DIP）flexion	50	第2〜5中節骨	第2〜5末節骨		
	伸展（DIP）extension	0				

● 体幹測定 ●

部位名	運動方向		参考可動域角度	基本軸	移動軸	測定肢位および注意点	参考図
頸部 cervical spines	屈曲（前屈）flexion		60	肩峰を通る床への垂直線	外耳孔と頭頂を結ぶ線	・頭部体幹の側面で行う。 ・原則として腰掛け座位とする。	
	伸展（後屈）extension		50				
	回旋 rotation	左回旋	60	両側の肩峰を結ぶ線への垂直線	鼻梁と後頭結節を結ぶ線	・腰掛け座位で行う。	
		右回旋	60				
	側屈 lateral bending	左側屈	50	第7頸椎棘突起と第1仙椎の棘突起を結ぶ線	頭頂と第7頸椎棘突起を結ぶ線	・体幹の背面で行う。 ・腰掛け座位とする。	
		右側屈	50				
胸腰部 thoracic and lumbar spines	屈曲（前屈）flexion		45	仙骨後面	第1胸椎棘突起と第5腰椎棘突起を結ぶ線	・体幹側面より行う。 ・立位，腰掛け座位または側臥位で行う。 ・股関節の運動が入らないように行う。 →「その他の検査法」(p.232)参照。	
	伸展（後屈）extension		30				
	回旋 rotation	左回旋	40	両側の後上腸骨棘を結ぶ線	両側の肩峰を結ぶ線	・座位で骨盤を固定して行う。	
		右回旋	40				
	側屈 lateral bending	左側屈	50	Jacoby線の中点に立てた垂直線	第1胸椎棘突起と第5腰椎棘突起を結ぶ線	・体幹の背面で行う。 ・腰掛け座位または立位で行う。	
		右側屈	50				

●その他の検査法●

部位名	運動方向	参考可動域角度	基本軸	移動軸	測定肢位および注意点	参考図
肩 shoulder（肩甲骨の動きを含む）	外旋 external rotation	90	肘を通る前額面への垂直線	尺骨	・前腕は中間位とする。 ・肩関節は90°外転し，かつ肘関節は90°屈曲した肢位で行う。	
	内旋 internal rotation	70				
	内転 adduction	75	肩峰を通る床への垂直線	上腕骨	・20°または45°肩関節屈曲位で行う。 ・立位で行う。	
母指 thumb	対立 opposition				・母指先端と小指基部（または先端）との距離（cm）で表示する。	
指 fingers	外転 abduction		第3中手骨延長線	第2・4・5指軸	・中指先端と第2・4・5指先端との距離（cm）で表示する。	
	内転 adduction					
	屈曲 flexion				・指尖と近位手掌皮線（proximal palmar crease）または遠位手掌皮線（distal palmar crease）との距離（cm）で表示する。	
胸腰部 thoracic and lumbar spines	屈曲 flexion				・最大屈曲は，指先と床との間の距離（cm）で表示する。	

●顎関節計測●

顎関節 temporomandibular joint	・開口位で上顎の正中線で上歯と下歯の先端との間の距離（cm）で表示する。 ・左右偏位（lateral deviation）は上顎の正中線を軸として下歯列の動きの距離を左右ともcmで表示する。 ・参考値は上下第1切歯列対向縁線間の距離5.0cm，左右偏位は1.0cmである。

memo

文献

Stage 1 ● 骨関節の構造と機能
1）柳澤　健 編：理学療法学ゴールド・マスター・テキスト2　運動療法学, p.240, メジカルビュー社, 2010.

Stage 2 ● 四肢の診察法
1）柳澤　健 編：理学療法学ゴールド・マスター・テキスト1　理学療法評価学, p.45, メジカルビュー社, 2010.
2）柳澤　健 編：理学療法学ゴールド・マスター・テキスト1　理学療法評価学, p.30, メジカルビュー社, 2010.
3）柳澤　健 編：理学療法学ゴールド・マスター・テキスト5　中枢神経系理学療法学, p.28, メジカルビュー社, 2009.
4）柳澤　健 編：理学療法学ゴールド・マスター・テキスト5　中枢神経系理学療法学, p.25, メジカルビュー社, 2009.
5）長澤　弘：脳卒中・片麻痺マニュアル, 文光堂, 2007.
6）柳澤　健 編：理学療法学ゴールド・マスター・テキスト1　理学療法評価学, p.38, メジカルビュー社, 2010.

Stage 3 ● 脊椎の診察法
1）McMorris RO：Faulty postures. Pediatr Clin North Am 8：217, 1961.
2）柳澤　健 編：理学療法士・作業療法士ポケット・レビュー帳　基礎編, p.304
3）柳澤　健 編：理学療法学ゴールド・マスター・テキスト5　中枢神経系理学療法学, p.82, メジカルビュー社, 2009.

Stage 4 ● 変形性関節症
1）柳澤　健 編：理学療法学ゴールド・マスター・テキスト1　理学療法評価学, p.275, メジカルビュー社, 2010.

Stage 5 ● 関節リウマチ
1）柳澤　健 編：理学療法学ゴールド・マスター・テキスト1　理学療法評価学, p.261, メジカルビュー社, 2010.
2）長﨑重信 編：作業療法学ゴールド・マスター・テキスト4　身体障害作業療法学, p.347, メジカルビュー社, 2010.
3）柳澤　健 編：理学療法学ゴールド・マスター・テキスト4　整形外科系理学療法学, p.49, メジカルビュー社, 2009.

Stage 7 ● 末梢神経障害①
1）柳澤　健 編：理学療法士・作業療法士ポケット・レビュー帳　基礎編, p.312, メジカルビュー社, 2008.
2）柳澤　健 編：理学療法学ゴールド・マスター・テキスト4　整形外科系理学療法学, p.279, メジカルビュー社, 2009.

Stage 8 ● 末梢神経障害②
1）柳澤　健 編：理学療法学ゴールド・マスター・テキスト4　整形外科系理学療法学, p.264, メジカルビュー社, 2009.
2）長野　昭 編：図説整形外科診断治療講座13　末梢神経障害, メジカルビュー社, 1991.

Stage 16 ● 外傷のプライマリ・ケア
1）柳澤　健 編：理学療法士・作業療法士ポケット・レビュー帳　基礎編, p.298, メジカルビュー社, 2008.
2）鷲田孝保：作業療法士イエロー・ノート　専門編, p.220, メジカルビュー社, 2007.
3）柳澤　健 編：理学療法学ゴールド・マスター・テキスト4　整形外科系理学療法学, p.295, メジカルビュー社, 2009.

Stage 17 ● 上肢の骨折と脱臼
1）柳澤　健 編：理学療法士・作業療法士ポケット・レビュー帳　基礎編, p.298, メジカルビュー社, 2008.

Stage19 ● 頸椎・胸椎疾患

1）柳澤　健 編：理学療法学ゴールド・マスター・テキスト2　運動療法学, p.324, メジカルビュー社, 2010.
2）柳澤　健 編：理学療法学ゴールド・マスター・テキスト5　中枢神経系理学療法学, p.25, メジカルビュー社, 2009.
3）柳澤　健 編：理学療法学ゴールド・マスター・テキスト5　中枢神経系理学療法学, p.28, メジカルビュー社, 2009.
4）国分正一：頸椎症性脊髄症における責任椎間板高位の神経学的診断，臨整外：19, p.417-424, 1984.
5）厚生労働省後縦靱帯骨化症調査研究班による（寺山ら），1975.

Stage20 ● 腰椎疾患

1）国分正一ほか監修：標準整形外科学, p.476, 医学書院, 2008.
2）Nachemson, A. L.：The lumbar spine an orthopae-dic challenge, Spine, 1(1), 59-71, 1976.

Stage21 ● 脊髄腫瘍・脊椎の炎症と変形

1）柳澤　健 編：理学療法学ゴールド・マスター・テキスト4　整形外科系理学療法学, p.216, メジカルビュー社, 2009.
2）柳澤　健 編：理学療法学ゴールド・マスター・テキスト4　整形外科系理学療法学, p.219, メジカルビュー社, 2009.

Stage22 ● 脊椎の外傷・脊髄損傷

1）柳澤　健 編：理学療法学ゴールド・マスター・テキスト4　整形外科系理学療法学, p.166, メジカルビュー社, 2009.
2）杉岡　宏 著：腕神経叢損傷の診断と治療，57：5，日整会誌，1983.
3）石田　暉ほか編：最新リハビリテーション医学, p.203, 医歯薬出版, 1999.

Stage23 ● 小児股関節疾患

1）国分正一ほか監修：標準整形外科学, p.516, 医学書院, 2008.
2）柳澤　健 編：理学療法学ゴールド・マスター・テキスト4　整形外科系理学療法学, p.300, メジカルビュー社, 2009.

Stage24 ● 膝関節疾患

1）Langenskiöld A, et al：Tibia vara（osteochondrosis deformans tibiae）；a survey of seventy-one cases. J Bone Joint Surg, 46-A：1405-1420, 1964.
2）Curtis BH, et al：Congenital hyperextension with anterior subluxation of the knee. J Bone Joint Surg, 51-A：255-269, 1969.

Stage25 ● 足の疾患

1）柳澤　健 編：理学療法学ゴールド・マスター・テキスト4　整形外科系理学療法学, p.124, メジカルビュー社, 2009.
2）柳澤　健 編：理学療法学ゴールド・マスター・テキスト4　整形外科系理学療法学, p.125, メジカルビュー社, 2009.

Stage26 ● 肩・肘関節疾患

1）柳澤　健 編：理学療法学ゴールド・マスター・テキスト4　整形外科系理学療法学, p.118, メジカルビュー社, 2009.
2）高岸憲二：図説肩の臨床, p.194, メジカルビュー社, 2006.
3）長﨑重信：作業療法学ゴールド・マスター・テキスト4　身体障害作業療法学, p.241, メジカルビュー社, 2010.
4）柳澤　健 編：理学療法学ゴールド・マスター・テキスト4　整形外科系理学療法学, p.120, メジカルビュー社, 2009.
5）柳澤　健 編：理学療法学ゴールド・マスター・テキスト4　整形外科系理学療法学, p.62, メジカルビュー社, 2009.
6）平澤泰介ほか編：新 図説臨床整形外科講座 肩・上腕・肘, p.308, メジカルビュー社, 1994.

Stage27 ● 手の疾患

1）手の機能評価表　第3版, p.1-2, 日本手の外科学会.

索引

あ

アキレス腱周囲炎	220
アキレス腱断裂	194, 201
アキレス腱反射	12
悪性関節リウマチ	38
悪性軟部腫瘍	102
悪性末梢神経鞘腫瘍	100, 102
朝のこわばり	34
脚延長術	113
足クローヌス	14
圧潰像	162
圧挫症候群	122
圧痛点	22
圧迫骨折	68, 124, 172
アドソンテスト	52
アポトーシス	70
アメリカリウマチ診断基準	34
アルカリホスファターゼ	90, 110
アルコール性大腿骨頭壊死	118
鞍関節	2, 9
アンダーソンの分類	170
異常可動性	124
位置覚	14, 20
一次性軟骨肉腫	92
一過性神経伝達障害	50

うえお

烏口下	52
打ち抜き像	94
うちわ歩行	196
うっ血乳頭	162
うつぶせテスト	194
腕相撲	132
エーラス ダンロス症候群	12
壊死期	114
エストロゲン	70
エデンテスト	52
エルブ-デュシェンヌ型麻痺	52
遠心性収縮	222
遠心性線維	20
円背	18, 68
円板状半月板	188
凹円背	18
横隔神経	122
黄色靱帯骨化症	150
黄色ブドウ球菌	42, 44, 46, 164
横靱帯損傷	170
横断性脊髄麻痺	162
凹背	18

か

横紋筋肉腫	102
――（胎児型）	102
――（多形型）	102
――（胞巣型）	102
大本法	142
汚溝	42
オステオン	4, 83
オズボーン靱帯	60
オニオンピールアピアランス	90
オパール様歯牙	108
帯状骨化	118
オリエール病	84, 88, 92
温痛覚	14, 17, 20
回外筋腱弓	58
下位頸椎損傷	170
外固定	126, 129
外傷性骨折	124
外傷性髄膜瘤	53, 56
回旋動脈	140
回旋変形	140
外旋法	130
外側脊髄視床路	20
外側足底神経	63, 64
外側大腿皮神経麻痺	60
外側皮質脊髄路	20
介達牽引	126
開張足	198, 200
外転装具	114
回転骨切り術	118, 121
回内筋症候群	54
開排制限	178, 182
外反膝	186
外反肘	137
外反肘変形	132
外反扁平足	196
外反母趾	198
回復期	204
改変	6, 108
開放（性）骨折	42, 122, 124, 126, 129, 142
海綿骨	4, 82
解離性感覚障害	162
解離性大動脈瘤	154
化学療法	90, 92, 97
顆間距離	30
下関節上腕靱帯	130
嗅ぎタバコ部	134
鉤爪手	58
学生肘	220
下肩甲横靱帯	60
下肢伸展挙上テスト	22, 154
下肢長	10
下垂指	58, 65
下垂手	58, 65
家政婦膝	220
仮性麻痺	42
家族性低リン血症性くる病	74
片脚起立	68
下腿偽関節症	194
下腿周径	10
肩関節周囲炎	204
肩関節脱臼	130
肩腱板断裂	208
滑液包炎	220
滑液包面断裂	202
滑液膜炎期	114
合指症	210
褐色色素斑	106
滑膜	2, 34
――関節	2
――切除	38, 41
――肉腫	102
可動域訓練	214
可動関節	2
化膿性関節炎	46
化膿性屈筋腱腱鞘炎	212
化膿性股関節炎	182
化膿性脊椎炎	164
カフェオレ斑	100, 169
カペナー徴候	182
カラー	170
カルヴェ線	178
カルヴェ扁平椎	86
カルシウム代謝	6
ガレアッジ骨折	134
ガレー硬化型骨髄炎	44
感覚異常性大腿痛	60
ガングリオン	220, 224
観血的整復	126
間欠跛行	22, 154, 156
環軸椎亜脱臼	36
癌腫	82
（化膿性）関節炎	46
（若年性特発性）関節炎	38
関節円板	2
関節可動域	12
関節間隙	26
関節鏡視下靱帯再建術	190

関節腔 — 2
関節血症 — 190
関節拘縮 — 44, 46
関節唇 — 2
関節水腫 — 30
関節突起間部 — 156
関節内靱帯 — 2
関節軟骨 — 2
関節ネズミ — 206, 209
関節包 — 2, 12
関節保護 — 38, 40
関節面断裂 — 202
関節遊離体 — 209
関節リウマチ — 34, 68, 212
 （若年性） — 38
環椎破裂骨折 — 170
陥頓 — 188
肝脾腫 — 108, 113
観兵状配列 — 100
顔面非対称 — 18
間葉系組織 — 82

き

キーンベック病 — 116
偽関節 — 126, 132, 142, 206
騎跨状像 — 162, 168
偽骨折 — 74, 80
偽性副甲状腺機能低下症 — 76
偽痛風 — 78
ぎっくり腰 — 158
祈とう肢位 — 54
機能性側弯 — 166
亀背 — 164
ギプス — 126
キャタオール分類 — 114
キャンバス牽引 — 138
臼蓋角 — 178
臼蓋形成不全 — 26, 28
球海綿体反射 — 174, 176
球関節 — 2
求心性線維 — 20
急性化膿性骨髄炎 — 42, 48
胸郭出口症候群 — 52, 57
胸鎖乳突筋 — 18
胸髄症 — 148, 150
強直 — 12
 ——性脊椎炎 — 164
胸椎損傷 — 172
胸腰椎移行部損傷 — 172
棘下筋 — 60, 202
棘果長 — 10, 17
棘上筋 — 202, 222
 ——テスト — 202
距骨骨折 — 142
距踵関節面 — 142
巨大扁平化 — 114
魚椎変形 — 68, 74

筋萎縮 — 50, 52, 57
筋性斜頸 — 24
筋紡錘 — 12

く

グーパー体操 — 198
クエッケンシュテット現象 — 162
区画症候群 — 124
屈曲回旋脱臼骨折 — 172
屈曲拘縮 — 28, 30, 33
屈曲内転テスト — 182
（化膿性）屈筋腱腱鞘炎 — 212
屈筋腱損傷 — 214
クッシング症候群 — 68
クボステック徴候 — 76
クライナート法 — 214, 216
クリックサイン — 178
くる病 — 74
クルンプケ型麻痺 — 52
クローヌス — 17, 146
グロムス腫瘍 — 100, 104

け

脛骨骨幹部骨折 — 142
形質細胞 — 94
頸髄症 — 146
痙性尖足 — 198
頸椎牽引 — 148
頸椎症 — 148
頸椎症状 — 146
頸椎損傷 — 122
頸椎椎間板ヘルニア — 146
頸部脊髄症 — 146
外科頸 — 132
結核性股関節炎 — 182
結核性脊椎炎 — 164
血管炎 — 38
血管拡張剤 — 158
血管腫 — 100
結合織性骨化 — 108
血行性転移 — 98
月状骨軟化症 — 116
楔状椎 — 89
楔状椎変形 — 68
肩甲上神経麻痺 — 60, 224
腱内断裂 — 202
原発性骨腫瘍 — 82
原発性骨粗鬆症 — 68
原発性副甲状腺機能亢進症 — 76
腱板断裂 — 202
ケンプテスト — 22
肩峰下インピンジメント — 202
肩峰下滑液包炎 — 204

こ

高位脛骨骨切り術 — 30
硬化期 — 114

後脛骨筋機能不全 — 196
後骨間神経麻痺 — 58
交差歩き — 70
好酸球性肉芽腫 — 86, 89
後十字靱帯損傷 — 190
後縦靱帯骨化症 — 150
 ——（混合型） — 150
 ——（分節型） — 150
 ——（連続型） — 150
拘縮 — 12, 48
 ——期 — 204
恒常性保持機構 — 8, 66
高代謝回転型骨粗鬆症 — 66
巧緻運動障害 — 146
広範切除 — 82, 90, 92, 94, 97, 98, 100, 102, 105
後方傾斜角 — 182, 185
後方侵入椎体間固定術 — 158
後方引き出しテスト — 190
硬膜外腫瘍 — 164
硬膜内髄外腫瘍 — 162
高ミオグロビン血症 — 122
肛門括約筋 — 174
肛門反射 — 174
絞扼性神経障害 — 50, 52, 54
後弯 — 18
 ——症 — 166
抗CCP抗体 — 36
抗IL-6抗体 — 38
抗TNFα抗体 — 38
コーレス骨折 — 68, 134, 214
（化膿性）股関節炎 — 182
（結核性）股関節炎 — 182
（単純性）股関節炎 — 182, 185
股関節脱臼骨折 — 138
五十肩 — 204, 208
固縮 — 48
骨壊死 — 142
骨延長術 — 44, 194
骨改変 — 110
骨改変層 — 74, 80
骨芽細胞 — 4, 66, 82
 ——腫 — 84
骨化性筋炎 — 220, 224
骨幹 — 4, 42, 44, 82, 84, 86, 92
 ——端 — 4, 42, 44, 46, 82, 84, 86, 90, 106
 ——端骨幹角 — 186
 ——部 — 106
骨梁 — 42
骨強度 — 66
骨棘 — 26, 28
骨巨細胞腫 — 88
骨形成不全症 — 108
骨硬化 — 26
骨細胞 — 4, 66, 82
骨質 — 66

237

（原発性）骨腫瘍 —— 82	持続洗浄 —— 44, 46	深横中足靱帯 —— 64
（続発性）骨腫瘍 —— 82	膝蓋腱反射 —— 12	伸筋腱損傷 —— 214
骨腫瘍類似疾患 —— 106	膝蓋骨骨折 —— 140	伸筋腱の皮下断裂 —— 36
骨シンチグラフィ —— 49, 94	膝蓋骨不安定症 —— 190	神経芽腫 —— 98
（急性化膿性）骨髄炎 —— 42, 48	膝蓋跳動 —— 10, 30	神経根症 —— 20
骨髄炎 —— 42	歯突起骨折 —— 170	神経根症状 —— 146
（慢性化膿性）骨髄炎 —— 44	脂肪芽細胞 —— 102	神経鞘腫 —— 100, 162
（Garré 硬化型）骨髄炎 —— 44	脂肪腫 —— 100	神経線維腫 —— 100, 162
骨髄腔 —— 4, 82	脂肪塞栓 —— 124	——症 —— 100
骨性強直 —— 12	脂肪肉腫 —— 102	——症性 —— 166
骨折 —— 124	斜角筋三角 —— 52	——症1型 —— 102, 169, 194
骨組織球症 —— 86	尺側変位 —— 34	神経断裂 —— 50
骨粗鬆症 —— 66, 72	ジャクソンテスト —— 20, 146	神経伝導速度 —— 50
（原発性）骨粗鬆症 —— 68	弱毒菌 —— 164	人工関節置換術 —— 28, 38
骨端 —— 4, 82, 84, 86	若年性関節リウマチ —— 38	人工膝関節置換術 —— 30
——症 —— 114	若年性特発性関節炎 —— 38	人工透析 —— 72
——線 —— 4	斜頸 —— 18, 24	深指屈筋腱テスト —— 215, 217
骨痛 —— 74	車軸関節 —— 2	腎性骨異栄養症 —— 72, 76
骨頭肩峰間距離 —— 204	尺骨管症候群 —— 58	靱帯 —— 12
骨頭涙痕間距離 —— 114	尺骨神経麻痺 —— 58, 212	——付着部炎 —— 164
コッドマン三角 —— 90	舟状骨結節部 —— 134	伸張反射 —— 12, 153
骨軟化症 —— 74	舟状骨骨折 —— 134	振動覚 —— 14, 17, 20
骨軟骨腫 —— 82, 84	舟底足変形 —— 196	深部腱反射 —— 12
骨肉腫 —— 82, 90, 96, 97	修復期 —— 114	深部静脈血栓症 —— 28
骨嚢胞 —— 26	周辺骨硬化 —— 84	腎不全 —— 76, 80
骨盤位分娩 —— 178	重粒子線治療 —— 94	
骨盤骨折 —— 122, 138, 144	手根管症候群 —— 54	**す**
骨皮質 —— 4	種子骨 —— 4	
骨膜下膿瘍 —— 42	手掌腱膜 —— 210	髄核 —— 20
骨密度 —— 66	腫脹 —— 10	髄腔 —— 4
骨量 —— 66	手内筋プラス手 —— 212	髄節徴候 —— 146
固定 —— 126	手内筋マイナス手 —— 212	錐体路 —— 20
混合骨 —— 4	腫瘍内切除 —— 82	垂直牽引 —— 140
混濁ステロイド —— 106	上位頸椎損傷 —— 170	髄内釘横止め —— 140
コンパートメント症候群 —— 122, 132	上衣細胞腫 —— 164	髄内腫瘍 —— 164
根引き抜き損傷 —— 52	小胸筋下 —— 52	髄膜腫 —— 162
	症候性側弯 —— 166	頭蓋直達牽引 —— 170, 177
さ し	踵骨棘 —— 220, 225	スキャロッピング —— 86
	踵骨骨折 —— 142	スコッチドッグの首輪像 —— 156
サービカルライン —— 20	踵骨骨端症 —— 116	スティムソン法 —— 130, 137
サイログロブリン —— 98	踵骨枝 —— 63	ステロイド —— 68
細胞逸脱物質 —— 122	小指多指症 —— 210	——性大腿骨頭壊死 —— 118
サドル骨折 —— 138	上肢長 —— 10	砂時計腫 —— 164
猿手 —— 54	静脈石 —— 100	スパーリングテスト —— 20, 146
シートベルト損傷 —— 172	上腕骨外側上顆炎 —— 218	スピクラ —— 90, 92
シーバー病 —— 116, 220	上腕骨顆上骨折 —— 124, 132	スプレンゲル変形 —— 202
シェイルマン病 —— 166	上腕骨頸部骨折 —— 132	スミス骨折 —— 134
ジェファーソン骨折 —— 170	上腕骨外顆骨折 —— 137, 206	すりガラス様 —— 106
シェントン線 —— 178	上腕骨骨幹部骨折 —— 132	スワンネック変形 —— 34, 212, 214
弛緩熱 —— 38, 41	上腕骨小頭部 —— 206	
色素沈着 —— 10, 44	上腕三頭筋反射 —— 12	**せ**
死腔 —— 46	上腕周径 —— 10	
軸索断裂 —— 50	上腕二頭筋長頭腱炎 —— 204	生検 —— 96, 102, 105
軸索変性 —— 50	上腕二頭筋反射 —— 12	脆弱性骨折 —— 68, 73, 132, 138
軸椎関節突起間骨折 —— 170	ジョーンズ骨折 —— 198	成人期扁平足 —— 196
四肢短縮型低身長症 —— 108	女性ホルモン —— 66, 72	正中神経麻痺 —— 54
思春期側弯 —— 166	触覚 —— 14, 17, 20	成長軟骨板 —— 4, 6
自助具 —— 38		性的早熟 —— 106
		整復 —— 126

静力学的扁平足	196
脊索腫	94
赤色髄	98
脊髄円錐部	25
脊髄空洞症	166, 222
脊髄視床路	162
脊髄腫瘍	162
脊髄症	20, 150
脊髄症状	146
脊髄ショック	174
脊髄前角細胞	110
脊髄損傷	168
脊髄麻痺	164
脊髄瘻	222
脊柱管拡大術	148, 150
脊椎	98
（化膿性）脊椎炎	164
（強直性）脊椎炎	164
（結核性）脊椎炎	164
脊椎カリエス	164
脊椎骨端異形成症	110
脊椎静脈系	98
脊椎分離症	156, 161
石灰性腱炎	204
節後損傷	52
切除関節形成術	38
節前損傷	52, 56
セムス-ワインスタイン法	14
線維性強直	12
線維性骨異形成	106
線維肉腫	102
線維輪	20
前外方回旋不安定性	190
浅指屈筋腱テスト	215
前十字靱帯損傷	190, 193
洗浄	126
全上肢長	10
全層断裂	202
尖足	196, 198, 201
仙腸関節	164
先天性外反踵足	196
先天性絞扼輪症候群	210
先天性股関節脱臼	178, 186
先天性側弯	166
先天性脱臼	110
先天性多発性関節拘縮症	110
先天性内反足	196, 201
前部損傷	172
前方除圧	148
前方脱臼	130
前方引き出しテスト	190
前方不安感テスト	130
前立腺癌	98, 104
前弯	18, 33
前腕屈筋群阻血	132
前腕骨骨幹部骨折	134
前腕周径	10

そ

創外固定	126, 128, 129, 138, 144
──器	113
装具	38, 126
ソープ-バブルアピアランス	86
足関節果部骨折	142
足底筋膜炎	220, 225
続発性骨腫瘍	82
続発性副甲状腺機能亢進症	76
側方動揺性	30
（機能性）側弯	166
（先天性）側弯	166
側弯	18
（疼痛性）側弯	22, 154
（特発性）側弯	166
側弯症	166
足根管症候群	224
ソルター法	180

た

体幹短縮型低身長症	110
代謝性アシドーシス	122
対称性腫脹	34
大腿脛骨角	30, 186
大腿骨顆上骨折	140
大腿骨近位部骨折	70, 138
大腿骨頸部骨折	140
大腿骨骨幹部骨折	140
大腿骨転子部骨折	140
大腿骨頭壊死	118, 138
（特発性）大腿骨頭壊死	118
大腿骨頭すべり症	180
大腿骨内側顆	188
大腿四頭筋	70
大腿周径	10, 16
大腿神経伸張テスト	22, 154
大腿部皮膚溝	178
ダイナミックフラミンゴ運動	70
大理石骨病	108, 113
第1Köhler病	116
胼胝	36
多骨性線維性骨異形成	106
多指症	210, 216
脱髄	50
多発性外骨腫	84, 89, 92, 94
短管骨	4
担空胞細胞	94
短頸	202
単純骨折	124
単純性股関節炎	182, 185
断端ケア	94
短橈側手根伸筋	218
蛋白細胞解離	162
弾発現象	218
弾発指	218, 224
単発性骨嚢腫	82, 106, 112

| 短母指伸筋 | 218 |

ち

チアノーゼ	16
竹節状強直	164
チネル徴候	50, 54, 100
遅発性尺骨神経麻痺	132, 137, 206
遅発性分節性圧潰	140
チャンス骨折	172
中位頸椎損傷	170
中指伸展テスト	218
中手骨短縮	76
中心性脊髄損傷	170
中心性脱臼	138
中足骨頭間靱帯	64
中殿筋	70
肘頭骨折	134
肘内障	206
肘部管症候群	60, 224
長管骨	4
蝶番関節	2
長母指外転筋	218
長路徴候	146
直達牽引	126
直角関節	9

つ

椎間関節突起間部	161
椎間板	20
椎弓根管距離	162
椎弓切除	150
槌指	212, 214
椎体間固定	148
痛風	78
──結節	78
低代謝回転型骨粗鬆症	66
デキサ	68
デスモイド	100
テタニー	74
デニス-ブラウン副子	196
テニス肘	218
デブリドマン	46, 49, 126
デュシェンヌ歩行	32
デルマトーム	14, 20
転移性骨腫瘍	82, 98
──（溶骨型）	98
転座	92, 96
転子果長	10, 17
転子下3次元骨切り術	182
点状出血	124
点状石灰化	84

と

投球	132
──骨折	137
橈骨遠位端骨折	134
橈骨神経麻痺	58, 132

橈骨短縮術 — 116	ノンネ-フロアン徴候 — 162	ビスホスホネート — 70, 98
等尺性運動 — 39	**は**	ビタミンD — 6, 8, 66, 70, 80
等調性運動 — 39	パーキンス線 — 178	——依存症 — 74
疼痛性痙縮期 — 204	バートン骨折 — 134	——依存性 — 80
疼痛性側弯 — 22, 154	パーフェクトオーサイン — 54	——の活性化 — 6
糖尿病 — 68, 222	肺癌 — 98	ビタミンK — 70
動脈瘤様骨嚢腫 — 106	敗血症 — 42	引っかかり — 188
動揺性関節 — 222	杯状陥凹 — 74	ヒッププロテクター — 70
トーマステスト — 28, 33	ハイドロキシアパタイト — 6, 90, 108	皮膚がん — 44
特発性側弯 — 166	肺微小転移 — 90	ヒポクラテス法 — 130
特発性大腿骨頭壊死 — 118	ハウシップ窩 — 4, 66	病的骨折 — 76, 86, 98, 106, 124, 138
徒手筋力テスト — 12	剥離骨折 — 124, 138	病的反射 — 14, 146
徒手整復 — 126	跛行 — 28, 32, 114	日和見感染 — 42
トルーゾー試験 — 76	破骨細胞 — 4, 6, 9, 34, 66, 70, 82, 98, 108, 110, 113	ヒル-サックス損傷 — 130, 136
ドレーマン徴候 — 180	パジェット病 — 110	ヒルゲンライナー線 — 178
ドレーマンの分類 — 186	波状縁 — 4	疲労骨折 — 124, 198
トレッスワン徴候 — 182	発育性股関節脱臼 — 28, 178, 182, 184, 185	——（疾走型）— 198
ドレナージ — 42, 164	バトソン静脈系 — 98, 104	——（跳躍型）— 198
トレンデレンブルグ徴候 — 28, 32	パトリックテスト — 28	ピロリン酸カルシウム結晶 — 78
トレンデレンブルグ跛行 — 32	花むしろ状 — 92, 102	ピンテスト — 100
な	ハネムーン麻痺 — 58, 65	**ふ**
内固定 — 126, 129	ばね指 — 218	ファーレンテスト — 54
内側関節裂隙 — 30	ハバース管 — 4, 42, 83	ファンコニ症候群 — 74, 80
内側足底神経 — 63, 64	馬尾 — 25	フィールディングの分類 — 170
内側側副靱帯 — 188	バビンスキー反射 — 14, 146	フォルクマン管 — 4, 42, 83
内軟骨腫 — 82, 84, 89	パラトルモン — 76	フォルクマン拘縮 — 124, 129, 132
内軟骨腫症 — 84	バンカート損傷 — 130	フォンレックリングハウゼン病 — 100, 169
内軟骨性骨化 — 6	半関節 — 2	フォンローゼン判定法 — 178
内反膝 — 30, 186, 192	ハングマン骨折 — 170	複屈折性 — 78, 81
（先天性）内反足 — 196, 201	半月板 — 2	複合関節 — 2
内反足 — 110	——損傷 — 188, 190	（原発性）副甲状腺機能亢進症 — 76
内反肘 — 126, 132, 206	——損傷（縦断裂）— 188	（続発性）副甲状腺機能亢進症 — 76
内反変形 — 106	——損傷（バケツ柄状）— 188	副甲状腺機能亢進症 — 76
内反股 — 107	反射 — 153	（偽性）副甲状腺機能低下症 — 76
なで肩 — 52	反張位 — 186	副甲状腺機能低下症 — 76
軟骨移植 — 188	ハンド-シュラー-クリスチャン病 — 86, 89	副甲状腺ホルモン — 6, 8, 66, 70
軟骨芽細胞腫 — 84	反復性肩関節脱臼 — 130	——の分泌 — 7
軟骨内骨化 — 74, 108	**ひ**	複雑骨折 — 124, 128
軟骨肉腫 — 92, 96	ヒアルロン酸 — 2, 8, 30	副子 — 126
軟骨帽 — 84	皮下結節 — 34	副腎皮質ステロイド剤 — 38
軟骨無形成症 — 108	皮下骨折 — 124	腐骨 — 42
に ね の	皮下断裂 — 214	ブシャール結節 — 26, 212
ニアー法 — 202	被虐待児症候群 — 126	筆の穂先像 — 164, 168
二関節筋 — 222, 225	非骨化性線維腫 — 86	不動関節 — 2
肉腫 — 82	腓骨筋痙直性扁平足 — 196	フライバーグ病 — 116
肉離れ — 222, 225	非骨傷性脊髄損傷 — 170, 172	ブラウン-セカール症候群 — 162, 172
二次性骨粗鬆症 — 68	非コラーゲン性蛋白 — 74, 108	ブラウン腫瘍 — 76
二次性軟骨肉腫 — 84, 92	膝くずれ — 188	フランケル分類 — 174
ニシンの骨状像 — 102	膝クローヌス — 14	ブラント病 — 186
二相性 — 102	膝前十字靱帯損傷 — 191	フレージャー分類 — 162
二点識別覚 — 14	皮質骨 — 4, 82	ブロディ腫瘍 — 44
乳癌 — 98, 104	微小転移 — 90	プロテオグリカン — 108
尿酸結晶 — 78		粉砕骨折 — 172
尿路結石 — 154		分娩麻痺 — 52
粘液変性 — 220		分離すべり症 — 156, 161

へ ほ

平滑筋肉腫	102
閉経後骨粗鬆症	68
閉鎖（性）骨折	124
閉塞性動脈硬化症	22, 156, 222
ベーカー嚢胞	220
ベーラー角	142
ヘバーデン結節	26, 33, 212
ペルテス病	114, 120
ペルテス様変形	180
辺縁切除	82, 100
変形	10
――性関節症	26, 33, 190
――性股関節症	26, 28
――性膝関節症	30
ベンス-ジョーンズ蛋白	94
変性すべり症	158, 161
扁平（な）椎体	110
扁平三角状変形	36
扁平骨	4, 18
扁平足	196, 198
膀胱直腸障害	94
放散痛	25, 146
紡錘形腫脹	164, 168
ホーキンス法	202
ホーマン体操	198, 200
母趾外反	198
母指多指症	210
ボタン穴変形	34, 212
ポットの3徴	164
骨釘	188
ホフマン反射	14, 17, 146
ホメオスタシス	66
ホルネル徴候	162

ま み

マイナスバリアント	116
マイヤーディングのすべり度の分類	156
膜性骨化	6, 108
末梢神経障害	50
マフーチー症候群	84
マルゲイン骨折	138
マルゲインの圧痛点	124
マルファン症候群	12, 166
慢性化膿性骨髄炎	44
ミクリッツ線	30, 186, 192
脈拍	22

む め も

虫喰い状骨破壊	92
ムチランス変形	38
メソトレキセート	38
免疫グロブリン	94
免疫低下者	46
免疫不全者	46
綿花様頭蓋	110
モーレイテスト	52
モザイク状の骨	110
モンテジア骨折	134

や ゆ よ

夜間痛	84, 88, 202
ユーイング肉腫	42, 48, 92, 96, 97
有窓歩行ギプス	142
有痛孤	204
有痛性外脛骨	198
緩み	28
腰椎椎間板ヘルニア	154
――（脱出型）	154
――（脱出遊離型）	154
――（突出型）	154
腰部脊柱管狭窄症	22, 108, 113, 156
翼状頸	202
横歩き	70

ら り

ライトテスト	52
ラウゲ-ハンセン分類	142
ラガージャージー様模様	108
ラゼーグテスト	22
らせん骨折	124, 132
リーメンビューゲル装具	180
リウマトイド因子	34
リウマトイド結節	36
離断性骨軟骨炎	188, 206
リブハンプ	18
リモデリング	74
流注膿瘍	164
隆椎	18
良性軟部腫瘍	100
輪状靱帯	206
リンパ行性転移	98

る れ ろ

類腱腫	100
類骨	5, 74, 90
――骨腫	44, 84
涙滴骨折	170
類洞	42
冷膿瘍	164
レトラ-ジーベ病	86, 89
レルミット徴候	162
瘻孔	42, 44, 182
肋鎖間隙	52
肋間神経移植	52
ロンベルグテスト	20

わ

ワーラー変性	50
若木骨折	124
脇線	18, 166
鷲手	212
鷲手変形	58
ワルデンシュトレーム徴候	114
腕神経叢損傷	52
――（下位型）	52
――（上位型）	52
――（全型）	52

A

achondroplasia	108
ACR/EULAR 診断基準	34
active phase	106
acute on chronic type	180
ADI	170, 176
Adson test	52
Albright syndrome	106
Allis sign	178
Alternative motion rate	146
anesthesia	14
aneurysmal bone cyst	106
anterior apprehension test	130
apoptosis	70
apprehension sign	190
ASIA スコア	174
axonotmesis	50, 56

B

Babinski 反射	14, 146
Baker 嚢胞	220
ballooned out	106
ballottement	10, 30
Bamboo spine	164
Bankart 損傷	130
Barton 骨折	134
Batson 静脈系	98, 104
Bence-Jones 蛋白	94
berry press test	208
bisphosphonate	70, 98, 110
Blount 病	186
Böhler 角	142
bone within bone	108
Bouchard 結節	26, 212
brace	126
Brodie 膿瘍	44
Brown-Séquard 症候群	162, 172
Brown 腫瘍	76
bunion	198

C

Ca ホメオスタシス	74
Calvé 線	178
Calve 扁平椎	86, 89
cap formation	162
Capener 徴候	182
captal drop	28
cast	126
Catterall 分類	114
CA19-9	98

CE 角	28	
CEA	98	
Cervical line	20	
Ch17 短縮	106	
Chair テスト	218	
Chance 骨折	172	
Chinese-character like	106	
chondroblastoma	84	
chondrosarcoma	92	
chordoma	94	
Chvostek 徴候	76	
Class 分類	36	
click sign	178	
Clonus	146	
Cobb 角	166	
cockup splint	58, 64	
Codman 三角	90	
Codman 体操	204, 209	
cold in hot	118	
Colles 骨折	68, 134, 214	
compression hip screw	140	
containment 理論	114	
CPM	46	
cross finger test	60	
CRP	36, 42, 46, 48, 92	
crush syndrome	122	
Crutchfield	170	
Cushing 症候群	68	

D

dashboard injury	138
de Quervain 病	218
Denis-Brown 副子	196
dermatome	14, 20, 153
desmoid	100
dinner folk 変形	134
double floor	28
Drehmann sign	180
Drehmann の分類	186
drop arm sign	202
Duchenne 歩行	32
Dupuytren 拘縮	210, 216
dynamic elbow flexion test	65
dynamic stenosis	148
dysesthesia	14

E F

Eden test	52
Ehlers Danlos 症候群	12
enchondroma	84
Erb-Duchenne 型麻痺	52
Ewing 肉腫	42, 48, 92, 96, 97
FAbER テスト	28
Facet interlocking	170
fallen fragment sign	106
Fanconi 症候群	74, 80
femoral nerve stretch test	22, 154
FFD	22
fibroblast growth factor receptor 3	108
fibrous dysplasia	106
Fielding の分類	170
Finger Floor Distance	22
Finkelstein test	218
flat foot	196
fluid-fluid level	106, 112
FNST	154
Frazier 分類	162, 174
Freiberg 病	116
Frohse arcade	58
Fromant sign	60
FTA	186

G H

Gage's sign	114
Galeazzi 骨折	134
Garden stage	140
Garré 硬化型骨髄炎	44
giving way	190
glomus tumor	100
golden hour	126, 129
Gout	78
ground glass appearance	106
Guyon 管症候群	58
Halo-vest	170
Hand-Shüller-Christian 病	86, 89
Hanging cast	132
Hangman 骨折	170
Havers 管	4, 42, 83
Hawkins sign	142
Hawkins 法	202
head at risk sign	114
Heberden 結節	26, 33, 212
hemangioma	100
herring bone pattern	102
Hilgenreiner 線	178
Hill-Sacks 損傷	130, 136
Hippocrates 法	130
HLA-B27	164
Hoffmann 反射	14, 17, 146
Hohmann 体操	198, 200
homeostasis	8
Horner 徴候	162
Howship 窩	4, 66
HVA	198
hypoesthesia	14

I J K

immuno-compromised host	46
impingement sign	204
impingement 徴候	202
in situ pinning	182
interchondylar distance	30
Jackson test	20, 146
Jefferson 骨折	170
Jones 骨折	198
Kanavel の 4 徴	212
Kasabach-Merit 症候群	100
Kemp test	22, 154
Kienböck 病	116
Kleinert 法	214, 216
Klumpke 型麻痺	52
Knee-in Toe-out	190

L

Lackman test	190
langerhans cell histiocytosis	86
Lasegue test	22
late segmental collapse	140
latent phase	106
lateral thrust	30
Lauge-Hansen 分類	142
Legg-Calve-Perthes' disease	114
Letter-Siwe 病	86, 89
Lhermitte 徴候	162
Li-Fraumeni 症候群	90
lift off test	202
lipoma	100
liposarcoma	102
long tract sign	146
loose body	206, 209
Love 法	156
lumbar hump	166

M

Madelung 変形	210
Maffucci 症候群	84
Malgaigne 骨折	138
Malgaigne の圧痛点	124
march fracture	198
Marfan 症候群	12, 166
McMurray test	188
MDA	186
meralgia paresthesica	60
Meyerding のすべり度の分類	156
MHAQ	38
Mikulicz 線	30, 186, 192
MMT	12
Monteggia 骨折	134
Morley test	52
Morton 病	64, 198
MRSA	42, 46
multiple myeloma	94
myelopathy	20
M1/2	198

N O

Nash-Moe 法	166
Neer 法	202
neurapraxia	50, 65
neurinoma	100

neurofibroma — 100	Pulselessness — 122	straight leg raising test — 22, 154
neurotmesis — 50	punched out — 86, 94	synovial sarcoma — 102
Nidus — 84	p53 遺伝子 — 90	
No man's land — 214	Q-angle — 190	**T U**
non ossifying fibroma — 86	Queckenstedt 現象 — 162	tension band wiring — 136, 140
Nonne-Froin 徴候 — 162		Thomas test — 28, 33
NSAIDs — 28, 84, 116, 154, 204, 218	**R S**	Thompson test — 194
O 脚 — 186	RA — 34	Thomsen test — 218
OA — 26, 32	radiculopathy — 20	three column theory — 172
Ollier 病 — 84, 88, 92	Rb 遺伝子 — 90	Tinel 徴候 — 50, 54, 100
onion peel appearance — 90	remodeling — 6	too many toe sign — 196
OPLL — 150	RF — 36	Trendelenburg gait — 178
Ortolani — 178	rhabdomyosarcoma — 102	Trendelenburg 徴候 — 28, 32
Osborne 靱帯 — 60	rheumatoid arthritis — 34	Trendelenburg 跛行 — 32
Osgood Schlatter 病 — 186, 193	rib hump — 18, 166	Trethowan 徴候 — 182
ossification of posterior longitudinal ligmant — 150	Riemenbügel 装具 — 180, 182, 185	Trousseau 試験 — 76
ossification of yellow ligament (OYL) — 150	Riemenbügel 法 — 186	T1 balance — 166
	Risser sign — 166	unhappy triad — 192
osteoarthritis — 26	ROM — 12	
osteochondroma — 84	Romberg test — 20	**V W**
osteogenesis imperfecta — 108	SAC — 150	Visual analogue scale (VAS) — 14
osteoid osteoma — 84	sacral sparing — 174	Volkmann 管 — 4, 42, 83
Osteon — 83	sagging — 190	Volkmann 拘縮 — 124, 129, 132
osteopetrosis — 108	sagittal balance — 18	von Recklinghausen 病 — 100, 169
osteosarcoma — 90	Salter Harris — 124	von Rosen 判定法 — 178
overhead traction — 180	Salter 法 — 180	Waiter's tip position — 52
	scalloping — 86, 162	Waller 変性 — 50
P Q	scarpa 三角 — 28, 178, 185	winking sign — 98
Paget 病 — 110	Scheuermann 結節 — 119	Wolff の法則 — 6
Pain — 122	Scheuermann 病 — 166	Wright test — 52
painful arc sign — 202, 204	Schmorl 結節 — 119	
painful heel — 220	schwannoma — 100	**X Y Z**
Pallor — 122	Scotch dog の首輪像 — 156	X 脚 — 186
Paralysis — 122	segmental sign — 146	YAM — 68
paresthesia — 14, 122	Semi Fowler 位 — 154	Yergason test — 204
Parkins 線 — 178	Semmes-Weinstein 法 — 14	Z 字状変形 — 34
passive stretch test — 124, 132	Sever 病 — 116, 220	zonal phenomenon — 220
PAS 染色 — 92	Shenton 線 — 178	
patella tendon bearing — 142	Shepherd's crook deformity — 106	**その他**
Patrick test — 28	shoehorn brace — 64	5P — 122
pedicle sign — 98	SLE — 118	90°-90°牽引 — 140
perfect O sign — 54	SLR — 154	Ⅰ型コラーゲン — 6, 74, 108
Perthes 様変形 — 180	small bones — 84	Ⅱ型コラーゲン — 2, 108, 110
Phalen test — 54	Smith 骨折 — 134	α 運動ニューロン — 12
physaliperous cell — 94	soap-bubble appearance — 86, 106	γ 運動ニューロン — 12
PLIF — 158, 160	solitary bone cyst — 106	γ -nail — 140
polyneuropathy — 153	Southwick — 182	
posterior lumbar interbody fusion — 158	Speed test — 204	
Pott の 3 徴 — 164	spicula — 90, 92	
PRICE — 222	splint — 126	
PSA — 98	spondyloepiphyseal dysplasia — 110	
Pseudogout — 78	Spurling test — 20, 146	
PTB — 142, 144	Stage 分類 — 36	
PTH 受容体 — 76	Steinbröcker — 36	
pulled elbow — 206	Stimson 法 — 130, 137	
	storiform — 102	
	storiform pattern — 92	

Visual NAVI！ 整形外科学

2012年11月30日　第1版第1刷発行

■著　者	岡田恭司	おかだ　きょうじ

■発行者　浅原実郎

■発行所　株式会社メジカルビュー社
〒162-0845 東京都新宿区谷本村町2-30
電話　03(5228)2050(代表)
ホームページ　http://www.medicalview.co.jp/

営業部　FAX 03(5228)2059
　　　　E-mail eigyo@medicalview.co.jp

編集部　FAX 03(5228)2062
　　　　E-mail ed@medicalview.co.jp

■印刷所　株式会社廣済堂

ISBN978-4-7583-1142-7 C3047

©MEDICAL VIEW, 2012. Printed in Japan

- 本書に掲載された著作物の複写・複製・転載・翻訳・データベースへの取り込みおよび送信（送信可能化権を含む）・上映・譲渡に関する許諾権は，（株）メジカルビュー社が保有しています．

- JCOPY〈(社)出版者著作権管理機構 委託出版物〉
本書の無断複写は著作権法上での例外を除き禁じられています．複写される場合は，そのつど事前に，（社）出版者著作権管理機構（電話 03-3513-6969, FAX 03-3513-6979, e-mail：info@jcopy.or.jp）の許諾を得てください．

- 本書をコピー，スキャン，デジタルデータ化するなどの複製を無許諾で行う行為は，著作権法上での限られた例外（「私的使用のための複製」など）を除き禁じられています．大学，病院，企業などにおいて，研究活動，診察を含み業務上使用する目的で上記の行為を行うことは私的使用には該当せず違法です．また私的使用のためであっても，代行業者等の第三者に依頼して上記の行為を行うことは違法となります．

ゼロから学びたい学生さんにもぴったりの理学療法学専門分野のテキストシリーズ。豊富なイラストとわかりやすい文章で解説され，講義用にも自己学習用にも最適なテキスト！！

編集　柳澤　健　首都大学東京 健康福祉学部 理学療法学科 教授

●ゼロから学ぶ学生さんに最適な講義用テキスト●

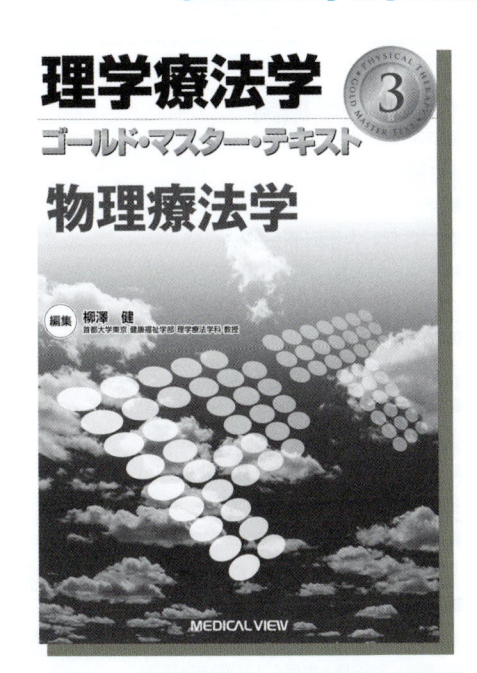

全巻構成

ゴールド・マスター・テキスト　シリーズ(全7巻)

1　理学療法評価学
■B5判・464頁・定価5,145円(5%税込)

2　運動療法学
■B5判・420頁・定価5,145円(5%税込)

3　物理療法学
■B5判・160頁・定価3,780円(5%税込)

4　整形外科系理学療法学
■B5判・352頁・定価5,040円(5%税込)

5　中枢神経系理学療法学
■B5判・252頁・定価4,410円(5%税込)

6　内部障害系理学療法学
■B5判・304頁・定価4,725円(5%税込)

7　地域理学療法学
■B5判・208頁・定価3,990円(5%税込)

理学療法について知識のない学生さんにもわかりやすく解説した理学療法学専門分野のテキストです。最近の学生さんに対応できるよう，読みやすい文体としました。囲み記事や図表を多用し，きちんと重要事項をおさえてあります。講義で使うだけでなく，ひとりでも学びやすいようイラストを多く配置し，理解しやすくしました。各巻の初めには「Introduction」，各項目の初めに「全体の流れ図」を設けて，ある疾患の理学療法との関わり，またその項目にて何を学ぶのか，ひと目でわかるようにしてあります。随所に，実際の臨床の場での例を挙げた「Case・Study」や重要ポイントを解説した「Check・Point」，用語説明，補足説明の「用語アラカルト」や「MEMO」，日常生活に基づく「エピソード」などを入れることにより，理解の促進を図っています。

【ポイント】
●基礎から1つ1つ理解できるよう読みやすい文体で解説することを徹底しました。
●独学，自己学習を進めたい学生さんにも最適であるよう，文章に対応した2色イラストを豊富に載せて，わかりやすさに力点をおいて解説しました。
●基礎知識だけでなく，臨床や病院実習など社会にでても応用できる知識を獲得するために，実際の症例を写真や症例解説とともに配置しました。
●わからない用語が出てきても学習の流れを妨げないよう，用語解説，補足説明を適宜，欄外に配置し，また重要部分は囲み記事や太字にて強調しました。
●日常生活に関連した症例，エピソードなどを載せ，実際の生活と知識を結びつけ，応用できるように配慮しました。

メジカルビュー社

〒162-0845　東京都新宿区市谷本村町 2-30
TEL 03-5228-2050(代)
URL：www.medicalview.co.jp/

ゼロから学びたい学生さんのための作業療法学専門分野のテキストシリーズ。豊富な写真・イラストとわかりやすい文章で解説され，講義用にも自己学習用にも最適なテキスト！！

監修　長﨑重信　文京学院大学 保健医療技術学部 作業療法学科 教授

●ゼロから学ぶ学生さんに最適な講義用テキスト●

作業療法学 ④
ゴールド・マスター・テキスト
身体障害作業療法学

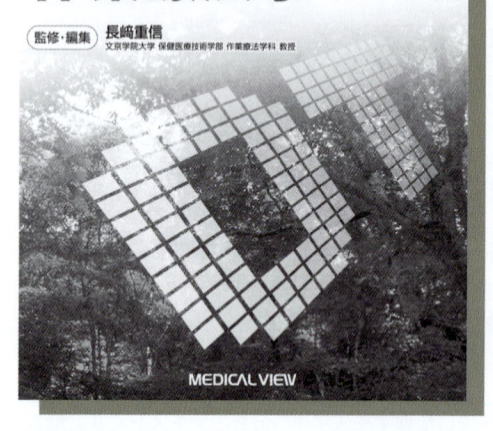

監修・編集 長﨑重信
文京学院大学 保健医療技術学部 作業療法学科 教授

MEDICAL VIEW

全巻構成

ゴールド・マスター・テキスト　シリーズ(全9巻)

1. **作業療法学概論**
   ■B5判・288頁・定価4,410円(5％税込)
2. **作業学**
   ■B5判・408頁・定価4,935円(5％税込)
3. **作業療法評価学**
   ■B5判・512頁・定価5,880円(5％税込)
4. **身体障害作業療法学**
   ■B5判・480頁・定価5,670円(5％税込)
5. **高次脳機能障害作業療法学**
   ■B5判・232頁・定価4,410円(5％税込)
6. **精神障害作業療法学**
   ■B5判・352頁・定価4,410円(5％税込)
7. **発達障害作業療法学**
   ■B5判・280頁・定価4,830円(5％税込)
8. **日常生活活動(ADL)・福祉用具学**
   ■B5判・232頁・定価4,410円(5％税込)
9. **地域作業療法学・老年期作業療法学**
   ■B5判・352頁・定価4,410円(5％税込)

作業療法について知識のない学生さんにもわかりやすく解説した作業療法学専門分野のテキストです。囲み記事や図表を多用し，きちんと重要事項をおさえてあります。講義で使うだけでなく，ひとりでも学びやすいよう写真・イラストを多く配置し，理解しやすくしました。各巻の初めには「Introduction」，各項目の初めに「全体の流れ図」を設けて，ある疾患の作業療法との関わり，またその項目にて何を学ぶのか，ひと目でわかるようにしてあります。随所に，実際の臨床の場での例を挙げた「Case・Study」や重要ポイントを解説した「Check・Point」，用語説明，補足説明の「用語アラカルト」や「MEMO」，日常生活に基づく「エピソード」などを入れることにより，理解の促進を図っています。

【ポイント】
- 基礎から1つ1つ理解できるよう読みやすい文体で解説することを徹底しました。
- 独学，自己学習を進めたい学生さんにも最適であるよう，文章に対応した2色イラストを豊富に載せて，わかりやすさに力点をおいて解説しました。
- 基礎知識だけでなく，臨床や病院実習など社会にでても応用できる知識を獲得するために，実際の症例を写真や症例解説とともに配置しました。
- わからない用語が出てきても学習の流れを妨げないよう，用語解説，補足説明を適宜，欄外に配置し，また重要部分は囲み記事や太字にて強調しました。
- 日常生活に関連した症例，エピソードなどを載せ，実際の生活と知識を結びつけ，応用できるように配慮しました。

メジカルビュー社　〒162-0845　東京都新宿区市谷本村町 2-30
TEL 03-5228-2050(代)
URL：www.medicalview.co.jp/